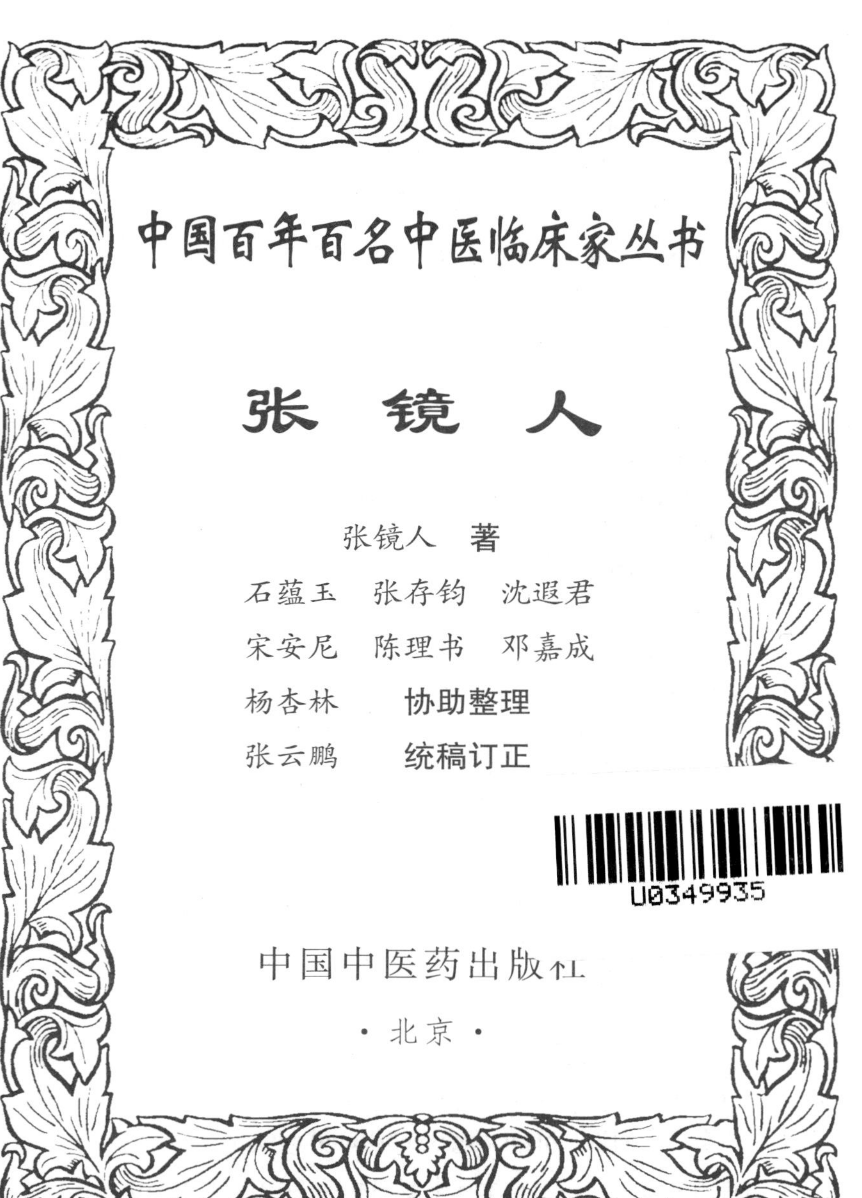

中国百年百名中医临床家丛书

张 镜 人

张镜人 著

石蕴玉 张存钧 沈遐君

宋安尼 陈理书 邓嘉成

杨杏林 协助整理

张云鹏 统稿订正

中国中医药出版社

· 北京 ·

图书在版编目（CIP）数据

张镜人 / 张镜人著 . -- 北京：中国中医药出版社，2001.12（2024.7 重印）

（中国百年百名中医临床家丛书）

ISBN 978－7－80156－301－9

Ⅰ. ①张…　Ⅱ . ①张…　Ⅲ . ①中医学临床－经验－中国－现代　Ⅳ . ① R249.7

中国版本图书馆 CIP 数据核字（2001）第 083080 号

中国中医药出版社出版

北京经济技术开发区科创十三街 31 号院二区 8 号楼

邮政编码　100176

传真　010-64405721

廊坊市佳艺印务有限公司印刷

各地新华书店经销

开本 850 × 1168　1/32　印张 13.25　字数 295 千字

2001 年 12 月第 1 版　2024 年 7 月第 3 次印刷

书号　ISBN 978－7－80156－301－9

定价　49.00 元

网址　www.cptcm.com

服务热线　010-64405510

购书热线　010-89535836

维权打假　010-64405753

微信服务号　zgzyycbs

微商城网址　https://kdt.im/LIdUGr

官方微博　http://e.weibo.com/cptcm

天猫旗舰店网址　https://zgzyycbs.tmall.com

如有印装质量问题请与本社出版部联系（010-64405510）

出版者的话

祖国医学源远流长。昔岐黄、神农，医之源始；汉仲景、华佗，医之圣也。在祖国医学发展的长河中，临床名家辈出，促进了祖国医学的迅猛发展。中国中医药出版社为贯彻卫生部和国家中医药管理局关于继承发扬祖国医药学，继承不泥古、发扬不离宗的精神，在完成了《明清名医全书大成》出版的基础上，又策划了《中国百年百名中医临床家丛书》，以期反映近现代即20世纪，特别是新中国成立50年来中医药发展的历程。我们邀请卫生部张文康部长做本套丛书的主编，卫生部副部长兼国家中医药管理局局长佘靖同志、国家中医药管理局副局长李振吉同志任副主编，他们都欣然同意，并亲自组织几百名中医药专家进行整理。经过几年的艰苦努力，终于在21世纪初正式问世。

顾名思义，《中国百年百名中医临床家丛书》就是要总结在过去的100年历史中，为中医药事业做出过巨大贡献、受到广大群众爱戴的中医临床工作者的丰富经验，把他们的事业发扬光大，让他们优秀的医疗经验代代相传。百年轮回，世纪更替，今天，我们又一次站在世纪之巅，回顾历史，总结经验，为的是更好地发展，更快地创新，使中医药学这座伟大的宝库永远取之不尽、用之不竭，更好地服务于人类，服务于未来。

本套丛书第一批计划出版140种左右，所选医家均系在中医临床方面取得卓越成就，在全国享有崇高威望且具有较高学术造诣的中医临床大家，包括内、外、妇、儿、骨伤、针灸等各科的代表人物。

本套丛书以每位医家独立成册，每册按医家小传、专病论治、诊余漫话、年谱四部分进行编写。其中，医家小传简要介绍医家的生平及成才之路；专病论治意在以病统论、以论统案、以案统话，即将与某病相关的精彩医论、医案、医话加以系统整理，便于临床学习与借鉴；诊余漫话则系读书体会、札记，也可以是习医心得，等等；年谱部分则反映了名医一生中的重大事件或转折点。

本套丛书有两个特点是值得一提的：其一是文前部分，我们尽最大可能收集了医家的照片，包括一些珍贵的生活照、诊疗照，以及医家手迹、名家题字等，这些材料具有极高的文献价值，是历史的真实反映；其二，本套丛书始终强调，必须把笔墨的重点放在医家最擅长治疗的病种上面，而且要大篇幅详细介绍，把医家在用药、用方上的特点予以详尽淋漓地展示，务求写出临床真正有效的内容，也就是说，不是医家擅长的病种大可不写，而且要写出“干货”来，不要让人感觉什么都能治，什么都治不好。

有了以上两大特点，我们相信，《中国百年百名中医临床家丛书》会受到广大中医工作者的青睐，更会对中医事业的发展起到巨大的推动作用。同时，通过对百余位中医临床医家经验的总结，也使近百年中医药学的发展历程清晰地展现在人们面前，因此，本套丛书不仅具有较高的临床参考价值和学术价值，同时还具有前所未有的文献价值，这也是我们组织编写这套丛书的初衷所在。

中国中医药出版社
2000年10月28日

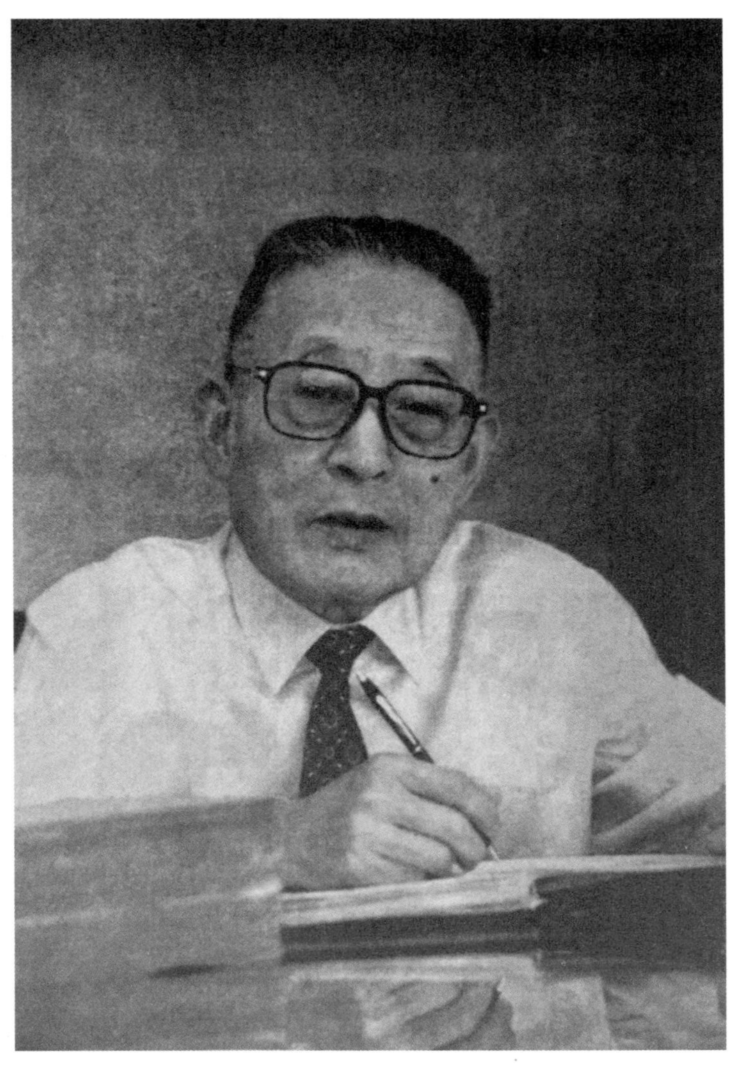

张镜人先生近照

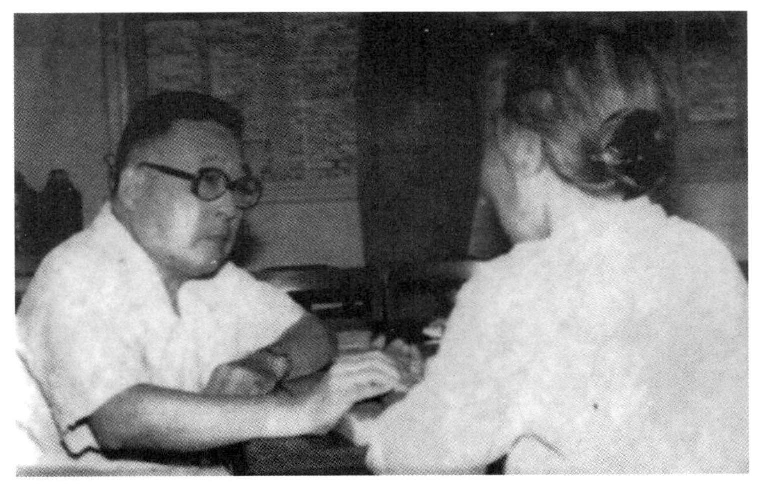

张镜人先生正在为患者诊治

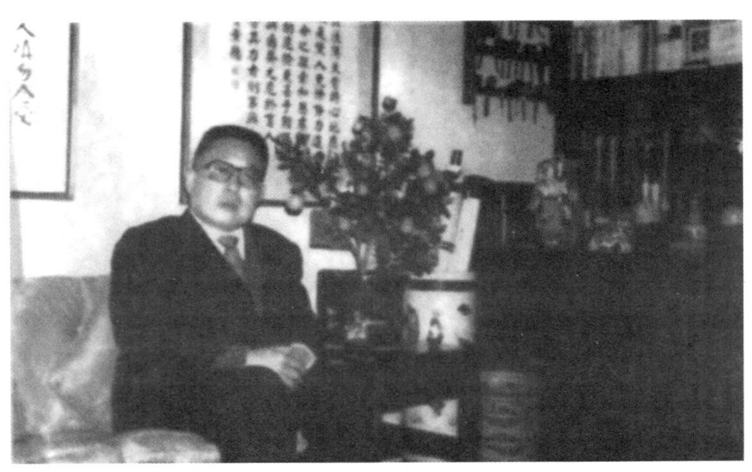

张镜人先生于书斋小憩

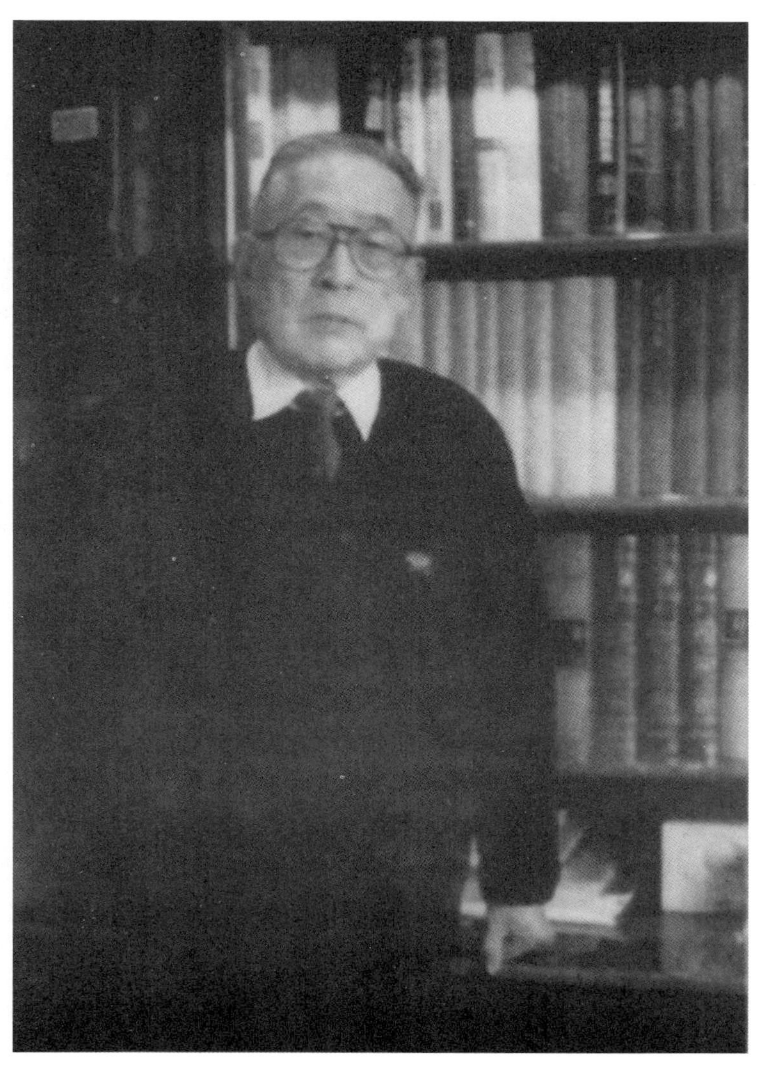

张镜人先生于书斋

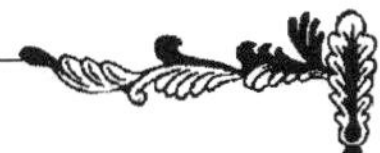

目　录

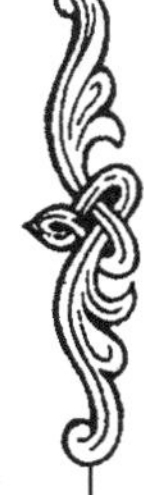

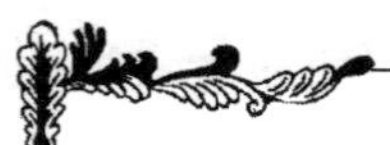

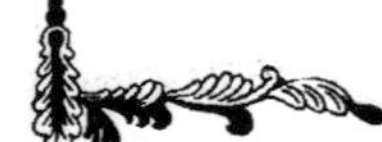

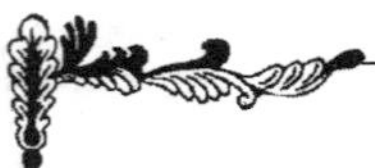

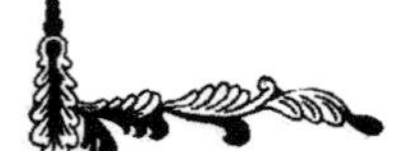

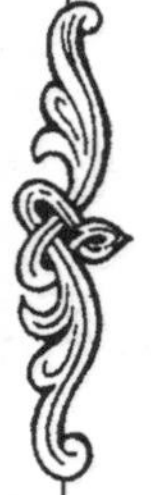

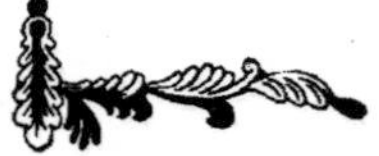

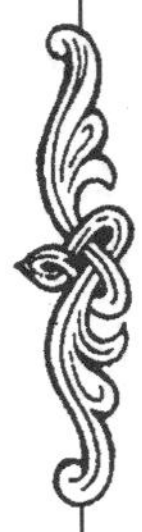

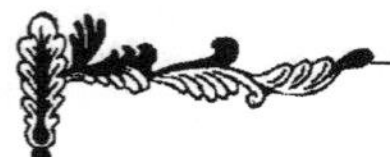

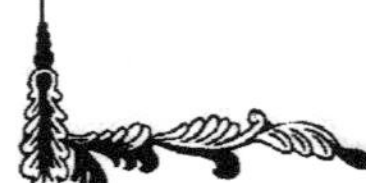

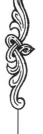

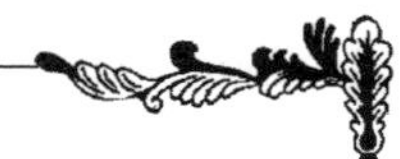

医家小传

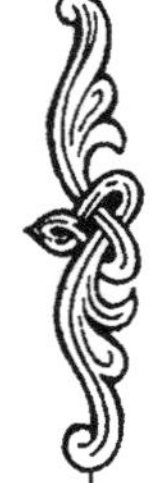

神术与仁心
——上海市著名中医学家张镜人小传

张镜人是一位中医理论家，中医临床学家。正因为他的医术如神，仁心敬业，受到社会的推崇。自 1991 年起享受国务院政府特殊津贴待遇，1994 年荣获首届上海市医学荣誉奖，1996 年获得中央保健委员会为其对国家领导干部的保健工作做出优异成绩颁发的奖状。1990 年经人事部、卫生部、国家中医药管理局确认为全国首届名老中医药专家学术经验工作指导老师。全国首届 500 位名老中医之一。1995 年获首届“上海市名中医”称号。

一、师法不拘方

张氏家族世居上海，从明代崇祯末年张君调业医以来，

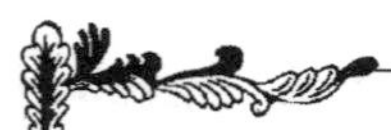

到张镜人已是第十二代传人，他生于1923年，名存鉴。家学渊源，前后绵延340多年。最负盛名的要数张家第九代，张镜人的曾叔祖张骧云。他中年患病耳聋，用自做的“小喇叭”倾听病人主诉，人称“张聋聱”，日久竟代替了原来的名字。“聋聱”擅长治伤寒症，药到病除。“张家一帖药”蜚声沪渎，直到现在还是口碑载道，赞颂不衰。

张镜人绳其祖武，又刻苦钻研，善于总结临床经验，对治疗各种热性病有独到见解；诸如变应性亚败血症、巨细胞病毒感染，也有妙手回春之功。

张镜人治热性病，主要方法为“表”、“透”，充满了辨证的哲理。

对受风寒发热的病人，也就是中医所谓的新感外邪，张镜人运用“发表祛邪”方法，通过用药，力求表透汗出，使外邪从皮肤肌表解除，这样就能“杜邪入里”，疾病霍然痊愈。

对于受冬寒，当时没有立即发病，以后又受新的病邪感染而引起的热性疾患，也就是中医所谓的伏气加新感，张镜人运用“透表达邪”方法，把病邪从里向表透泄，邪达则热退病安。

科学技术发展，现代医学日新月异，把中医事业推到了新的临界点。年逾花甲的张镜人具有开拓精神。他和学生们通过临床观察、摸索、实践；再观察、再摸索、再实践，提出了调气活血治疗萎缩性胃炎的方法，这在中医理论上是个重大突破，也丰富了中医传统的望、问、闻、切四诊的内涵。

慢性胃炎是一种常见病、多发病，尤其是萎缩性胃炎伴有肠上皮化生或不典型增生的，更是一种顽固难治的消化道

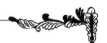

疾病，而且往往会演变成胃癌。历代中医认为，胃脘疼痛不适的病因大多属寒，“寒凝气滞，不通则痛”。张镜人从脉象、证候仔细分析，跳出了老框框。发现慢性胃炎实为热郁气滞之症。肝胆郁热影响了胃，日久必然导致气阴两虚及血络瘀阻，从而引起腺体萎缩。因此临床治疗需要“调气活血”。“调气”，包括理气、益气；“活血”包括养血、化瘀。通过调气活血，来提高胃黏膜血流量，改善胃黏膜血液供应，调节胃的运动功能，达到治疗目的。

张镜人在学术上恪守“茹古涵今，兼收并蓄，立足临床，重在创新”的治学思想。在祖国医学继承和发扬的问题上经常说：“不继承就没有基础，不创新就难以开拓，既要重视中医经典著作与各家学说，又必须充分运用现代科学方法对祖国医学继承和发扬，提高与创新。”

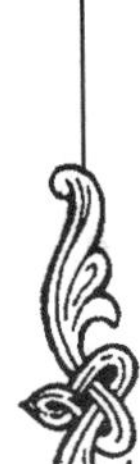

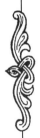

张镜人对慢性胃炎的辨证论治，还借助纤维内窥镜来配合诊断。在有些病人作胃镜检查时，他同西医师一起观察胃黏膜色泽形态及病理切片的变化、实验室检查，包括尿常规所见的红、白细胞与蛋白、管型以及肾功能的测定，扩大了“望诊”的范围，丰富了慢性萎缩性胃炎和慢性肾炎的辨证内容，提供了治疗的启示。

张镜人还和生物医学工程科技人员协作研制“脉象仪”，积极探索“切诊”的客观指征。还准备借助电子计算机来识别舌象，并研讨“闻诊”与“问诊”软件的开发，冀能延伸中医的四诊方法，为中医现代化作出贡献。

二、一切为了病人

“凡大医治病，必当安神定志，无欲无求，先发大慈恻隐之心，誓愿普救含灵之苦……”唐朝名医孙思邈《千金

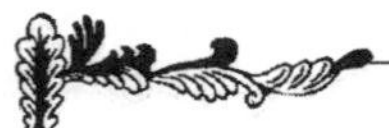

方·大医精诚》中的这段话，成了张镜人的座右铭。当年他的祖辈乐于为劳动人民服务，诊不计酬。“张聋甏”甚至施诊给药，悄悄把钱塞在病人的枕头底下。今天，张镜人也是这样想和这样做的。在他心里，病人永远是第一。

若干年来，张镜人先后担任上海市卫生局的副科长、副处长、副局长、顾问，可始终不离开病人。工作再忙，每星期总要抽三个半天看门诊。慕名而来的病人是那么多，下午来不及看，就提前从中午 12 时 30 分开诊，有时一直工作到晚上 9 时 30 分。常常冒着骄阳来，顶着星星、饿着肚子回，即使是最后一个病人，他也和颜悦色，认真诊察，一丝不苟。有一年，他应邀赴日本讲学，启程那天还在医院里查房。听说有位湖北宜昌来的女病人快要出院，渴望老中医给自己开张方子，他二话没说来到病人床前。病人想不到张医生真的会来，感动得热泪夺眶而出，放声大哭了起来。有些病人直接找上家去，老中医也不拒之门外。有位书法家因此送了一幅对联：“名花未落如相待，佳客能来不费招。”

张镜人为病人想得非常周到。他发现很多胃窦炎患者的病因与饮食不当有关，除了在诊病时嘱咐几点外，特地印了一份《病员须知》，鼓励他们精神乐观，树立战胜疾病的信心；告诫他们注意保暖，饮食定时，进餐不过饱，也不过多喝汤水，生活起居要有规律；对病人忌吃的食物，如海虾、螃蟹、油饼、春卷、炸猪排、瓜子、花生、黄豆、辣椒、柿子等都一一列出来。许多病人正是服张镜人的药，又按照这份《须知》合理安排饮食，病情很快好转。

慢性肾功能不全，是多种晚期肾脏病人共有的临床综合征。如何通过医疗手段延缓肾功能不全的发展和恶化，这是国内外医务人员正在探讨的重要课题。张镜人运用清热解

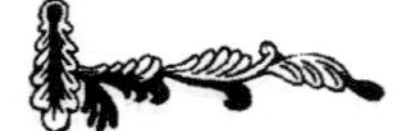

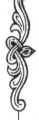

毒，化湿泄浊，活血祛瘀，益气和阴等法，取得了满意的疗效。提出“虚实并顾，标本同治”的原则，在中医治疗慢性肾炎的领域中，树立了新的里程碑。

有位陈厂长，六十出头，1978 年发现高血压和肾功能不正常；两年后病情加重，诊断为慢性肾功能衰竭，在第一人民医院住院治疗。谁知入院后病情恶化，出现昏沉嗜睡状态，而病人又不愿接受西医腹膜透析。张镜人参加了会诊，根据病情处方治疗一个多月，病人症状逐步减轻，神志好转。原先估计活不了多久的这位厂长，病情得到了缓解。

中药大黄是通腑泄浊最理想的药物。张镜人痛病人所痛。他想，肾功能不全的病人，本来元气已伤，体质虚弱，而大黄导泻峻猛，虽说泻后对泄浊有好处，但病人怎么承受得住？治病固然要紧，可他决不能让病人多受痛苦，更要防止可以避免的不良后果。因此，他倡导峻药缓用，把口服大黄改为煎汤灌肠。陈厂长在服中药的同时就是经过灌肠泄浊，病情稳定，后来终于出院了。

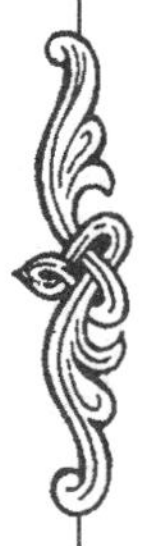

病人感谢张镜人，称赞他把心掏给病人，不只是因为他医术精湛，还由于他高尚的医德。

三、是严师也是慈父

张镜人桃李成荫。他的学生中，有中年人，有青年人，有中医，也有西医。学生们称道老师既严又慈。他对学生也像对待病人一样，一片至诚赤心。

说实在，行医整整半个世纪的张镜人并没有进过什么名牌学校。他医学上的高深造诣来自于勤奋学习和潜心研究。

张镜人生长在一个子孙相继的中医世家。耳濡目染，加上祖、父、伯、叔和昆季的熏陶，童年就能朗诵药性歌诀。

12 岁时父亲张益君聘请两个老师分别教授。他半天学医学，从《药性赋》《汤头歌诀》开始，依次修习了《内经》《伤寒论》《金匮要略》《诸病源候论》《温疫论》《温病条辨》等；另外半天学习古文，从《幼学琼林》启蒙，念完了四书、五经等典籍以及两汉魏晋唐宋各家的散文诗词。张镜人自幼酷爱文学，对很多名著都能琅琅上口，背得滚瓜烂熟。14 岁起他半天由老师继续教读，半天随父亲临诊抄方；夜间则青灯伴读，进行温课。父亲一边听儿子背诵医学或文学著作的重要章节，一边结合临床辅导讲解。在严师与父辈的督教下，他度过了困而知之的寒窗岁月。“业精于勤荒于嬉”，好学的张镜人从小对这就有体会。

张镜人教学生贯彻一个“严”字，要求很高，抓得很紧。他告诫学生，中医学书籍浩瀚，不博览无以扩大学识眼界，懒于独立思考则瑕瑜不辨，浅尝辄止是不够的。张镜人特别要求牢扎古典文学根基，告诉学生，中医学的理论内容，包括辞义句读、词汇术语、文风笔调，无不受到古代文化渗透。古典文学功夫越深，知识面越广，学习、钻研中医学的障碍也越少。

为了帮助中、青年中医提高理论与业务水平，连续两年，张镜人每个星期六下午在第一人民医院中医科举行读书会，集体精读清代医学名著《医宗金鉴》中的《杂病心法要诀》。自己每会必到，风雨无阻。

在学生面前，张镜人毫无保留，恨不得把几十年积累的经验一口气都教给他们。第一人民医院中医科石蕴玉、张存钧、张亚声、徐国缨随他学习多年了，提起老师品格，总是钦佩万分。湿温病的“透表”退热，最好用清水豆卷，搭配青蒿、佩兰；慢性肾炎病人的祛湿清热，降低尿中蛋白，米

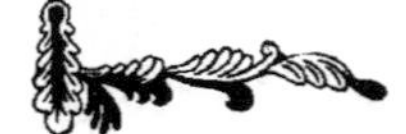

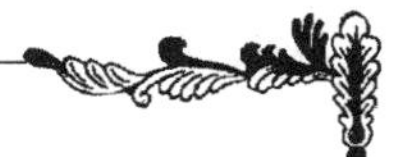

仁根疗效最高；对胃炎伴有嗳气的病人，宜用旋覆花、代赭石。这些都是张氏祖传“绝招”和张镜人自己长期摸索出来的“医道”，如今全都公开，不留一手。

上海中医门诊部的沈遐君等人每周随老师张镜人临诊。有时他们先看，开好处方后，让老师再看。张镜人非常仔细，药味配伍不当即当场纠正。有位病人闹胃病多年，并有嗳气、反酸、恶心症状，一个学生在处方上用了黄连、吴萸配制的左金丸，张镜人改为黄芩、苏梗，事后讲了一番道理。他说，左金丸对这些症状应该是适用的，但这位患者病程较长，胃气已伤，黄连苦燥，必更败胃；而黄芩、苏梗二味不仅药性较温和，且苏梗辛散，黄芩苦降，两者配合，可充分发挥寒温相适，升降并调的功效。一席经验之谈，给了这几位学生很大的启发。

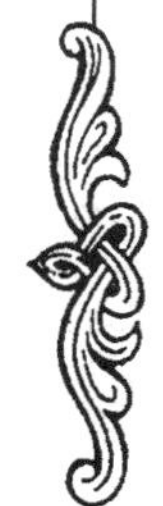

拜张镜人为师的医生都说这位老师名望大，可一点也没有架子，同他在一起工作心情舒畅。老师“架梯搭桥”，处处为学生上进创造条件。第一人民医院中医科副主任严佩贞感触颇深。在张镜人研究用调气活血法治疗慢性萎缩性胃炎时，严佩贞是主要助手。她万万没有想到，发表学术论文和上报科技成果时，自己的名字竟同老师并列。原来这是张镜人给写上的。第一人民医院应日本方面邀请，派一名中医师到神奈川医院去讲授中医学，交流临床经验，严佩贞第一个获得这个开阔视野的好机会。以后又去了第二位、第三位，都由老师推荐。而张镜人自己到 1984 年后才去日本讲学。

四、可贵的奉献精神

张镜人一心扑在人民卫生事业上。他不追求享受，不贪图安逸。在他 50 多年来特别是建国后这些年漫长的行医生

涯中，贯穿着可贵的奉献精神。

中医从来都是各立门户，悬壶应诊。中华人民共和国成立之初，张镜人感到把中医组织起来，筹设中医医疗机构，有利于中医各学派医术交流切磋，更好地为人民健康服务。通过他和几位老中医的建议，促成了政府领导的上海第一个中医门诊所的建立。以后，又组织筹建上海中医学院、综合性医院内设中医医疗业务等，为推动中医事业发展作出了努力。

张镜人 18 岁就独立挂牌开诊。1954 年，他主动放弃高额的诊费收入，到上海市卫生局当副科长。为贯彻落实党的中医政策工作，他送走了过去出诊看病坐的自备三轮车，每天乘公共汽车上班。张镜人诙谐地说：当时，我特地去买了一双套鞋一把伞。”

十年动乱，张镜人被强加上形形色色莫须有的罪名，下放劳动，下放基层。老中医坚信党的阳光终将驱散阴霾，不顾精神上的折磨，生活上的艰苦，专心致志研究中草药。

他效学神农尝百草，对几百种不显眼的草药的属性、产地、主治病症等进行分析，做了几百张卡片，提高了治病的本领。现在他用来治疗胃病的一些中草药，就是当年在一家小草药店学来的。

从早到晚，张镜人的时间表上都是工作、工作、工作。上午看病回来，不等吃罢午饭，下午请去会诊的车子已经等在门口了。他担任的工作是那么多，从卫生局顾问、医院科主任到门诊部主任医师，从全国中医学会副会长到上海分会理事长，从全国政协委员到市科协常委，又是民盟中央委员和上海市委的副主任委员，还兼任上海医科大学教授、中医学院专家委员会顾问和几种中医学术刊物的编委委员。但他

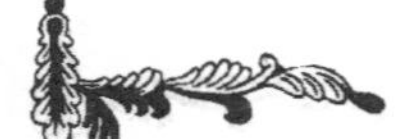

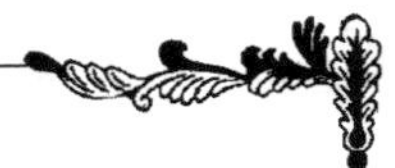

始终坚守“前沿阵地”，出入于病房、门诊部。

夜深人静。忙碌了一天的张镜人又转到了另一个“阵地”，伏案执笔，悉心著述，总结临床经验。这些年，他先后撰写了《热病证治薪传》《发热的证治》《昏迷的证治》《慢性肾功能不全的证治》《慢性胃炎的证治》等论文100多篇。参加了中国中医研究院主编的《中医症状鉴别诊断学》《中医证候鉴别诊断学》两部巨著和《辞海》中医部分的编纂，最近还主编《中华名中医治病囊秘·张镜人卷》等20多部著作。他说：中医中药是国之瑰宝。发展中医事业，我们这一代肩负承上启下的责任，应该为后辈多留一点有益的东西。

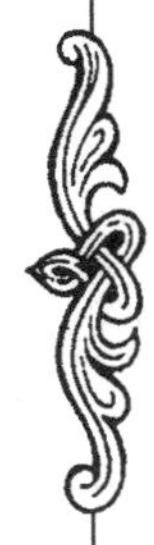

可贵的奉献精神充分体现了他对新社会的热爱，这是从张镜人的切身经历孕育来的。他禀性谦谨，对病人又百般热情。尽管解放前他还是20出头的青年，在上海医坛已小有名声。抗日战争胜利后，国民党政府不承认这个家学渊源然而没有学历文凭的青年中医，不给发开业执照。他无奈参加1946年考试院举办的高等医务人员考试。论文是考试的主要项目。主考老师出了《亢则害承乃制论》的试题。张镜人医学、古文功底深厚，一看就知道这个题目出自《内经》，洋洋洒洒两千字，挥笔而就，备受好评。考试结果，金榜题名，张镜人成为合格的医生。但一直到新中国建立前夕，才拿到考试院发给的考试合格证书。当时，国民党统治政权已摇摇欲坠，因此他也没有向上海卫生行政机关申请开业执照，宁愿当一个“无照医生”。建国以后，人民政府承认他的中医资格，发给执照，允许开业行医。年轻人为新社会翻天覆地的深刻变化所激动。党的号召和教育使他立志要做“公家人”，做一个人民的好医生。五十年来，风风雨雨，他

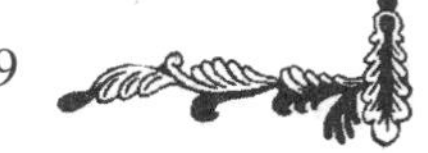

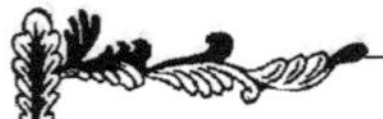

坚定地在这条路上步步向前。

× × ×

如果说张镜人是神医，医术如神，这个“神”是怎么来的？

为了人民健康长寿永不疲倦地工作，为祖国中医事业开拓发展永不停顿地进取，这是因为他有一颗跳跃的赤子的仁心。年逾古稀的老中医并不老，对事业、理想、生活的追求和兴趣，消除了他心田的皱纹。

仁心与神术息息相通。

叶世涛、马雪松原著*，张云鹏增补

*《上海当代名中医列传》1989 年 5 月康复杂志社出版

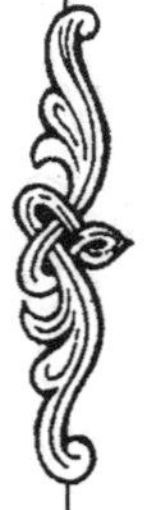

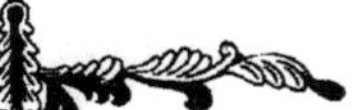

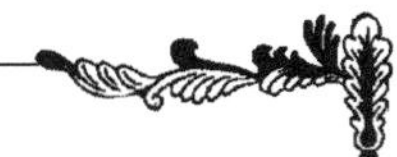

专病论治

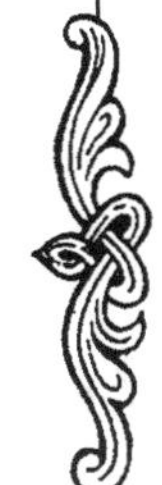

热病门

发热证治心法

发热是一个常见的症状。多见于急性或慢性疾病的发病过程中。引起发热的原因，大致可分成两大类。

一、外感发热

外感指六淫及戾气等外邪感染。六淫外邪偏于风寒者，则属伤寒，偏于温热者，则属温病。伤寒学派强调风寒，辨证分六经，详于寒而略于热。温病学派强调温热，辨证分卫气营血，重于热而忽于寒。我们应该在继承前人理论经验的基础上，取长补短，融会贯通，应用于临床实践。

人体的卫气，通过肺气的宣发，敷布于经脉之外及肌表

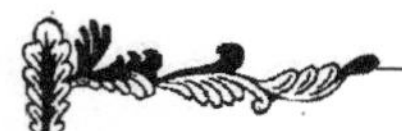

部位，是一种防御机能。当外邪侵袭人体肌表或从口鼻吸入时，必然要影响卫气的运行，激起抗病反应，“邪正相搏”，因而导致了发热。如寒邪化热或温邪传里，热灼营血及内脏，又可出现种种热型。发热虽是共同的症状表现，但由于病因的不同，其症候的形成和治疗方法亦有区别，所以必须细致地进行辨证施治。

（一）风寒

风寒之邪郁于肌腠，外邪侵袭，不能宣泄，搏于卫则为寒，郁于营则为热。因而症见发热恶寒。《杂病源流犀烛·恶寒发热原由症治》：“经曰，人伤于寒，而传为热，何也？曰，夫寒则生热也，寒气外凝，阳气内郁，腠理坚致，六腑闭封，致则气不宣通，封则湿气内结，中外相薄，寒盛热生，故人伤于寒转而为热也。”

1. 风寒束表

感染风寒，外束肌表，风伤卫，寒伤营，风寒闭塞肌腠，卫阳被遏，营气不和，故临床表现为恶寒发热，寒重热轻，肢节酸楚。足太阳经循行于项背，主一身之表，邪客太阳，络脉不和，故头项强痛，肢节酸楚。《伤寒论·辨太阳病脉症并治》：“太阳之为病，脉浮，头项强痛而恶寒。”肺合皮毛，表卫受邪，肺气失宣，故鼻塞流涕，咳嗽。《证治汇补·伤风》：“外风所伤，鼻流清涕，咳嗽清痰，舌无胎膜。”舌苔薄白，示风寒。脉浮，示表证。

治法：疏风散寒，辛温解表。

处方：葱豉汤合败毒散加减：

淡豆豉9克、川芎5克、羌活5克、葱白头2个、桔梗3克、前胡6克、茯苓9克。每日一剂，水煎二次分服。

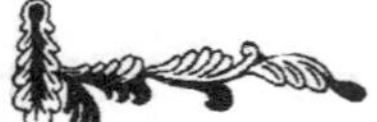

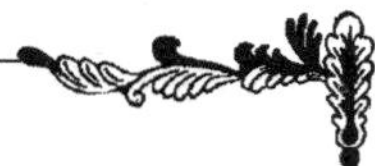

风寒袭表，邪在卫分者，治疗只宜表散，葱豉汤每能取效。苏颂说："古今方书用豉治病最多，江南人善作豉，凡得时气即先用葱豉汤服之取汗，往往便瘥。"如表邪较重，症见头疼骨楚，或肺气失宣，症见鼻塞咳嗽，则应配合败毒散加减，以散太阳之邪而宣肺气。

2. 三阳合病

风寒郁遏三阳，表不解而里有热，故临床表现为发热壮盛，肌肤燔灼，邪遏不达，故无汗恶寒。《景岳全书·杂证谟》："如感风寒而传化为热。"《类证治裁·伤寒》引程氏说："夫邪之在三阳也，有太阳之经，有阳明之经，有少阳之经。凡三阳在经之邪，未入腑者，可汗而已。"足太阳膀胱经，起眼内角，上额，循行头顶及耳上部；足少阳胆经，起于眼外角，分布耳前后；足阳明胃经，起于鼻部，经眼内角，眼眶下，入上齿，绕过口角。病邪客扰三阳之络，故头痛，眼眶痛，鼻干。舌苔薄白少润，示外感风寒，热邪于里。脉微洪，示热甚。

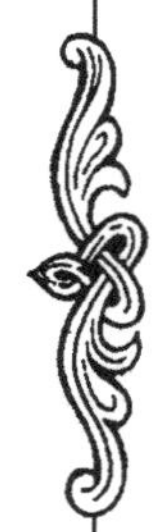

治法：疏表散寒，清热和里。

处方：柴葛解肌汤加减：

柴胡9克、葛根9克、羌活5克、白芷3克、桔梗3克、生石膏30克（先煎）、白芍9克、黄芩9克、水炙甘草5克。每日一剂，水煎二次分服。

柴葛解肌汤出自《伤寒六书》。实为统治三阳合病，表不解，里有热的主方。此时，只重发表，不清其里，则温散反助里热，表邪亦易热化，徒事清里，不解其表，必致遏邪内传。故用羌活、葛根、柴胡合解三阳表邪，再加黄芩、石膏以清热于里，发表清里同治，对身热壮盛，恶寒无汗，头疼鼻干的证候，往往获得一汗而表解热退。

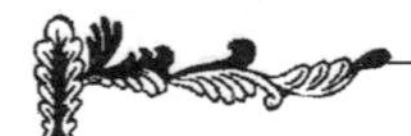

3. 邪传少阳

伤寒中风，邪传少阳，少阳居半表半里之位，风寒侵入半表半里，外与阳争而为寒，内与阴争而为热，表里不拘，内外无定，故临床表现为寒热往来，足少阳属胆，其脉络耳而循胸胁，客邪留阻，故耳聋，胸胁苦满。胆热气溢，胃失和降，故咽干口苦，嘿嘿不欲饮食，心烦喜呕。《伤寒论·辨太阳病脉证并治》："伤寒五六日中风，往来寒热，胸胁苦满，嘿嘿不欲饮食，心烦喜呕。"舌苔薄白而干，示风寒内传化热。脉弦，示病在少阳。"

治法：和解表里，达邪清热。

处方：小柴胡汤加减：

柴胡9克、黄芩9克、半夏9克、陈皮5克、党参9克、甘草5克、大枣5个、生姜2片。每日一剂，水煎二次分服。

少阳之寒热，寒已而热，热已而寒，即所谓"往来"。这与太阳之寒时亦热，热时亦寒，阳明之但热不寒，足资鉴别。

其证又颇似痎疟，多是朝轻暮重，先寒慄而后发热。需分辨的是，前者寒热往来常一日数次，发无定时，疟疾则日发或间日一发，稍有不同，且疟脉自弦，仍不离少阳，故均应用小柴胡汤。由于少阳属半表半里，汗吐下皆在禁例，法当和解，因此，小柴胡汤以和解少阳的柴胡为主药，佐半夏、黄芩苦辛合化、开结泄热，服后"上焦得通，津液得下，胃气因和，身濈然汗出而愈"。说明少阳证候虽忌发汗，然必得汗始解。如正虚邪恋，原方的参甘姜枣，尤不可少。

（二）温热

包括风热表证即表热证，及春温、暑温、湿温、暑湿、

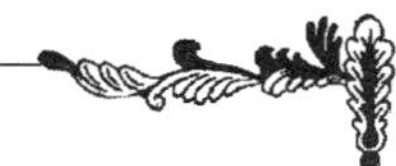

秋燥、冬温等疾患。多由风热或温热兼夹其他病邪侵袭肌体所致。这许多疾患，虽有一定的季节或症状等特征，但其病情的反映，可归纳为卫气营血四类证候。卫气营血的四类证候，区分着温热病邪由浅入深的四个阶段，对外感热病临床提供了很好的辨证依据。

卫气营血的传变过程，是从卫分开始，渐次传入气分、营分和血分，亦有病邪不经卫分，直入气分或营分，或由卫传营。

1. 卫分证候

即表热证，常见于外感风热，亦是温热病早期证候的共同表现。“温邪上受”从口鼻吸入，首先犯肺，肺合皮毛而主表卫，病邪袭肺侵卫，卫气与之抗争，温为阳邪，故临床表现为发热、微恶风寒。《外感温热篇》章虚谷注：“凡温病初感，发热而微恶寒者，邪在卫分。”热性燔灼、开泄，故有汗。热灼津伤，肺失清宣，故咽喉燥痛、口渴、咳嗽。舌苔薄黄、边尖红，示温热。脉浮数，示热邪在卫在表。

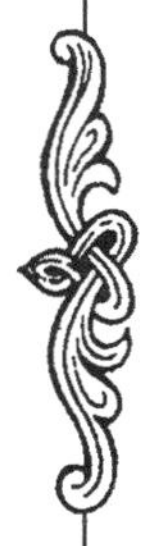

治法：泄卫清热，辛凉解表。

处方：桑菊饮合银翘散加减：

清水豆卷 12 克、薄荷叶 5 克（后下）、炒牛蒡 5 克、桑叶 9 克、杭菊 9 克、银花 9 克、连翘 9 克、干芦根 30 克、杏仁 9 克、桔梗 3 克、生甘草 3 克。每日一剂，水煎二次分服。

加减：汗多去薄荷叶；咳嗽痰多加炙款冬 9 克、浙贝母 9 克、瓜蒌皮 9 克；秋燥烦热、口干、咳嗽不爽加沙参 9 克、天花粉 12 克、水炙桑皮 15 克。

温邪热变最速，邪侵卫分之初，仍当解表，表解热退则可杜其传变。所谓“在卫汗之可也”。但温属阳邪，故解表

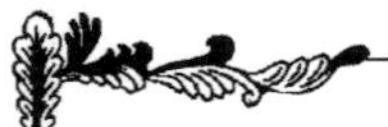

应取辛凉而避辛温，发热不甚，咳而微渴宜辛凉轻剂桑菊饮以宣肺；发热不恶寒而渴，宜辛凉平剂银翘散以泄卫。然二方都主清热，因此，常可结合使用。

还需指出，温热每多兼感，有夹风者，有夹湿者，临床上必须在辛凉解表的同时，力祛兼感之邪，或透风于热外，或渗湿于热下，热邪孤立，病自易愈。

2. 气分证候

邪在卫分，不得汗解，因而化热内传气分。这时，一方面由于热邪燔灼，另一方面则由于正邪交争，故临床特征为发热不恶寒，但恶热，汗出不畅或汗出较多而热仍不解。《外感温病篇》章虚谷注："不恶寒而恶热，小便色黄，已入气分矣。"

病邪在气分的过程一般较长，因此，气分证候的范围也较广泛，可包括以下几类。

（1）热蕴肺胃：热邪蕴阻于肺胃，热迫津液外泄，故临床表现为高热汗多，热扰胸膈，肺失清肃，故咳嗽、气急、烦渴。《伤寒论·辨阳明病脉证并治》："问曰，阳明病外证云何？答曰，身热，汗自出，不恶寒，反恶热也。"《温病条辨·中焦篇》："面目俱赤，语声重浊，呼吸俱粗，大便闭，小便涩。舌苔老黄，甚则黑，有芒刺，但恶热，不恶寒，日晡益甚者，传至中焦，阳明温病也。"舌苔黄燥，示阳明热盛伤津。脉洪大，示邪热内炽。

治法：清气泄热，除烦止渴。

处方：白虎汤加减：

生石膏30克（先煎）、知母9克、连翘9克、银花12克、鲜竹叶9克、生甘草5克。每日一剂，水煎二次分服。

邪入阳明气分，其外证为壮热汗多，其内候为烦躁渴

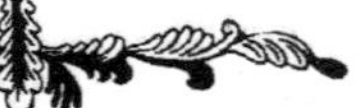

饮。见此症象，方堪投白虎汤，所谓“到气才可清气”。即使四肢厥冷，但脉滑而烦渴谵语者，仍属热深厥深，亦宜清解，误用温药，病必危殆。

（2）热结胃肠：热邪与胃肠的食积、燥屎结聚，腑气不通，形成实热壅结，故临床表现为日晡潮热（日晡潮热是指傍晚6~7时身热转高，因此时阳明经气旺盛，邪正相搏故热甚）。热盛扰心，心气内乱，故神昏谵语，循衣摸床。肠内有燥屎，故脘腹胀满疼痛拒按，便秘或稀水旁流。《伤寒论·辨阳明病脉证并治》：“阳明之为病，胃家实是也”；“阳明病，谵语，有潮热，反不能食者，胃中必有燥屎五六枚也，若能食者，但硬耳，宜大承气汤下之。”《湿热病篇》：“湿热证，发痉撮空，神昏笑妄，舌苔干黄起刺，或转黑色，大便不通者，热邪闭结胃腑，宜用承气汤下之。”舌苔黄厚干燥，示阳明腑实。脉沉数，示里热积滞。

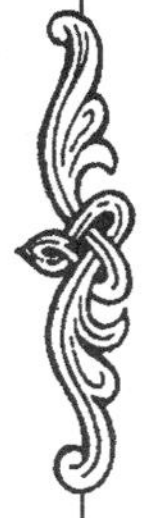

治法：通腑破结，泻热存阴。

处方：大承气汤加减：

生大黄9克（后下）、元明粉9克（冲）、川朴9克、枳实5克、黄芩9克。每日一剂，水煎二次分服。

阳明腑实热结，热邪燔灼，需急下存阴，所谓“阳明之邪，仍假阳明为出路”。承气用硝黄以逐阳明的燥火实热，然必具备痞满燥实坚潮六证，痞乃胸院痞闷，满乃腹满，舌苔黄燥，大便干结不通为燥，腹痛拒按为实，胸腹按之坚硬为坚，日晡潮热为潮。六者齐全，即属大承气证无疑。胃脉通心，邪盛热炽，逼乱神明，则见谵语撮空，《伤寒论》中谵语而采取三承气下法的十之八九，可知谵语乃实证应下的主要外候。

如内有燥屎坚结，引起旁流注泻，其泻下物多臭秽异

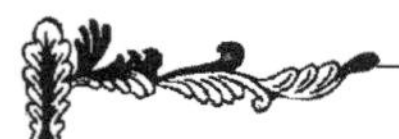

常，肛门灼热作痛，亦宜承气泄壅清热。

（3）湿热交阻：湿与温热或夹暑热逗留三焦，气机不调，热邪被湿阻遏不能透达，故临床表现为身热不扬，午后转盛。湿热交阻，清窍被蒙，故头重。中焦气化失宣，津不上承，故胸闷，泛恶，渴不欲饮。脾主四肢，脾为湿困，故肢体疲怠。《湿热病篇》："湿热证，始恶寒，后但热不寒，汗出，胸痞，舌白，口渴不引饮。"湿热郁蒸肌肤，故颈项及胸腹布见白痦，《外感湿热篇》："再有一种白痦小粒，如水晶色者，此湿热伤肺，邪虽出而气液枯也，必得甘药补之，或未至久延，伤及气液，乃湿郁卫分，汗出不彻之故，当理气分之邪，或白如枯骨者多凶，为气液竭也。"下迫肠道，故小便短赤，大便稀薄。舌苔黄厚腻，示湿遏热伏。脉濡数，示湿热。

治法：宣气化湿，清热达邪。

处方：三仁汤合薏苡竹叶散加减：

清水豆卷12克、白蔻仁3克、白杏仁9克、陈佩梗9克、陈皮5克、炒蒿梗9克、生苡仁12克、茯苓9克、连翘9克、益元散9克（包）、淡竹叶9克。每日一剂，水煎二次分服。

加减：暑湿交阻，低热，四肢疲怠，去清水豆卷、益元散，加鲜藿香9克、甘露消毒丹12克（包）。

湿热蟠踞中焦，氤氲气分，其发热多呈午后升高，常伴发一种晶莹的小粒皮疹，一般先起于颈项，继及胸腹、两腰，痦布前，病人身热转盛，并感胸脘痞闷，见痦后，热势每获缓解，胸脘亦舒，三四天左右逐渐回收，甚至连发四五次，身热和症状也随着白痦的出没相应地进退，痦透邪清，则热除病愈。因此，白痦是湿热病邪外达的征象，治疗切忌表散，宜宣气化湿，泄热透邪，三仁汤和薏苡竹叶散最为适

合。枯燥如虱壳、或带浆的称“枯痦”和“浆痦”，均属正气耗伤，应酌加珠儿参、沙参、石斛等以益气阴。

3. 营分证候

外感温热，在热盛期中较气分证更进一步的证候。如病邪从卫分不经气分而直入于营，则称“逆传心包”。《外感温热篇》：“温邪上受，首先犯肺，逆传心包。”章虚谷注：“所以言温邪上受，首先犯肺者，由卫分而入肺经也，以卫气通肺，营气通心，而邪自卫入营，故逆传心包也。”其病情较危重。热入营分，侵扰心神，故临床表现为高热烦躁，神昏谵语。热灼血络，故肢体出现斑疹。《外感温热篇》：“营分受热，则血液受劫，心神不安，夜甚无寐，或斑点隐隐。”舌质红绛无苔或少苔，示热入营分。脉数，示邪热内炽。

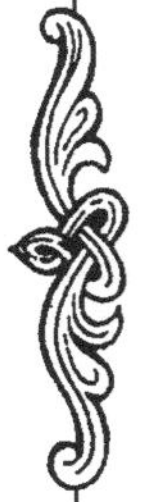

治法：凉营解毒，泄热清心。

处方：清营汤加减：

广犀角 9 克（先煎）、鲜生地 30 克、元参 9 克、生石膏 30 克（先煎）、知母 9 克、丹皮 9 克、赤芍 9 克、连翘 9 克、银花 12 克、鲜竹叶 9 克。每日一剂，水煎二次分服。

温邪入营，为热病临床的严重证候。叶天士提出“入营犹可透热转气”，确属经验之谈。邪入营分的指征，是发热烦躁，神昏谵语，皮肤出现斑疹。舌质红绛，苔色深黄少液。转气的治法关键，全在透热，透热自需避免滋阴遏伏，但亦决不宜用表散。重点应清泄营分热邪，清营可杜温邪入里，泄热可透斑疹外达，临床上均宗吴鞠通的清营汤。然斑出于肌肉，应取石膏、知母以清肺胃，疹出于血络，需加丹皮、赤芍以凉营血。

4. 血分证候

邪热内陷，深入血分，可有两种情况：

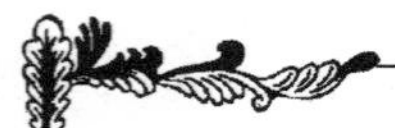

（1）实热：邪热燔灼，煽动肝风，耗血，动血为实热。故临床表现为高热、神昏、手足抽搐。《湿热病篇》："湿热证，壮热口渴，舌黄或焦红，发痉，神昏，谵语或笑，邪灼心包，营血已耗。"营分热盛，迫血妄行，故鼻血、咯血、便血或皮肤出现紫色斑疹。《湿热病篇》："热证，上下失血，或汗血，毒邪深入营分，走窜欲泄。"舌质深绛，示邪热消灼营血。脉数，示热盛。

治法：凉血解毒，清热开窍。

处方：犀角地黄汤合紫雪丹加减：

广犀角 9 克（先煎）、鲜生地 30 克、赤芍 9 克、丹皮 9 克、大青叶 15 克、连翘 9 克、银花 9 克、白茅根 30 克。每日一剂，水煎二次分服。紫雪丹 5 分，温开水调送。

心主营，肝藏血，热入营血，必然内传包络，煽动肝风，症见神识昏迷，四肢抽搐，且由于温邪燔灼，迫血妄行，常伴有鼻血，咯血或便血，治宜凉血解毒。但凉血解毒，尚不能驱包络之邪，故配合紫雪丹开窍清热。

（2）虚热：邪热劫灼肝肾真阴，虚风内动为虚热。故临床表现为身热朝衰暮盛，《温病条辨·下焦篇》："燥久伤及肝肾之阴，上盛下虚，昼凉夜热，或干咳，或不咳，甚则痉厥者，三甲复脉汤主之，定风珠亦主之，专翕大生膏亦主之。"精气虚竭，故神倦、耳聋。《温病条辨·下焦篇》："温病耳聋，病系少阴。"阴液耗伤，故咽干口燥，牙齿干枯。《外感温热篇》："若如枯骨色者，肾液枯也。"血虚筋脉失养，故手足蠕动，《温病条辨·下焦篇》："邪热久羁，吸烁真阴，或因误表，或因妄攻，神倦瘛疭，脉气虚弱，舌绛苔少，时时欲脱者，大定风珠主之。"舌质光绛，示伤阴脱液，脉虚数，示阴虚热灼。

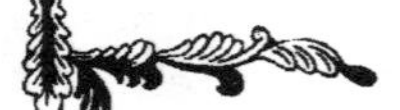

治法：滋阴清热，潜阳息风。

处方：大定风珠加减：

大生地15克、麦冬9克、生白芍9克、五味子5克、炙甘草5克、生鳖甲15克（先煎）、生龟板15克（先煎）、鸡子黄2枚（分2次搅冲）、知母9克、阿胶9克（分2次烊入）、生牡蛎30克（先煎）、钩藤9克（后下）。每日一剂，水煎二次，先纳阿胶烊尽，候稍冷，再入鸡子黄搅和，分服。

温热病伤阴当分两个阶段。第一阶段先伤胃津，应投甘寒之剂，如石斛、花粉、麦冬、芦根等生津养胃为治。邪热久羁，必伤肾液。此时“邪气已去八九，真阴仅存一二”，甘寒自不能及，急宜阿胶、生地、龟板、鳖甲、鸡子黄等咸寒的药物以滋养之。鸡子黄必俟药小冷，然后搅拌冲入，恐汤热则蛋黄凝结成块。亦有嫌其腥浊难服，用布包煎，殊失制方原意。

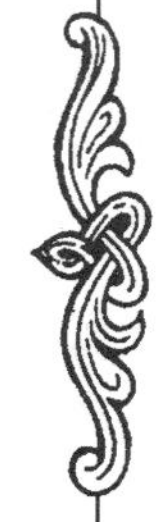

（三）温疫疠气

多由感染疫疠之气所致，且最易传染。《温疫论·原序》：“夫温疫之为病，非风、非寒、非暑、非湿，乃天地间别有一种异气所感。”又说：“疫者感天地之疠气……此气之来，无论老少强弱，触之者即病，邪从口鼻而入，则其所客……舍于夹脊之内，去表不远，附近于胃，乃表里之分界，是为半表半里，即针经所谓横连膜原是也。”疠气从口鼻侵入，内传夹脊，表气不能通于内，里气不能达于外，营卫运行之机受阻，故临床表现为先恶寒而后发热，头疼身痛。《温疫论·温疫初起》：“温疫初起先憎寒而后发热，日后但热而无憎寒也。初得之二三日，其脉不浮不沉而数，昼夜发热，日

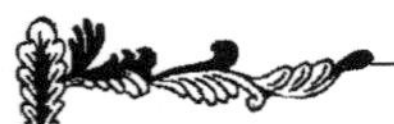

晡益甚，头疼身痛。”邪热散漫，越于太阳，故项痛连及腰背；越于少阳，故胁痛、耳聋、呕而口苦；越于阳明，故眉棱目眶疼痛，鼻干，舌苔白如积粉，示疫邪遏伏。脉数，示热盛。

治法：达原透邪，化湿清热。

处方：达原饮加减：

槟榔9克、川朴4.5克、草果3克、白芍9克、青蒿9克、黄芩9克、知母9克、炙甘草3克。每日一剂，水煎二次，分服。

项痛连及腰背加羌活4.5克；胁痛、耳聋、呕而口苦加柴胡4.5克；眉棱及目眶疼痛、鼻干加葛根4.5克。

服药后，如病邪不从汗解，舌根先黄，渐至中部，应用三消饮，即达原饮合三阳引经药再加大黄。如高热汗多，口渴引饮，脉洪数，应用白虎汤。如热盛烦躁，鼻孔呈煤烟色，舌苔变黑生刺，应用大承气汤。

温疫疠气为病，来势急骤，寒热俱盛，脉不浮，舌苔多白如积粉。临床体会，实由疫邪湿秽深重，湿遏热伏，表里阻隔所致。吴又可定达原饮。自称“槟榔能消能磨，除伏邪，为疏利之药，又除岭南瘴气，厚朴破戾气所结，草果辛烈气雄，除伏邪盘踞，三味协力，直达其巢穴，使邪气溃败，速离膜原”。辨证用药，独具卓识。盖非苦温辛烈，殊难开达疫邪秽湿。然里热郁遏，过燥则湿从热化，因此必须佐以黄芩、知母清热护阴。

（四）疟邪瘴毒

多由疟邪夹痰留伏或山岚瘴毒所致。前者属痎疟，后者属瘴疟。疟邪夹痰或瘴毒内舍募原之间，入而与阴争，出而

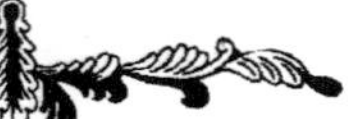

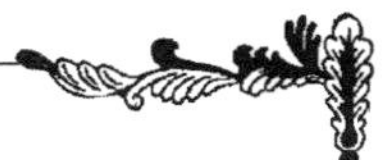

与阳争，故临床表现为寒战壮热，休作有时。营卫失调，故骨节酸痛。痰浊中阻，胃肠不和，故时有呕吐。《素问·疟论》：“疟之始发也，先起于毫毛，伸欠乃作，寒慄鼓颔，腰脊俱痛，寒去则内外皆热。”瘴疠毒邪冲心，故迷闷烦躁，甚至神昏谵语。《杂病源流犀烛·疟疾源流》：“瘴疟者，感受山岚湿涧之毒气，以至败血瘀心，瘀涎聚脾，故乍寒乍热，迷困发狂，或哂而不言。”舌苔腻，示痰湿蕴热。脉弦，示疟证。

治法：截疟化痰，泄热解毒。

处方：截疟七宝饮合藿香平胃散加减：

常山 5 克、草果 3 克、槟榔 9 克、厚朴 5 克、苍术 9 克、藿香 9 克、制半夏 9 克、干菖蒲 9 克。每日一剂，水煎二次，分服。

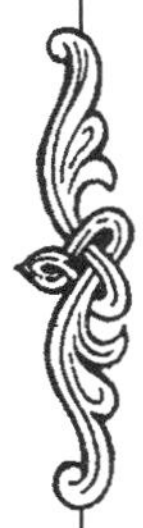

寒多热少为牝疟，加柴胡 9 克、桂枝 9 克、干姜 5 克；热多寒少为瘅疟，去川朴、苍术、藿香，加桂枝 5 克、生石膏 30 克（先煎）、黄芩 9 克；呕吐加玉枢丹 1.5 克，温开水调送；神昏谵语加紫雪丹 3 克，分 2 次，温开水调送。

疟邪留阻半表半里，故寒热往来，证如少阳，唯休作有时稍异。轻症用小柴胡汤和解达邪，每能取效，久疟或杂瘴疠，则需驱瘴截疟。常山、草果、槟榔均属驱瘴截疟的要药。但疟疾多夹痰湿，所谓“无痰不成疟”，而草果气秽，常山又令人呕恶，因此临床上应配合藿香平胃散化痰除湿，且可缓解常山、草果的反应。牝疟寒多热少，宜柴胡桂姜汤；瘅疟热多寒少，宜白虎加桂枝汤加减为治。

二、内伤发热

内伤指阴、阳、气、血亏耗，瘀血内结，脏腑功能损

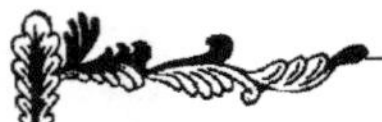

害，其病因不外乎病邪久羁，饮食劳倦及七情影响等。《景岳全书·杂证谟》："至若内生之热，则有因饮食而致者，有因劳倦而致者，有因酒色而致者，有因七情而致者，有因药饵而致者，有因过煖而致者，虽其所因不同……在内者，但当察脏腑之阴阳。"

（一）阴虚

多由虚劳久病，阴液亏耗所致。但阴虚的发热，热势不盛，一般在午后逐渐升高。《证治汇补·发热》："阴血即伤，阳气独盛，发热不止，向晚更甚。"故临床表现为潮热，颧红，手足心热。热扰心神，故心烦失眠。虚阳浮越，津液外泄，故盗汗。阴愈亏则火愈旺，消灼肌肉，故形体消瘦。《素问·逆调论》："人有四肢热，逢风寒如炙如火者，何也？曰，是人者，阴气虚阳气盛，四肢者，阳也，两阳相得而阴气虚少，少水不能灭盛火，而阳独治，独治者不能生长也，独胜而止耳，逢风而如炙如火者，是人当肉烁也。"舌苔花剥或光红，示阴虚津伤。脉细数，示虚热。

治法：滋阴养血，清热除蒸。

处方：秦艽鳖甲散加减：

秦艽 9 克、炙鳖甲 15 克（先煎）、知母 9 克、银柴胡 5 克、当归 9 克、炒白芍 9 克、地骨皮 9 克、青蒿 9 克、乌梅 1 个。每日一剂，水煎二次，分服。

阴虚热自内生，其证常表现为潮热骨蒸，午后转甚，睡时汗出。虚火上炎则颊赤，蒸久血枯则肌瘦。扶羸清热，宜从罗谦甫的秦艽鳖甲散，但柴胡嫌升散，应易以银柴胡，信如《本草正义》所说："退热而不苦泄，理阴而不升腾，固虚热之良药。"凡苦寒之品，多伤脾胃，惟青蒿芳香入脾，

独适于血虚有热者，病属阴血亏损，故鳖甲、当归之外，另增芍药一味。

（二）气阴两虚

多由体弱久病、或暑热耗伤肺脾的气阴所致。阴虚而热生于内，气虚而阳浮于外，故临床表现为低热长期不愈。《素问·调经论》：“阴虚则内热。”又《生气通天论》：“阳气者烦劳则张。”津少失于濡润，故口干。四肢禀气于脾胃，脾病则四肢不用，故神疲乏力。脾虚而运化失健，故食欲减退，大便不畅。舌苔薄、边淡红，示营阴亏损。脉濡细，示气弱阴虚。

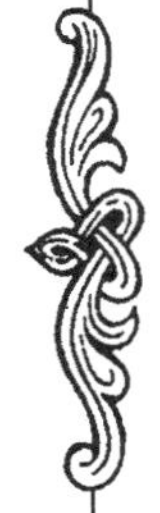

治法：益气健脾，养阴清热。

处方：银白汤加减：

孩儿参 15 克、生白术 9 克、山药 9 克、扁豆 12 克、水炙甘草 5 克、川石斛 12 克、银柴胡 5 克、嫩白薇 9 克、黄芩 9 克。每日一剂，水煎二次，分服。

暑热耗伤气阴，低热心烦，口渴，便秘，溲赤，去孩儿参、白术、山药、黄芩，加珠儿参 9 克、北沙参 9 克、知母 9 克、鲜竹叶 9 克、鲜荷梗 1 尺、西瓜翠衣 12 克、生苡仁 9 克。

气阴两虚的低热，每迁延难愈，推究它的病因，总由于劳倦内伤或感染暑热，致脾弱转输无能，精微不布，故多见精神不振，四肢困倦。银白汤从四君、六神二方化裁，重在养胃健脾，再加银柴胡、黄芩以清虚热。如暑热侵扰，损及中气，李东垣用清暑益气汤，但参芪升葛温补升阳，殊非所宜，王孟英曾讥其“虽有清暑之名，而无清暑之实”。并说：“余每治此等证，辄用西洋参、石斛、麦冬、黄连、竹

叶、荷秆、知母、甘草、粳米、西瓜翠衣等，以清暑热而益元气，无不应手取效也。”后人即称此方为王氏新订清暑益气汤，临床疗效较好。

（三）气血虚弱

多由心脾两虚，生化无源所致。气虚而阳陷入阴，血虚而阳扰于里，故临床表现为发热不退。《证治汇补·发热》：“更有内伤劳倦，似阳明白虎，发热昼夜不减，此气血两虚，故亦齐作无间，脉必重按无力，仍当温补。”气血不能煦濡，故面色㿠白或萎黄，神疲乏力。脾虚失运，故饮食减少，便溏。舌苔淡白，示气血不足。脉大而虚，示营气亏损。

治法：补养心脾，甘温除热。

处方：补中益气汤合归脾汤加减：

黄芪9克、党参9克、柴胡9克、升麻5克、白术9克、炙甘草5克、陈皮5克、广木香9克、当归9克、枣仁9克、龙眼肉9克、远志5克、川桂枝5克、杭白芍9克。每日一剂，水煎二次，分服。

伤于饮食、劳役、七情、六郁为内伤。伤于风、寒、暑、湿、燥、热为外感，内伤发热，时作时止，外感发热，热甚不休。今以气血亏极，故发热亦齐作无间，证如白虎。然审其脉必虚大。内伤证属不足，宜温宜补宜和；外感证属有余，宜汗宜吐宜下。若内伤误作外感，重虚元气，祸如反掌。劳者温之，损者益之，应遵东垣补中益气、甘温除热的治法，但心脾两损，营卫失和，还需配合归脾并加桂枝芍药调和营卫。

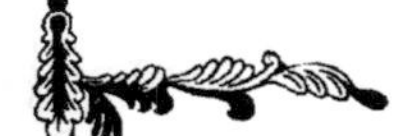

（四）瘀血内结

多由脏腑内伤，宿瘀停蓄所致。瘀血凝聚则营卫之气失调，故临床表现为翕翕发热或伴恶寒。《血证论·瘀血》："瘀血在腠理，则荣卫不和，发热恶寒，腠理在半表半里之间，为气血往来之路，瘀血在此，伤荣气则恶寒，伤卫气则恶热，是以寒热如疟之状。"又"瘀血在肌肉，则翕翕发热，自汗盗汗，肌肉为阳明所主，以阳明之燥气，而瘀血和蒸郁，故其证象白虎。"病在血分，故口干咽燥而不多饮。《血证论·瘀血》："瘀血在里，则口渴，所以然者，血与气本不相离，内有瘀血，故气不得通，不能载水津上升，是以发渴，名曰血渴，瘀血去则不渴矣。"气为血滞，血瘀气结，故身体常有痛处，亦可形成癥块，营血衰少，濡养不周，故唇青面黑，肌肤甲错。舌质青紫、边见瘀点，示里有积瘀。脉涩，示脉络痹阻。

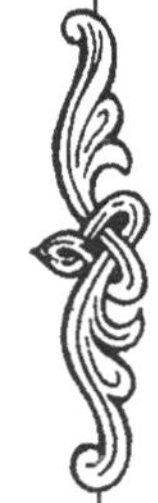

治法：活血和营，理气化瘀。

处方：血府逐瘀汤加减：

当归9克、生地9克、川芎9克、桃仁9克、红花3克、赤芍9克、柴胡5克、牛膝9克。每日一剂，水煎二次，分服。

瘀血发热，多见痨瘵癥瘕等疾患，王清任制血府逐瘀汤，对瘀证临床提供了很好的启发。

对外感发热和内伤发热，可从热型及肌肤按诊来加以区别。如外感则寒热齐作而无间，内伤则寒热间作而不齐，外感手背热，手心不热，内伤手心热，手背不热。可供辨证参考。

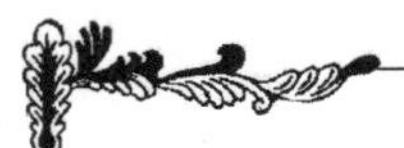

上海张氏家族对伤寒热病临床证治薪传

导　言

伤寒热病包含一切外感引起的发热性疾病，薪传即取义“薪虽尽而火犹传”。本文的命题主要是归纳我家祖祖辈辈世代相传对伤寒热病临床辨证论治的经验和体会。这些体会很不成熟，只能算是家技。张仲景在《伤寒论》序言中曾提到：“观今之医，不念思求经旨，以演其所知，各承家技，始终顺旧”，提倡“勤求古训，博采众方”。说明囿于家技，犹如井底之蛙，知识狭隘，难以获得提高。但是《礼记》指出：“医不三世，不服其药”，疏“择其父子相承至三世也”。可见家技还应重视。因为家技的形成，必有数世实践经验的积累，是学术争鸣和发展的基础。封建社会里，医学的“各承家技”是历史的局限，问题在“不念思求经旨”和“抱残守缺”“故步自封”。

恪遵仲圣教导，我族父子昆季，恒以好学敏求，博问强记，相互勖勉。自惭资质愚鲁，学识浅薄，薪尽火传，仍未脱家技窠臼。今从平时耳濡目染禀承的庭训，并搜列先人医案举例，整理成文，衷心愿望是抛砖引玉，嘤鸣求友，冀集诸家的医技专长，藉补一家之技的疏陋。

一、家学渊源与医德

我家世居上海，自十四世祖君调公于明崇祯末年弃儒就医以后，代有传人，迄今达十二世，已绵延了340余年的行

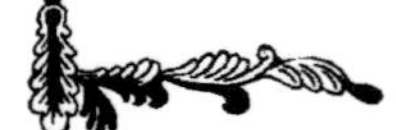

医传统。聚族繁衍，尽有医名，事迹见邑志艺术门者凡七世十一人，而以高祖玉书公为尤著。家乘称："公讳麟祥，字玉书，文澜公长子，好读书，念先人累代以医名，益深究方书，于伤寒尤有心得。少侍父应诊，已峥嵘露头角。壮年术益精，名日起，断人生死，历历不爽，日治人以百数，归家必在午夜。天性慈祥，贫者不仅给药，且济以朱提。其有贫而傲，耻言乞药者，公默识之，以簪珥之属，就察脉时潜置病者枕簟间。有知而还之，公否认已物，曰：此天济汝也，盍质而为求药需乎！"曾伯祖晓云公，曾祖竹云公，曾叔祖蔚云公、骧云公，均承家学，擅治伤寒。骧云公（1855~1925 年）中岁病耳聋，唯造诣愈深，临床疗效愈显，一生勤勤恳恳，诊不计酬，乐于为劳动人民服务，因此，群众关系极好，信仰很高，咸呼公为张聋甏，日久竟代替了原来的名号，直到现在，还是口碑载道，赞颂不衰。

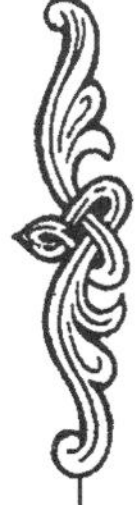

二、"表"与"透"为伤寒热病的主要治法

我家素以擅治伤寒延誉于社会，治疗的病例，大部分是《素问·热论》所谓"皆伤寒之类"的热病。明清之际，温热学派的兴起，对我家的医学学术思想发生着很大的影响，高祖玉书公，曾叔祖骧云公得力于吴又可、叶天士二家为尤多。

在我家看来，伤寒与温热之争是不必要的，吴叶二家的理论和经验，也完全是《伤寒论》辨证论治具体运用的发展和补充。吴又可定三消饮，叶天士辨卫气营血，苟非深入仲景堂奥，何能有此领悟。

毫无疑问，温热学说离不开《伤寒论》的理论指导；《伤寒论》得温热学说的结合，才更丰富和扩大了热病辨证

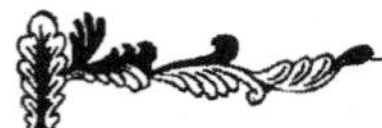

论治的内容。当然，外邪的侵袭，“受本难知，发则可辨”。证候的属寒属热，治疗的需温需凉，各有其宜，不容偏执。所以叶天士说：“辨营卫气血，虽与伤寒同，若论治法，则与伤寒大异也。”

我家认为，属于伤寒范畴的热病，不外乎新感外袭和伏气内发二端。新感虽有寒温之分，但外邪的侵犯，由表入里，治疗只宜表散；伏气因新感引动，由里出表，治疗亦宜透达。除了里结阳明的府证可下夺而外，新感与伏气的出路同在肌表，故“表”与“透”实为伤寒临证治疗的中心环节。新感务求“表透”，勿使内入；伏气务求“透表”，促其外达；这是我家摸索到的二条基本经验。并发现豆豉一味兼擅“表”和“透”的功效，乃治新感与伏气的至当不易之品。

我家主张治疗伤寒热病以“表”与“透”为中心，提倡豆豉的“表”与“透”的作用，必须是在辨证论治的基础上，根据卫气营血的病程传变，不同阶段，采取不同配伍，以达到“表”或“透”的目的。如邪在卫分者，从葱豉汤加减。因南方多湿而无北地的寒邪阴凝，故卫分之邪偏于寒的，不必赖麻、桂的辛温，辛温反助邪热；偏于温的也不宜桑菊、银翘的辛凉，辛凉恐遏邪湿。这与章虚谷“始初解表用辛，不宜太凉，恐遏其邪，反从内走也”的见解是契合的。此时，唯葱豉的微辛微温，恰到好处。邪留气分者，从栀豉汤加减；邪入营分或血分者，从黑膏加减。三方都有豆豉，由于配伍的关系，葱豉着重于发汗解表，犹叶氏“在卫汗之可也”的原则；栀豉着重于轻清泄热，表里双解，犹叶氏“到气才可清气”的原则；黑膏着重于育阴达邪，犹叶氏乍入营分，犹可透热仍转气分而解，人血犹恐耗血动血，直

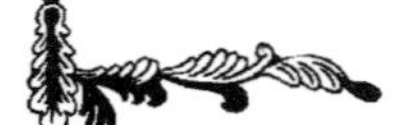

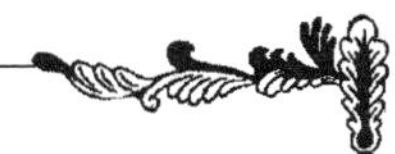

须凉血散血”的原则。不过我家的治法运用，却独树一帜，邪未传入气分化热，决不轻予栀子的清泄；邪未传入营分或血分，劫烁津液，决不轻予地、斛的育阴生津。进一境始转一法，独豆豉的“表”与“透”则贯彻于整个病程的始终，打破了温热学派对汗法的清规戒律。很多医家，拘泥于朱肱的“风温不可发汗”及王履的“每见世人治温热病，误攻其里，亦无大害，误发其汗，变不可言”等说法，视汗法为畏途，然治疗上实有得汗而解的机理。因此，薛生白说：“湿病发汗，昔贤有禁，此不微汗之，病必不除，盖既有不可汗之大戒，复有得汗始解之治法，临证者当知所变通矣。”吴鞠通也说：“伤寒非汗不解，最喜发汗，伤风亦非汗不解，最忌发汗，只宜解肌，此麻、桂之异其治，即异其法也。温病亦喜汗解，最忌发汗，只许辛凉解肌，辛温又不可用，妙在导邪外出，俾营卫气血调和，自然得汗，不必强责其汗也。”我家的认识，内伤杂病的治疗前提在扶正，所谓精气夺则虚；外感时气的治疗前提在去邪，所谓邪气盛则实。新感非表不解，伏气非透不愈。救阴尚易，达邪最难，邪去则正安，热退则津还，与其养痈贻患，无如曲突徙薪。叶霖说：“治热病知补阴，是最为扼要处，知泻阳之有余，即所以补阴之不足，不仅恃增液诸汤，进乎道矣。”可算得是经验之谈。汗法的任务，重在祛邪，“表”或“透”均应隶属于汗法的范畴。然而“表”有发表，有解表，有育阴以滋发汗之源等等的区别；“透”有清透，有温透，有化湿以开达邪之路等等的异殊；为伤寒临床开辟了广阔的治疗途径。但应该指出，这是就一般情况而言。至如阳气虚弱，脉细肢冷，或汗出甚多及有其他不可“表”或“透”的见症者，自当别论。

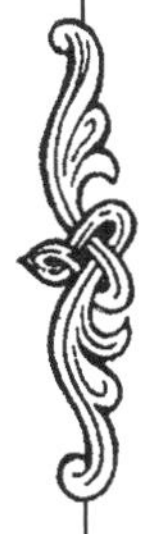

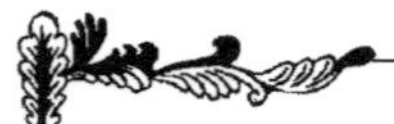

还须说明，我家治疗伤寒热病，不主张麻、桂的辛温，唯所用的豆豉，乃是经麻黄水浸制的，且亦习用阳旦汤合辛温之品，治新寒引动伏邪而寒邪偏重的疾患，是不取麻、桂而实不废麻、桂。温热学派的汗禁及早施辛凉，诚勿为我家所附和，然恒吸收温热学派清热育阴的特长，结合豆豉的透达行之于壮热伤阴的伏气温病，临床治验，有案可稽。足见在辨证论治的基础上，若能更细致地掌握每一证候的病理转归及其治疗法则，对疗效的提高，具有非常重要的意义。

关于发白痦的原因，我家同意叶天士说的“湿郁卫分，汗出不彻之故”。但发白痦的证候，伏邪定重，决非一汗所能解散。“汗出不彻”，不应归咎“湿热之邪，郁于气分，失于轻清开泄”；白痦的显现，正标志着邪湿透达的佳象，往往出一身汗，发一身痦，热势递减。治当因势利导，仍以“表”与“透”为第一要义，取汗宜微不宜多，如汗泄太过，痦点必大，反会妨碍邪湿的透达。

此外，炎夏季节，气候闷热，室温调节得不好，或强责其汗，痦发的颗粒每大如黄豆，皮厚，色黯有浆，气味像馊浆糊，我家叫它浆痦，乃天时的溽暑与人体的湿热郁蒸罯罨，逼汗伤阴，元气暗耗之征，不容忽视，比枯如白骨的枯痦预后更坏。治疗应轻清泄热，淡渗化湿，一般用薏苡竹叶散酌入青蒿、白薇等味，并用谷露代水煎药，因谷露有生津液、益元气的功效，而无阴柔滋腻、胶固邪湿之弊。

三、基本的治疗方药

我家继承和吸收了张仲景及吴、叶诸家的学说理论，贯彻了卫气营血的辨证纲领，掌握了“表”与“透”的二大治疗法则，师古而不泥古，冶伤寒、温热于一炉，临病之工，

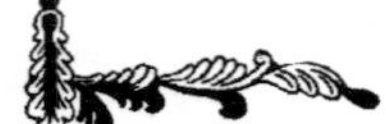

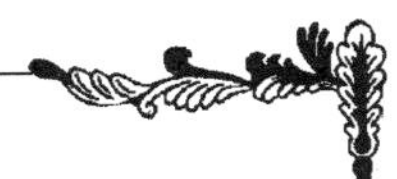

无非出于实践的积累。兹从我家最常用的几个方剂出发，并通过医案的举例来阐述加减运用的经验。

1. 葱豉汤的加减运用

葱豉汤出自《肘后方》，乃微辛微温之剂，叶天士列为辛凉，殊属不妥。《伤寒论》第三一四条："少阴病，下利，白通汤主之。"成无己注："葱白辛温。肾苦燥，急食辛以润之，葱白之辛以通阳气。"可以体会，葱白虽性味辛温，但辛而带润，温而不燥。豆豉是黑豆蒸罯而成，苦寒的性味已转微温。缪希雍说："豉，诸豆皆可为之，惟黑豆入药。有盐淡二种，惟江右淡味者治病。经云，味苦寒无毒，然详其用，气应微温。盖黑豆性本寒，得蒸晒之气必温，非苦温不能发汗开腠理，治伤寒头痛发热及瘴气恶毒也。"所以葱白和豆豉结合，微辛微温，发汗不伤阴，无凉遏之顾虑，伤寒初起，邪在卫分者，每一剂知，二剂已；即新感引动伏气的证候，也可以促使伏邪由里出表，获得从速透达的要求。苏颂说："古今方书用豉治病最多。江南人善作豉，凡得时气即先用葱豉汤服之取汗，往往便瘥。"询非虚语。

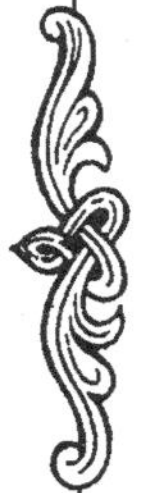

加减的原则，如表邪较重，发热、头痛、骨楚，迅希表散的，入柴胡、干葛（见案 1）。还有春冬季节的风温症，辄并发咳嗽气逆，两胁或半边胁肋引痛的，我家称它为插胁伤寒，因瘀留于肺肝血络之中，络道深邃，药力既非一时可到，而又不宜猛剂攻消，只宜通络化瘀泄热之法，葱豉之外，必须参以归须、新绛、旋覆花等行气血、疏经隧的药物（见案 2）；有时取葱管易葱白，借其通阳利气（见案 3）。

案 1 张玉书诊 冬寒春发，身热无汗，咳呛骨楚，头疼干呕。脉洪数，舌白腻。拟疏肌解表。

淡豆豉三钱、干葛一钱、炒楂肉三钱、柴胡五分、杏仁

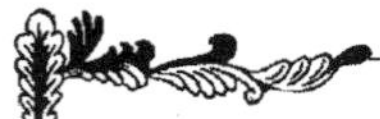

三钱（研）、赤苓三钱、荆芥一钱五分、枳壳一钱、建曲三钱、葱白头一个。

案 2　张玉书诊　风温身热不解，咳嗽呼吸两胁引痛。脉浮滑，舌白腻。此系插胁伤寒，宜疏肌通络。

淡豆豉三钱、桔梗一钱、瓜蒌仁三钱、杏仁三钱（研）、归须一钱、旋覆花一钱五分（包）、牛蒡子三钱、新绛屑一钱五分、象贝三钱（去心）、橘红一钱、葱白头一个。

案 3　张玉书诊　年逾古稀，感冒受风，入于肺胃，咳呛气逆，胁肋作痛，头疼骨楚。脉迟涩，舌白腻满布。插胁伤寒之患，宜疏风通络主治。

淡豆豉三钱、旋覆花二钱（包）、苏子三钱、牛蒡子三钱、代赭石二钱、象贝三钱（去心）、新绛屑一钱五分、广橘络一钱、赤苓二钱、杏仁三钱（去皮尖）、青葱管五寸。

2. 栀豉汤的加减运用

《伤寒论》的栀子豉汤，主虚烦懊憹，我家用以治伤寒热病表证未罢，上焦膈中有热，相当于邪热过卫入气的阶段。章虚谷说："清气热，方可用辛凉；若太凉，反使邪不外达而内闭。"故这时候，我家不主张早用阴柔寒滞的方药，认为豆豉的透达解肌表仍不可少，山栀的轻清泄膈热，在所必需，俾能表里双解。如表证犹重的合柴胡、牛蒡、荆芥（见案 2）；里热较盛的加知母、连翘（见案 1）；发现红疹隐隐不显的佐蝉衣、西河柳、樱桃核。这些药物的应用，与温热派则是大相径庭的（见案 2、案 3）。

案 1　张玉书诊　时邪感袭，身热未解，头疼呕恶。脉形弦滑，舌苔黄腻。宜表里双解法。

淡豆豉三钱、炙淡芩一钱五分、牛蒡子三钱、杏仁三钱（研）、薄荷六分、知母一钱、黑山栀一钱五分、连翘一钱

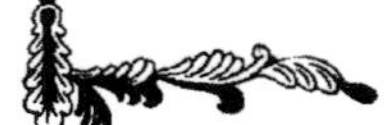

五分。

案2 张玉书诊 春温时邪，身热不解，痧点隐隐未透。脉形浮滑，舌苔垢腻。恐防邪陷，拟疏肌清透治之。

淡豆豉三钱、牛蒡子三钱、黑山栀一钱五分、柴胡五分、象贝二钱（去心）、赤苓二钱、前胡一钱五分、杏仁三钱（研）、荆芥一钱五分、蝉衣一钱、西河柳三钱。

案3 张玉书诊 病经一候，身热未退，气冲烦闷，现发瘢痧。脉弦滑，舌黄腻。温邪内伏，症非浅渺，恐防转变，仍宜疏透一法。

淡豆豉三钱、净蝉衣八分、薄荷六分、黑山栀二钱、赤芍一钱、桔梗一钱、炒牛蒡三钱（研）、甘草四分、连翘二钱、鲜茅根一两（去心）、樱桃核三钱。

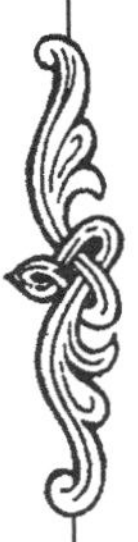

3. 黑膏的加减运用

黑膏亦出《肘后方》，由生地、豆豉、猪脂、雄黄、麝香等药组成，主温毒发瘢。我家选取生地、豆豉二味同捣，结合凉血、散血、息风、清热、祛痰之品，以治邪热已入营分或血分，劫烁真阴，神昏谵语，肝风煽动的疾患，妙在于育阴而不滞邪，透邪而不伤正，正如柳宝诒说的“鲜生地为此证清营泄热必用之药，欲兼疏散之意，重则用豆玻同打，轻则用薄荷叶同打，均可”。这是我家贯彻“透表”原则的一种治法运用。

临床上对这一方剂的掌握，迟早先后间确有其不可移易者。一般无营分或血分证状呈现，决勿浪投，恐生地的阴柔滋腻，壅热滞邪。如营分或血分的症状大显，那么，放手施与，绝不犹豫。因为这时候，在滋阴的基础上，尚可参入豆豉的透达，托邪外出，否则邪热燔灼，化源告竭，透达之机全失，治疗便更加困难了。

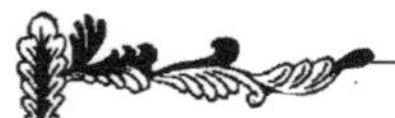

予黑膏的主要指征，为脉洪数或弦数，舌苔黄糙腻，灰糙腻，边尖露红，或焦黄及焦黑燥裂，质绛。服药二三天，糙腻焦燥的舌苔像壳样脱去，转成光绛，热势渐衰，神识渐清，乃正胜邪却，阴液来复的先兆，疗效可操左券。

糙腻或焦燥舌苔脱去的情况，我家常形容为“铲饭滞”。尝闻先父谈起，“铲饭滞”要真功夫，时间未到不能铲，铲得不好会铲破锅底；铲得恰当，则邪湿痰热余蕴得以清撤，化源重获滋生。这里的关键，即主用生地、豆豉而外，还应该兼用竺黄、胆星。我家认为胆星虽经制过，犹微带苦温之性。此时，大部分有形的邪湿已化成无形的燥热，大剂育阴清热，固可屏退炎蒸，然剩下无多的邪湿，必假豆豉的透达，胆星的苦温，才能与痰热尽蠲。没有生地的柔润，竺黄的甘寒，焦燥的舌苔脱不掉；没有豆豉的透达，胆星的苦温，糙腻的舌苔铲不去。心传真谛，非亲历其境，很难言喻。

无汗取豆豉，有汗取豆卷；热盛取生地，津伤取石斛；邪热内炽，劫夺津液，并取生地、石斛。则是黑膏加减法的种种化裁，都经得起实践的考验（见后列各案）。陆九芝论“黑膏不全方”，侈加非难，未免失之偏激。

案1　张文澜诊　春温伏邪，身热逾候，口渴鼻衄，神识昏糊。脉来洪数，舌苔干燥。宜疏肌通里清热。

淡豆豉二钱、鲜生地六钱（同打）、牛蒡子二钱、黄芩一钱、牡丹皮一钱五分、连翘二钱、羚羊角一钱五分、天竺黄一钱五分、黑山栀二钱、天花粉三钱、陈胆星五分、甘草四分、活水芦根一两。

案2　张衡山诊　秋温伏邪，身热少汗不解，神识模糊。脉形弦滑，舌根黄腻，质绛少润。防昏变之虞。

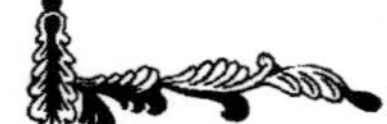

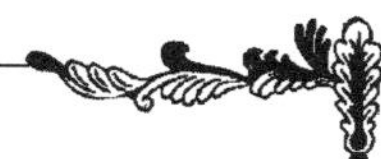

淡豆豉三钱、鲜石斛三钱（同打）、象贝三钱（去心）、霜桑叶三钱、黑山栀一钱五分、前胡二钱、炒牛蒡一钱五分、连翘一钱五分、川郁金八分、谷露一两（冲）。

案3 张衡山诊 冬温伏邪，郁遏肺胃，身热五天，内炽化燥，神昏谵语，入暮尤甚。脉形滑数，舌干糙质绛。症属重险，防其内陷。

淡豆豉三钱、鲜生地三钱（同打）、连翘二钱、南花粉三钱、黑山栀一钱五分、牛蒡子三钱、鲜石斛三钱、天竺黄一钱五分、冬桑叶三钱、炒赤芍一钱五分、川通草一钱、白茅根四钱（去心）。

案4 张星若诊 先发白瘖，继现红疹，气分之热，渐延入营，营分燔灼，神蒙谵语，内风蠕动，手撮捻摸，坐卧不安，大便洞泄转溏，唇燥口干。脉弦数，重按少神；舌根焦黄，尖绛中干。夫温邪首先犯肺，肺主一身之气，不从肺泄，转属阳明，殊为可虞。明交两候，恐有厥脱不测，勉方以存液达邪。

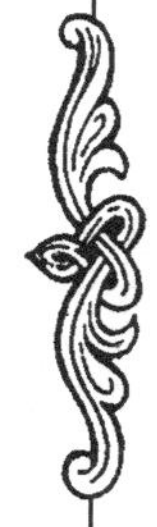

黑豆卷三钱、鲜生地六钱（同打）、老竺黄一钱五分、玄参心一钱五分、陈胆星五分、大腹皮三钱、茯神苓各四钱、朱翘心一钱五分、生晒篇衣一钱五分，水炒化橘红一钱五分，纯钩藤三钱（后入）。

案5 张益君诊 秋温伏邪，壮热神蒙，耳聋鼻衄，谵语口燥，肢痉抽搐。脉弦数颇紧；舌质红，根糙少液。邪势鸱张，虑其逆传厥阴，法当平肝息风，救津泄热。

黑豆卷四钱、鲜铁斛三钱（同打）、鲜菖蒲一钱、天竺黄一钱五分、鲜竹卷心二钱、陈胆星五分、羚羊角片五分（另煎汁冲）、法半夏一钱五分、桑叶一钱五分、大连翘三钱、净蝉衣一钱五分、钩藤三钱（后入）。神犀丹一粒，去

壳研末，分二次冲服。

4. 阳旦汤的加减运用

阳旦汤即桂枝汤。《伤寒论·太阳上篇》“证象阳旦”，成注：“阳旦，桂枝汤别名也。”《外台·卷二·伤寒中风方》引《古今录验》，始以阳旦汤为桂枝汤加黄芩。我家仍其说，参其意，立“温解疏泄”法，取桂枝拌炒黄芩合香豉、苏梗等味，治恶寒发热，脉迟细，舌白腻，新寒引动伏邪而寒邪偏重的病症；或合附子、细辛、二头尖等温经散寒、去瘀导浊之剂，治遗泄或房事后感寒引起的恶寒发热，四肢不温，少腹阵痛，即世俗习称的“夹阴伤寒”。

“夹阴伤寒”的名词，滥觞于陶华的《伤寒全生集》。他说：“若脉沉，足冷，面赤，身热或躁，此盖夹阴伤寒也，急用麻黄附子细辛汤温里散寒。夫夹阴之证，医者不识，误死者多矣，若非真得仲景心妙，焉能识此症也。”并断言为“欲事劳伤，肾经虚损，复感寒邪”所致。后人遵守其说，泛指遗泄或房事后的外感证，学者颇多訾议。徐灵胎说：“今之医者曰，有人入房之后，其复感冒风寒而发热者，谓之阴症，不问见证若何，总用参、术、附、桂、姜、萸等温热峻补之药，此可称绝倒者也。”蒋宝素说：“毋为夹阴所惑，误服桂、附则死。”原注：“兰亭曰，夹阴二字，流俗相传，本无足据；若因房室致病，男子为夹阴，将女子为夹阳乎！”陆九芝更专著“夹阴伤寒说”，力斥其非。他说：“夹阴之说，天下同之，而我苏为甚，试问阴而曰夹通乎！……惟有发热，不是阴证，惟有阴证，必不发热，则世间夹阴伤寒一说，直可削而去之。”其实遗泄或房事后感冒风寒的病例，发热恶寒，不一定和四肢不温，少腹阵痛等体征并见，但有此证候者，多属少阴正气素虚之质，显系太阳与少阴两

感同病，临床辨证，应着眼于发热和脉沉两点。《伤寒论》："少阴病，始得之，反发热，脉沉者，麻黄附子细辛汤主之。"钱潢注："察其发热，则寒邪在表；诊其脉沉，则阴寒在里。表者，足太阳膀胱也；里者，足少阴肾也。肾与膀胱一表一里，而为一合，表里兼治，故以麻黄发太阳之汗，以解其在表之寒邪；以附子温少阴之里，以补其命门之真阳；又以细辛之气温味辛，专走少阴者，以助其辛温发散。三者合用，温散兼施，虽发微汗，无损于阳气矣，故为温经散寒之神剂云。"他对夹阴伤寒的名词，也解释得很明确："不思所谓夹者，夹杂之意，若于三阳证中，偶然见一阴证，方可谓之夹阴；若手足厥冷，而至戴阳，脉沉足冷，而至面青，小腹绞痛，则纯是阴寒极盛之证，其可谓之夹乎！"

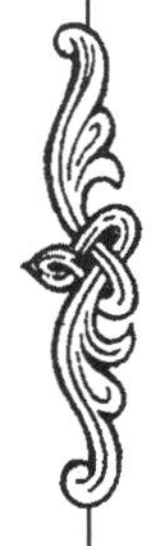

十分清楚，谓"夹阴"者，不过区别于纯阴罢了。世俗习称的"夹阴伤寒"，实即《伤寒论》所说的"太阳与少阴两感同病"。譬诸伤寒是雅士之辞，天行时疫是田舍间号，正相仿佛。我家主张论病理应宗雅士之辞，临病人宜从田舍间号。

值得注意的问题是，腹中痛，为什么舍芍药而用黄芩，这与仲景"腹中痛者去黄芩加芍药"的定律，适得其反，然效验却是事实。按《千金》别有"阴旦汤"，即桂枝汤，生姜易干姜而加黄芩，云"治伤寒肢节疼痛，内寒外热虚烦"，张路玉《衍义》说："阴旦者，阴凝开霁之象。病人中气本虚，而伤犯客邪，表虽疼热而内则虚寒，故于桂枝汤中加干姜、黄芩，分治本虚标热，则大气布而胸次廓然，如离照当空，自然阴霾无着矣。"盖因此病的主证为发热恶寒，四肢不温，少腹疼痛，脉形沉迟，且病发于遗泄或房事以后，反映了患者少阴正气本虚，下焦定有瘀浊，治疗上急应温里散

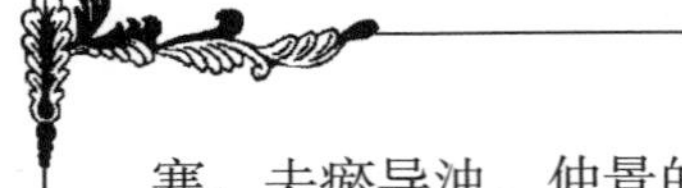

寒，去瘀导浊。仲景的麻黄附子细辛汤，虽是佳制，惟治重在温，不重在散，所以我家取桂枝去麻黄，腹痛剧烈的还需撮麝香一分纳脐中，活杀白鹁鸽一只，胸腹对剖，罨复脐上，亦无非加强温通理气的功能。因其“本虚标热”，故酌入黄芩，但必须经桂枝拌炒，削弱它的苦寒性味，不采芍药，主要是虑其酸收敛邪，临证经权，即在于此。

案1　张衡山诊　着寒引动伏邪，形寒身热，病经四天，腰楚骨痛。脉形迟细，舌苔白腻。拟温解疏泄。

川桂枝三分、淡黄芩一钱同炒、炒香豉三钱、白蔻仁四分、炒建曲三钱、川断肉一钱五分（酒炒）、带叶苏梗一钱五分、姜半夏一钱五分、左秦艽一钱五分、炒枳壳一钱五分、姜炒竹茹一钱五分。

案2　张衡山诊　遗泄后，寒入少阴，夹滞不化，少腹阵痛，神萎纳减。脉来迟细，舌苔白腻。防增变。

川桂枝三分、淡黄芩一钱同炒、台乌药一钱五分、炙延胡一钱五分、白蔻衣四分、泽泻一钱五分、小青皮一钱、沉香片八分、姜半夏一钱五分、广郁金一钱、炒枳壳一钱五分、佛手一钱、二头尖一钱五分（包）、附子理中丸一钱（包）。

5. 玉雪救苦丹的运用

玉雪救苦丹，相传系我家高祖玉书公所手订，曾被吴中谢蕙庭收入《良方集腋合璧》，主伤寒时行瘟疫，寒热头痛，胸闷髀酸，身热神昏，谵语气逆，痰涎涌塞，一切咽喉急证，小儿痧痘，时疹，急慢惊风；兼治痈疽发背，脑疽疔毒，无名肿毒等证。全方共四十八味药物组成，看似芜杂，实极谨严。它以麻黄、桂枝、荆芥、防风、豆豉、豆卷、柴胡、前胡、牛蒡子、桔梗、象贝、秦艽等的发汗解肌，疏风

泄肺为君；以厚朴、茅术、白术、藿香、木香、陈皮、青皮、半夏曲、甘草、鹅管石、白螺壳等的燥湿散寒，化痰理气和苏合香油、安息香、麝香、冰片等的开窍镇痉，辟邪祛秽为臣；以犀黄、廉珠、寒水石、石膏、血珀、川连、连翘、赤芍、生军、天花粉、辰砂等的泻火清热，解毒定惊为佐；以枳实、枳壳、建曲、神曲、大腹皮、大麦仁、赤茯苓、茯苓皮、木通、车前子等的和中利水，导滞消积为使。每粒潮重一钱五分，晒干重一钱。

通过上述药味的配伍，此丸无苏合香丸的偏于温，无至宝丹的偏于镇，无牛黄丸、紫雪丹的偏于凉，独擅"开泄疏托"的胜场。凡伤寒时邪，湿遏热伏，不能透达，因而壮热无汗，胸宇烦闷，神昏谵语，脉紧数，舌厚腻的证候，予苏合香丸则嫌其温，恐抱薪救火，助长热势猖狂；予至宝丹则嫌其镇，恐落阱陷石，迫使邪湿郁遏；予牛黄丸、紫雪丹则嫌其凉，恐引寇入室，导致厥闭深沉。这时候，非玉雪救苦丹不为功，轻者半粒至一粒，重者二粒，真有"体若燔炭，汗出而散"的灵效。

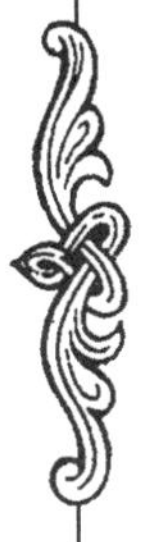

程门雪世丈对此丸亦尝有精辟的评价，他说："玉雪救苦丹，治伤寒瘟疫，内外俱实，表里并闭不通，头身俱痛，寒热壮盛，无汗烦躁无宁时，胸腹痞满，气塞，二便不行，神昏谵妄如狂，渴不多饮，脉紧数，浮沉皆有力，苔厚腻，或黄白垢浊相杂者。服后得畅汗出，二便通，身热减，神清腹舒，则轻松矣。此丹治壮实人，表不开，里已结，湿不化，邪已陷者，颇有奇功，取汗尤捷，用之当者，得一身畅汗，病去七八矣。"又谓："牛黄、至宝、神犀大旨相近，独玉雪救苦丹乃大异，既不用羚羊、犀角，且其间清温解热药味亦少，分两既皆平均，则余药量多，温燥力大，清寒功浅

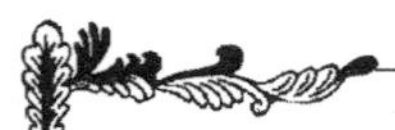

矣。其意似重辛芳开泄，辟浊通结，与宋人所定辟秽瘴、解疫毒方颇相近，与后世诸丹丸类偏清温解热者，诚大异也。又似三消饮、防风通圣散等方意，寓解表通里，和中化浊，清热开闭于一方之中，而稍重辛开为主，药味虽杂，分之亦有理解。此方用之得当，确有捷效，不可以其芜而忽之也。”

根据我家的经验，玉雪救苦丹的适应证，必须是壮热无汗或汗出极少，脉紧数、弦数，舌苔白腻满布，或黄白垢浊相杂，体质比较坚实，湿痰素盛的初期患者，最属对症。它的“开泄疏托”的疗效机理，重点在发表以宣通闭塞的肌腠，通里以疏泄郁遏的湿浊；肌腠能宣通，湿浊得疏泄，自然汗出邪达，热退神清。如湿遏热伏，濒于逆传化火的，有时也和至宝丹或清热、息风、育阴的药物同用（见案1）。倘壮热有汗，舌苔黄燥质绛，邪热已经化燥，或年老体弱，阴虚火旺之躯，决不是玉雪救苦丹所能合辙的。

总之，运用玉雪救苦丹的前提，首应抓住热势、脉象、舌苔、体质等四个基本条件，但它的主要关键在于一个“汗”字，合与不合，取决于有汗与无汗；效与不效，也取决于有汗与无汗（见案2）。至于剂量的权衡，则体壮邪盛的每服一粒，可分二～四次送吞；体弱邪轻的每服半粒，可分两～三次送吞，或先服半粒，不验再服半粒，防药过病所。忆昔椿庭侍诊，从未闻见进三丸的病例，其奏功的迅速不问自知。若二粒而病势仍未转机，或服丸后湿从热化，这就当考虑改易治疗方针了。

案1　张玉书诊　风温夹湿滞交阻，壮热，神昏谵语，手舞足蹈，二便不利，六脉沉数，舌不出关，内闭不达之象，症属棘手。后交春分大节，防痉厥不测。

羚羊角一钱五分、天竺黄一钱五分、杏仁三钱、黑豆卷

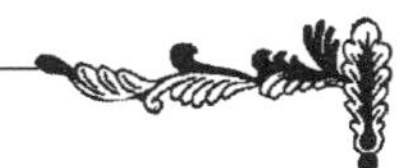

三钱、川郁金一钱五分、通草一钱、黑山栀二钱、冬桑叶一钱五分、枳实一钱五分、生熟军各二钱、连翘心二钱。先服玉雪救苦丹一粒，再进至宝丹一粒，俱用鲜石菖蒲一钱、蝉衣一钱、老姜三片，煎汤送服。

复诊　壮热得汗而减，二便俱利，神志转清，舌根腻微白。

案2　张衡山诊　幼年温邪夹食，互阻脾胃，身热四天，无汗不解，胸闷烦躁，神昏谵语，肝风振动，寤寐不安。脉弦数，舌白腻。姑拟开泄疏托，佐以息风化滞。

淡豆豉三钱、牛蒡子三钱、炒建曲三钱、朱茯神四钱、冬桑叶一钱五分、橘络红各一钱、前胡二钱、象贝三钱（去心）、净蝉衣一钱、五谷虫一钱五分（漂炙）、大腹皮三钱（洗）、天竺黄一钱五分、钩藤二钱（后入）。玉雪救苦丹一粒，化服。

复诊　得汗，热减神清，肝风渐息。

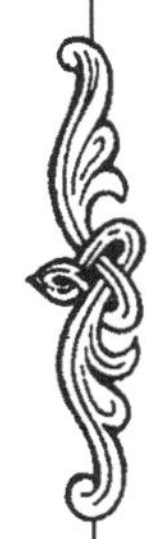

四、新感引动伏气医案

这里选择我家曾叔祖骧云公完整的二例医案，一例是春温，一例是湿温，都属新感引动伏气的疾患。观察这二例医案，不难想象，由于症情传变的错综波折，因此，治疗也不得不机动灵活，哪一阶段取阳旦，哪一阶段取玉雪，哪一阶段取黑膏，丝丝入扣，煞费经营，识者自能领会。春温一例二十一诊而愈，湿温一例十六诊而愈，充分体现了辨证论治的精神，及我家治法运用的大要。备录于此，以资交流。

1. 春温医案

初诊　遗泄后感受寒邪，自毛窍而入，引动少阴伏气，发为春温。身热微微，过经不解，神志时清时昏，多笑，目

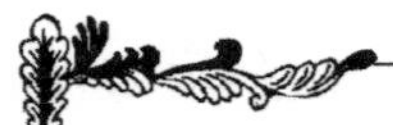

赤，烦躁，渴不多饮，得温而安，腹中乍疼，寤寐不宁。红疹渐现，尚未透足。二便均行。脉象左寸紧，关尺弦细，右寸关滑数，尺细；舌色边白，中央淡黄腻。势属非轻，防其内闭外脱之虞，拟温解清托。

川桂枝四分泡汤炒淡黄芩一钱、苏梗二钱、姜山栀二钱、淡豆豉四钱、前胡二钱、桑叶二钱、牛蒡子三钱、川贝二钱、全瓜蒌四钱（炒）、北细辛三分、广橘络二钱、朱灯心二十寸、姜竹茹二钱、佛手一钱、附子理中丸八分（包）。

复诊　遗泄后受寒，引动伏邪，发为春温，病经九日，热不外扬，四肢乍冷，神志时清时浑，谵语多笑，渴不欲饮，目赤唇干，红疹隐约未透。脉象细数，舌色淡黄根腻。防其风动痉厥不测。

川桂枝三分、淡黄芩一钱五分同炒、粉葛根一钱、橘络二钱、净柴胡六分、净蝉衣一钱五分、淡豆豉三钱、老苏梗二钱、朱连翘一钱五分、牛蒡子三钱、姜山栀二钱、姜竹茹二钱、附子理中丸一钱（包）。

三诊　春温夹湿，病经旬日，身热略扬，四肢渐温，寤寐少安，神志虽清，多言多笑，口渴不喜饮，红疹肌布，四肢未足，骨楚唇燥，溲少便秘。此由邪伏三焦，势属非轻，明当大节，慎防变迁，饮食起居，诸宜谨慎。拟清解疏里之法。

淡豆豉三钱、细生地五钱（同打）、朱连翘一钱五分、栝楼子三钱（炒）、姜山栀二钱、橘络二钱、前胡二钱、炒陈皮一钱、桑叶一钱五分、熟牛蒡三钱、竹茹二钱（姜汁炒）、佛手一钱。

四诊　诊脉左寸关弦滑，右寸关滑数少神，两尺皆细；苔色淡黄尖绛。春温逾旬，湿蕴化热，谵语虽减，神烦多

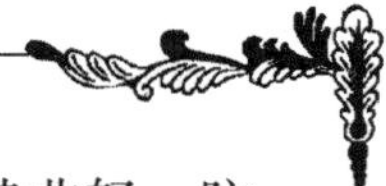

笑，寤寐渐安，红疹未化，现发白痦，口腻。症势非轻，防其痉厥，宜清解治之。

大豆黄卷三钱、仙露半夏一钱五分、象贝三钱（去心）、青黛三分拌润玄参三钱、新会皮一钱五分（盐水炒）、陈蒿子一钱五分、广郁金一钱、纯钩藤三钱（后入）、鲜竹茹二钱。

【注】青黛拌玄参，有滋肾清肝之效。

五诊　温邪十二天，表热虽有解意，里邪达而未楚，红疹已现而显，肺气稍利，见有晶痦，神志时清，疲倦少力，口黏。脉象弦数带促数，舌淡黄浊腻尖绛。欲图滋腻，深虑邪湿胶固；再谋攻托，恐致营阴耗竭。勿敢偏执，聊以清化。

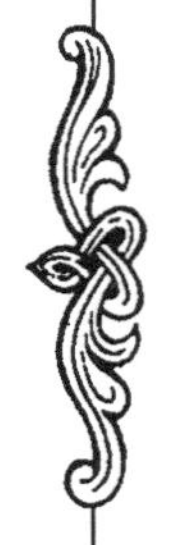

黑豆卷三钱（炒）、姜山栀一钱五分、青蒿梗一钱五分、铁皮石斛三钱、姜半夏一钱五分、带心连翘一钱五分（朱砂拌）、炒黄川贝二钱、新会皮一钱五分（盐水炒泡）、广郁金一钱、牛蒡子三钱（勿打）、二青竹茹二钱（姜水炒）、佛手柑一钱。

六诊　温邪十三天，表热虽淡，里气未和，腹鸣，大便未畅，疹痦略化，肌痒。脉象滑数，舌浊腻。邪未清撤。明当两候，防其战汗致变。予清化痰湿。

陈蒿梗一钱五分、姜半夏一钱五分、通草一钱、生枳壳六分、新会皮一钱五分（盐水炒）、赤苓三钱、炒黄川贝二钱、朱连翘一钱五分、采云曲二钱、橘络二钱、竹茹二钱（姜汁炒）、佛手柑八分、藿香正气丸一钱五分（包）。

七诊　表热虽解，里气未和，腑气仍然未通，口黏，神疲乏力，疹痦略化。脉滑而促数，苔糙。温邪两候，湿热弥漫，防有转变，宜清里膈。

黑豆卷三钱、姜山栀二钱、朱茯神三钱、全瓜蒌四钱（炒）、炒枳实一钱五分、朱连翘二钱、鲜石斛四钱、青蒿梗一钱五分、前胡二钱、焦薏仁三钱、竹茹二钱（姜汁炒）。

八诊　温邪半月，热势已退，余湿未楚，大便行而未畅，神疲乏力，胃纳少思，疹化，痦点半收。脉软滑数；舌腻稍化，苔微白。慎防反复，宜清里治之。

陈蒿梗一钱五分、仙露半夏一钱五分、川郁金一钱、片通草一钱、赤茯神三钱、川贝二钱、姜山栀一钱五分、泽泻一钱五分、炒陈皮一钱五分、香谷芽四钱、佛手柑一钱、扁金斛三钱。

九诊　里邪解而未楚。昨晚便行时，误披冷衣，复受寒邪，以致身热又盛，口腻溲少，疹化，晶痦半收，汗出首面。脉软滑数，舌腻满布色白。病逾半月，余邪未楚，复受新感，症势重笃，防其内传，先予温泄治之。

清炙桂枝三分、炒枳壳一钱五分、青蒿一钱五分、炙柴胡六分、姜山栀一钱五分、橘络二钱、炒香豆豉三钱、全瓜蒌四钱（炒）、姜半夏一钱五分、炒陈皮一钱五分、姜竹茹二钱、凉膈散一钱（包）。

十诊　昨投温通之剂，服后肌热略淡未退，大便虽行不畅，神倦乏力，胃不思纳，口淡，渴不饮浆，小溲短少，红疹虽化，晶痦半收。脉软而数；舌白稍退，根腻尖绛。新邪虽有解意，三焦依旧不利。病延半月余，势属非轻，慎防再发痦疹，变迁不测，勉拟表里兼施之法。

黑豆卷三钱、姜山栀二钱、苏梗一钱五分、川桂枝三分拌炒青蒿梗一钱五分、全瓜蒌四钱（炒）、佛手柑八分、川连三分拌佩兰叶一钱、橘络二钱、姜竹茹二钱、炒牛蒡三钱、带心连翘一钱五分（朱砂拌）。先服碧雪丹五分，白开

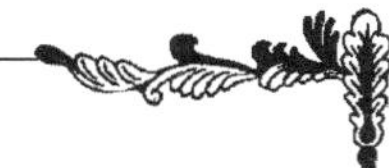

水调送。

【注】桂枝炒青蒿，川连拌佩兰，表里兼施，亦属我家创法。春末夏初季节，每取桂枝拌炒青蒿治外感风邪，内蕴湿热的病例，服后得微衄，则可冀迅获邪衰热退之效。碧雪出《局方》，芒硝、青黛、石膏、寒水石、朴硝、硝石、甘草、马牙硝各等分。

十一诊　昨投两顾之法，大便依然未更，汗泄不调，唇干齿燥。脉细虚数，舌糙少液。症势甚险，防其昏脱。

黑豆卷三钱、京赤芍一钱五分、知母二钱、铁皮石斛四钱、朱连翘二钱、牛蒡子三钱（炒）、纯钩藤五钱（后入）、黑山栀二钱、丹皮一钱五分、南花粉一钱五分、鲜竹茹二钱、川郁金一钱。

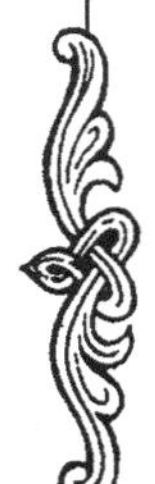

十二诊　连战两晚，战后有汗，大便虽行，色如败酱，神疲乏力，胃纳略思，两目仍赤，晶痦大如绿豆。脉数，两尺皆滑软。病经两旬，体虚邪不肯清，尚虑虚脱不测，勉予清化。

鲜石斛四钱、生山栀一钱、知母一钱五分（盐水炒）、纯钩藤四钱（后入）、川郁金一钱、牛蒡子一钱五分（炒）、朱连翘二钱、南花粉一钱五分、炒黄川贝二钱、朱灯心二十寸、姜竹茹二钱、活水芦根五钱。

十三诊　脉静身凉，虞防再复。

焦白术一钱五分、仙露半夏一钱五分、炒枳壳一钱五分、川石斛四钱、炒陈皮一钱五分、陈蒿子一钱五分、赤茯神三钱、炒黄川贝二钱、佛手柑一钱、广郁金一钱、泽泻一钱五分（盐水炒）、焦谷芽三钱。

【注】以后八诊略，共二十一诊全愈。

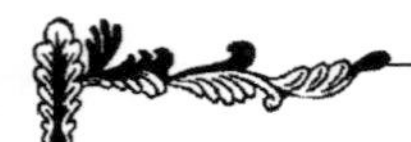

2. 湿温

初诊　温邪夹湿，内传肺胃，身热不扬，神萎。脉浮数，舌薄。宜疏解治之。

嫩前胡二钱、桔梗四分、桑叶一钱五分、荆芥穗二钱、新会皮一钱五分（盐水炒）、象贝三钱（去心）、青防风一钱、赤苓三钱、杏仁三钱（研）、二青竹茹二钱（姜汁炒）、保和丸四钱（包）。

复诊　温邪夹湿，身热四天，头胀口疮，神萎胃呆。脉浮数，舌薄。症势非轻，防其发痧。

淡豆豉三钱、牛蒡子三钱（炒）、橘络二钱、前胡二钱、苏梗一钱五分、炒僵蚕一钱、冬桑叶一钱五分、象贝三钱（去心）、炒建曲三钱、全瓜蒌四钱（炒）、姜竹茹二钱、佛手一钱。

三诊　温邪夹湿，病经一候，身热有汗不解，现发痦痧，面部不多，神萎口黏。脉弦滑数，寸浮；舌腻淡黄。此系肺胃受病，非容浅视，防其逆传，宜疏托治之。

淡豆豉三钱、紫背浮萍六分（酒炒）、西河柳一钱五分（切）、姜山栀二钱、前胡二钱、川象贝各一钱五分、桑叶一钱五分、桔梗四分、老苏梗一钱五分、炒陈皮一钱五分、陈蒿梗一钱五分、姜汁炒竹茹二钱。

四诊　温邪夹湿，内传肺胃，过经不解，胸闷气促，咳呛不畅，红痧夹痧，面部分布稠密不显，寤寐欠安。脉浮滑数，舌腻。邪势仍重，防其逆传，拟疏托治之。

淡豆豉三钱，牛蒡子三钱，连叶苏梗一钱五分，嫩前胡二钱，炒僵蚕一钱，冬桑叶一钱五分，广郁金一钱，桔梗四分，净蝉衣一钱，杜橘络一钱五分，采云曲三钱，朱连翘一钱五分，姜竹茹二钱。

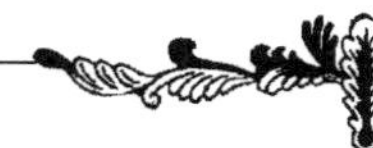

五诊 温邪夹湿，身热九天未解，胸闷骨楚，红疹虽多，痦屑未透，肺气不利，面红鼻白，痰多白腻，泛恶，胃不思纳。脉左弦数，寸紧，右滑，关数，尺细；舌腻淡黄。此由邪湿交阻，遏而不达，症势甚重，最怕逆传化火，动风痉厥之变，拟清托疏解治之。

黑豆卷三钱、黑山栀二钱、熟牛蒡三钱（勿研）、桔梗四分、前胡二钱、杜橘络一钱五分、朱连翘二钱、苏梗一钱五分、净蝉衣一钱、炒僵蚕一钱、纯钩藤四钱（后入）、蜜炙桑皮一钱、荆芥一钱五分、炒陈皮一钱、姜竹茹二钱。玉雪救苦丹一粒，白开水化，分四次服。

六诊 昨投玉雪救苦丹引清托疏解之剂，服后汗出已畅，肺气稍利，面浮，鼻白转红，惟痧屑尚未透显，疹点虽有化意，痰唾稠黏，鼻煤唇裂。苔边薄中黄不燥；脉情滑数，右寸数促。此由温邪蕴湿弥漫，内伏三焦，达而未彻，症势非轻，最防逆传化火昏陷之虞，宜前方参清化之品。

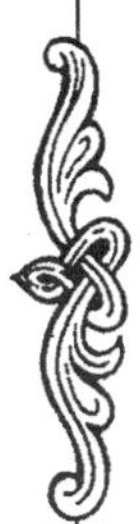

淡豆豉三钱、细生地四钱（同打）、朱连翘一钱五分、梗通草一钱、姜山栀二钱、前胡二钱、纯钩藤四钱（后下）、川象贝各二钱、京赤芍一钱五分、冬桑叶三钱、炒牛蒡三钱、淡竹叶三钱、姜竹茹二钱。用西河柳二钱、紫背浮萍一钱五分（酒炒）、紫苏二钱，三味煎汤代水。药前仍服玉雪救苦丹半粒。

七诊 湿温旬余，身热未解，红疹略化，肺气稍利，痧点尚未透足，见有晶痦，渴饮唇裂，便秘溲赤，肌痒痰粘，鼻煤稍减，汗后肢节酸楚。脉象弦滑而数，舌根腻质绛。症势虽减，仍防变迁，宜清化治之。

黑豆卷三钱、细生地五钱（同打）、陈胆星四分、炒牛蒡子三钱、南花粉一钱五分、橘络二钱、朱连翘一钱、前胡

二钱、陈蒿梗一钱五分、黑山栀一钱、蜜炙桑皮二钱、湖丹皮一钱、仙露半夏八分、苏梗一钱五分、纯钩藤五钱（后入）、二青竹茹二钱（姜汁炒）。

八诊　湿温12天，热势略淡，肺气不清，气促目红，痧点夹杂，疹瘖肌布而痒，鼻煤唇燥，肢节酸楚，腑气不通。脉滑软数，舌黄糙。表邪虽有解意，湿热仍伏三焦，殊虑劫津变迁，姑予清化治之。

黑豆卷三钱、鲜生地六钱（同打）、鲜石斛三钱、嫩前胡三钱、杜苏子三钱（蜜炙）、黑山栀一钱五分、旋覆花一钱五分（包）、广郁金一钱、朱连翘一钱五分、陈蒿梗一钱五分、川贝二钱、牛蒡子三钱（炒）、炒竹茹三钱、纯钩藤五钱（后入）、朱灯心二十寸。

九诊　湿温13天，热势虽减，疹瘖肌项密布，鼻煤渐减，口臭，大便不行。脉数少神，寸滑。此系炉烟虽熄，灰火未消之候。邪湿弥漫，慎防反复，宜清化主治。

黑豆卷三钱、鲜生地五钱（同打）、嫩前胡二钱、肥知母一钱五分、旋覆花一钱五分（包）、青蒿珠一钱、鲜石斛三钱、杜苏子三钱（蜜炙）、黑山栀二钱、天竺黄一钱、玄参心一钱五分、带心连翘一钱五分（朱砂拌），竹茹二钱（姜汁炒）、鲜芦根四钱。

十诊　病经两候，热未尽解，红疹虽化，瘖多肌痒，胃纳不思，气机稍利，渴不多饮，腑气不通。脉形滑软，数象已减。仲圣有言，春温过时为热病。热者宜清。

鲜生地四钱、南花粉一钱五分、广郁金一钱、朱茯神三钱、湖丹皮一钱五分、陈蒿梗一钱五分、润玄参二钱、桑白皮二钱（蜜炙）、鲜竹茹二钱、连翘心一钱、黑山栀一钱五分、鲜芦根六钱、鲜铁皮石斛三钱。

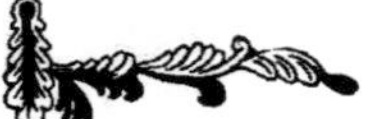

十一诊　病经半月，热淡未退，肺气已利，浊痦半化，晶痦点大，肌痒痰黏，寤寐虽安，神疲乏力，大便行而不畅。脉滑软，数减未尽。症势虽衰，慎防反复，宜清化疏痦之法。

铁皮石斛四钱、炒陈皮一钱五分、知母一钱五分、陈蒿子一钱五分、广郁金一钱、朱灯心二十寸、朱茯神三钱、川贝二钱、仙露半夏八分、黑山栀二钱、润玄参一钱五分、益元散三钱（包）。

十二诊　病逾半月，热退，余湿未楚，浊痦化而晶痦未收，气机稍利，大便虽行，腑气未和。脉滑软少神，右关数减未尽。此系炉烟虽熄，灰火未消之候，饮食起居，诸宜谨慎，勿致反复为要。仍宜清里疏痦之法。

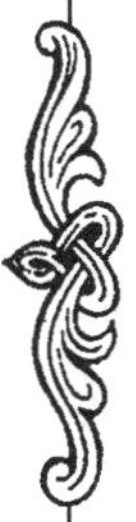

鲜生地四钱、京赤芍一钱五分、黑山栀二钱、青黛三分拌玄参心一钱五分、法半夏一钱五分、赤苓三钱、铁皮石斛三钱、川象贝各一钱五分、梗通草一钱、大知母一钱五分（盐水炒）、瓜蒌子一钱、青蒿梗一钱五分、薏仁三钱、橘红一钱（盐水泡）、益元散四钱（包）。

【注】以后四诊略，共十六诊痊愈。

五、伤寒热病的证治探讨

伤寒本寒而标热，邪自肌肤侵袭，它的传变从六经。温病本热而标寒，邪自口鼻吸入，它的传变从卫气营血及三焦。寒温的病源和感受途径，虽不相侔，但是寒邪外客，始于太阳，太阳主一身之肌表，温邪上受，首先犯肺，肺主气属卫，卫亦是表，所以外邪的感受，何论属寒属温，自肌肤，自口鼻，它由表入里的规律，是一致的。新感如此，伏气在感受的最初，也是如此，不过当时不即病，等到蕴发的

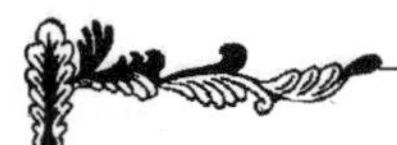

时候，其病程传变便成为由里出表了。

根据“由表而入者，亦必由表而出之”的原理，我家主张，邪未离表，只求表解。故伤寒邪在三阳，有辛温发散者，温病邪在卫分，有辛平疏解者，诚如戴北山说：“邪热必有着落，方着落在肌表时，非汗则邪无出路。”邪已入里，还应尽可能抓住透达的机缘，导邪外出。故伤寒邪入三阴，有温经发表者，诚如喻昌注伤寒麻附细辛证说：“三阴之表法与三阳迥异，三阴必以温经之药为表，而少阴尤为紧关，故麻黄与附子合用，俾外邪出而真阳不出，才是少阴表法之正也。”又如章虚谷说：“阴经在里，故以身热为反，风为阳，寒为阴，阳胜于阴，则发热而浮于表；邪在阴经，故脉沉而不头痛也。以附子温藏，佐细辛、麻黄，从少阴导邪而出太阳，开腠以泄之也。”温病邪入气营血分或伏邪内发，有清透达邪者，诚如柳宝诒说：“凡阳气内动，寒邪化热而发之证，外虽微有形寒，而里热炽甚，不恶风寒，骨节烦疼，渴热少汗，用药宜助阴气以托邪外出。”

由此可见，伤寒热病的治疗，离不开“表”与“透”的两大法门。

历来伤寒学派，持本寒而标热的论点，注重麻、桂、柴、葛的辛温，温热学派，持本热而标寒的论点，注重桑菊、银翘的辛凉，病源不同，治当有异，固未可厚非；然伤寒化热，温病化寒，寒热之间的传变转化，往往交互错综，难以绝对划分界线，必须见微知著，通权达变，决不可胶柱鼓瑟。

惟我家体会，江南地卑湿重，气候暖燠，夹温夹湿的疾患居多，且人腠理疏松，表不出汗的极少，设或壮热无汗，柴、葛就足胜任，毋需乎麻、桂的辛温。若是恶寒微，继而

发热不恶寒，咳呛，脉浮数的病例，表证未罢，总当从表解散，桑菊、银翘犹嫌其凉遏，我家常以麻黄水浸制的豆豉为主药，再参照病情的偏寒偏热，酌入或温或凉之品，每获表解的捷效。

实践证明，豆豉经麻黄水浸制，微苦微温，苦而不寒，温而不燥，既擅解表，又擅透达。即使邪已过卫入气，或热邪已传营血，仍宜结合清气，凉血，育阴的方药同时应用，争取里邪透达外泄。古代的葱豉、栀豉、黑膏三方，正是伤寒热病病程传变的各个阶段有效地贯彻“表”与“透”的治法典范，我家仅继承绍述，运用得较广泛罢了。

至于玉雪救苦丹的开泄疏托，则为伤寒热病表不开，里已结，湿不化，邪已陷的证候，提供了一得的治疗方法，或堪补牛黄、至宝、紫雪诸丸之不逮。

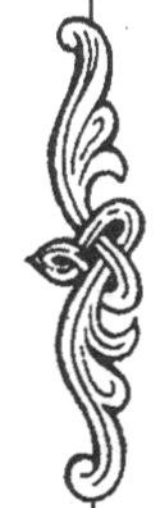

蒋宝素说：“然人之强弱不同，攻补有异，大法有三：攻邪为上策，扶正祛邪为中策，养阴固守为下策。盖邪伏于中，犹祸起萧墙之内，邪正交争，势不两立，正气无亏，直攻其邪，邪退而正自复也；若正气有亏，不任攻邪，权宜辅正，且战且守，胜负未可知也；若正气大亏，不能敌邪，惟有养阴一法，悉力固守，冀其邪氛自解，不已危乎！是以正气不虚，伏邪虽重，治得其宜，可奏全捷，惟正虚可畏；不知者反以攻邪为太峻，乐用平稳之方，致使邪氛日进，正气日亏，正不胜邪，则轻者重，重者危，卒至不起，乃引为天数，岂不谬哉！”可谓源头悟彻，要言不烦。答录援引，借作我家对于伤寒热病论治的经验总结。

暑温与湿温的证治探讨

暑温与湿温均属温病范畴，又都是夏令季节的常见病。

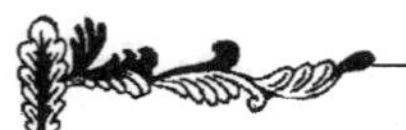

《温病条辨·上焦篇》："温病者，有风温，有温热，有温疫，有温毒，有暑温，有湿温，有秋燥，有冬温，有温疟。"自注："暑温者，正夏之时，暑病之偏于热者也。湿温者，长夏初秋，湿中生热，即暑病之偏于湿者也。"（1条）

从中医外感六淫的病因学说及临床实践体会，吴鞠通的见解是正确的。盖暑乃夏月主气，一般认为暑温的发病多在小暑与大暑之间。[《月令七十二候集解》："六月中，解见小暑"，《通纬·孝经援神契》："小暑后，十五日斗指未为大暑，六月中（夏历）。小大者，就热极之中，分为大小，初后为小，望后为大也。"] 而湿温的发病，亦多在长夏初秋（《素问·脏气法时论》："脾主长夏"。张志聪注："长夏，六月也"）。云小暑与大暑，长夏初秋，实即夏历六月至七月期间，已入伏天，正值一年最热气候。"天之热，地之湿，日之暑，三气交动，其合也，天之热气下，地之湿气上。"（喻嘉言）人处溽暑蒸腾之中（《礼记》"土润溽暑"，溽，湿也），三气杂受，伤于炎暑，则罹暑温，而常夹湿；感于溽暑，则患湿温，而易化热。诚如吴鞠通说："不得言温而遗暑，言暑而遗湿。"但二者的证候及治法迥不相侔。

《温病条辨·上焦篇》："暑兼湿热，偏于暑之热者，为暑温，多手太阴证而宜清，偏于暑之湿者为湿温，多足太阴证而宜温，湿热平等者，两解之，各宜分晓，不可混也。"（35条）

当然，需要指出，卫气营血的病机传变，是温病转归的普遍规律，暑温与湿温应无例外。因此，临床证治异中有同，同中有异。这方面还值得进一步探讨。庶能更好地提高疗效和温病学说的水平。现据叶薛吴王诸家理论，联系实践，进行辨同析异，阐述自己的体会和认识。

一、暑温的病因及基本证治

暑温的病因是夏伤于暑，古代称伤暑或中暍。

《素问·生气通天论》："因于暑，汗，烦则喘喝，静则多言。"《灵枢·刺志论》："气虚身热，得之伤暑。"《金匮要略·痉湿暍病脉证并治》："太阳中热者，暍是也。汗出恶寒，身热而渴者，白虎加人参汤主之。"吴鞠通著《温病条辨》始创立暑温的病名。

由于"暑乃夏月之炎暑，盛热之气火"（朱丹溪），暑热之邪，传变甚急，且易伤气，往往从手太阴气分迅即转入阳明气分。《温病条辨·上焦篇》对这一点讲得非常透彻，它说："形似伤寒，但右脉洪大而数，左脉反小于右，口渴甚，面赤，汗大出者，名曰暑温，在手太阴，白虎汤主之，脉芤甚者，白虎加人参汤主之。"（22 条）

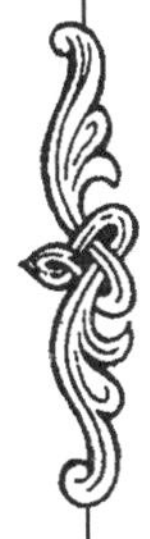

凡病温者，始于上焦，虽暑热亦必先犯手太阴，因其热变最速，发病几天，便自卫袭气，而出现面赤，口渴，汗多，脉洪大等阳明之症。故主以白虎汤，气虚脉芤则加人参。问题是鞠通并未点明手太阴证的治法。但吴氏曾云："伏暑，暑温，湿温证本一源，前后互参，不可偏执。"（42 条）细核《温病条辨·上焦篇》："太阴伏暑，舌白，口渴有汗，或大汗不止者，银翘散去牛蒡子、元参、芥穗，加杏仁、石膏、黄芩主之，脉洪大，渴甚汗多者，仍用白虎法，脉虚大而芤者，仍用人参白虎法。"（40 条）次序井然，于焉领悟，暑温初起，手太阴症尚显著者，同样可宗银翘散加减，白虎的应用还需更进一层，叶香岩《三时伏气外感篇》说："夏暑发于阳明"与"卫之后方言气"的论点自相违悖，斯言之玷，印定眼目，是不足凭信的。

此外，夏月乘凉涉水，阳气被表寒阻遏，形成暑邪夹寒湿的证候，临床亦非罕见，即张景岳所谓的阴暑。《景岳全书·杂证谟》暑证“阴暑者因暑而受寒者也。”

暑温的证治，明清间的医学文献载录綦详，择要援引。

《景岳全书·杂证谟》暑证称：“暑有八证，脉虚，自汗，身先热，背后寒，面垢，烦渴，手足厥冷，体重是也，”《冯氏锦囊》“暑为阳邪，故蒸热，暑邪伤气，故自汗，暑邪干心则烦，干肺则渴，干脾则吐利，上蒸于头则重而痛”。《温病条辨·上焦篇》自注：“伤寒伤于水气之寒，故先恶寒而后发热，寒郁人身卫阳之气而为热也，故仲景《伤寒论》中有已发热或未发之文，若伤暑则先发热，热极而后恶寒，盖火盛必克金，肺性本寒，而复恶寒也。”（22条）《湿热病篇》：“暑月乘凉饮冷，阳气为阴寒所遏，皮肤蒸热，凛凛畏寒，头痛头重，自汗烦渴，或腹痛吐泻者，宜香薷、厚朴、扁豆等味。”（40条）《明医杂著》：“治暑之法，清心利小便最好。”《伤暑全书》：“暑病首用辛凉，继用甘寒，终用酸泄酸敛，不必用下。”

上列论述已概括了暑温的基本症状，病机及治疗原则。

一般地说，暑温临床以高热为特征。初期偏温热者，发热口渴微汗，宜银翘散去牛蒡子、元参、芥穗，加杏仁、石膏、黄芩方。夹寒湿者，发热恶寒无汗，宜新加香薷饮。

《温病条辨·上焦篇》：“银翘散去牛蒡子、元参、芥穗，加杏仁、石膏、黄芩方。”自注：“即于银翘散内去牛蒡子、元参、芥穗，加杏仁六钱、生石膏一两、黄芩五钱，服法如前。”（41条）《温病条辨·上焦篇》：“手太阴暑温，如上条证，但汗不出者，新加香薷饮主之。”（24条）

然而暑温化热必侵阳明气分，则热势壮盛，汗出烦渴，

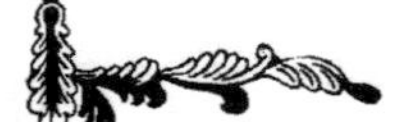

宜白虎汤，脉芤甚加人参。

《温病条辨·上焦篇》叶霖注："夫白虎一方，以石膏为君，本经谓石膏辛甘大寒无毒，阴中之阳，可升可降为阳明经药，兼入手太阴少阳经气分。温病脉浮洪，舌黄口渴，阳明太阴气分之热病也，面赤恶热，大汗出，二经热盛，逼阴以外泄也，故宜石膏寒泄经气之热，浮大脉中而见芤，汗大出而微喘，此热炽气伤，故加人参扶元气。"（7条）

如耗气伤津，口渴自汗，息高肢怠，脉虚无力，宜王氏清暑益气汤。

《湿热病篇》："湿热证，湿热伤气，四肢困倦，精神减少，身热气高，心烦溺黄，口渴自汗，脉虚者，用东垣清暑益气汤主治。"王孟英按："此脉此证，宜清暑益气以为治，但东垣之方，虽有清暑之名，而无清暑之实……余每治此等证，辄用西洋参、石斛、麦冬、黄连、竹叶、荷梗、知母、甘草、粳米、西瓜翠衣等以清暑热而益元气，无不应手取效也。"（38条）《温病条辨·上焦篇》叶霖按："王士雄亦有清暑益气汤，见湿热篇三十八条，方用西洋参、石斛、麦冬、黄连、竹叶、荷梗、知母、甘草、粳米、西瓜翠衣，此方清暑热而益元气最佳。"（23条）

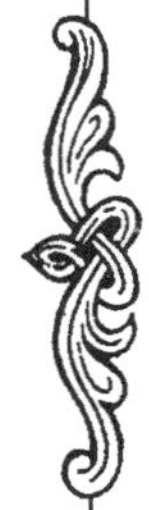

如汗多喘喝欲脱，脉散大，宜生脉散。

《温病条辨·上焦篇》："手太阴暑温……汗多脉散大，喘喝欲脱者，生脉散主之。"自注："汗多而脉散大，其为阳气发泄太甚，内虚不司留恋可知，生脉散酸甘化阴，守阴所以留阳，阳留汗自止也，以人参为君，所以补肺中元气也。"（26条）

暑热不戢，深入营血，热灼心神，风阳煽动，心烦不寐，神昏谵妄，手足抽搐，宜清营汤合安宫牛黄丸，酌加羚

羊角、钩藤等。

《温病条辨·上焦篇》:“脉虚夜寐不安,烦渴舌赤,时有谵语,目常开不闭,或喜闭不开,暑入手厥阴也,手厥阴暑温,清营汤主之,舌白滑者,不可与也。”自注:“夜寐不安,心神虚而阳不得入于阴也,烦渴舌赤,心用恣而心体亏也,时有谵语,神明欲乱也,目常开不闭,目为火户,火性急,常欲开以泄其火,且阳不下交于阴也,或喜闭不开者,阴为亢阳所损,阴损则恶见阳光也。故以清营汤急清营中之热而保离中之虚也。”(30条)《温病条辨·上焦篇》:“手厥阴暑温,身热不恶寒,清神不了了,时时谵语者,安宫牛黄丸主之,紫雪丹亦主之。”自注:“身热不恶寒,已无手太阴证,神气欲昏,而又时时谵语,不比上条时有谵语,谨防内闭,故以芳香开窍,苦寒清热为急。”(31条)《温病条辨·上焦篇》:“大人暑痫,亦同上法,热初入营,肝风内动,手足瘛疭,可于清营汤中加钩藤、丹皮、羚羊角。”(34条)

如热邪走窜,从肌肤外泄,发斑紫黑,宜化斑汤。

《温病条辨·中焦篇》:“阳明斑者,化斑汤主之。”(21条)

如暑湿深入厥阴,心主受遏,脉络凝瘀,神迷默默,宜三甲散。

《湿热病篇》:“湿热证,七八日,口不渴,声不出,与饮食亦不却,默默不语,神识昏迷,进辛香凉泄,芳香逐秽,俱不效,此邪入厥阴,主客浑受(主指人身之营血,客指疫邪),宜仿吴又可三甲散,醉地鳖虫、醋炒鳖甲、土炒穿山甲、生僵蚕、柴胡、桃仁泥等味。”自注:“暑湿先伤阳分,然病久不解,必及于阴,阴阳两困,气钝血滞,而暑湿不得外泄,遂深入厥阴,络脉凝瘀,使一阳(少阳生气)不

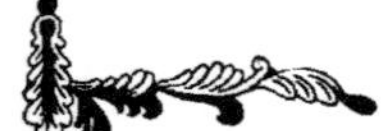

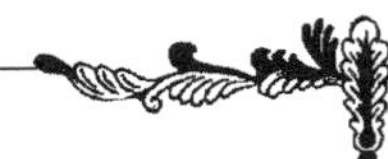

能萌动，生气有降无升，心主阻遏，灵气不通，所以神不清而昏迷默默然也，破滞通瘀，斯络脉通而邪得解矣。”(34条)

如销烁肝肾阴液，筋脉失养，消渴麻痹，宜连梅汤。

《温病条辨·下焦篇》：“暑邪深入少阴，消渴者，连梅汤主之。入厥阴，麻痹者，连梅汤主之。心热烦躁，神迷甚者，先与紫雪丹，再与连梅汤。”自注：“肾主五液而恶燥，暑先入心，助心火独亢于上，肾液不供，故消渴也。再心与肾均为少阴主火，暑为火邪，以火从火，二火相搏，水难为济，不消渴得乎？以黄连泻壮火，使不烁津，以乌梅之酸以生津，合黄连酸苦为阴，以色黑沉降之阿胶救肾水，麦冬生地合乌梅酸甘化阴，庶消渴可止也。肝主筋而受液于肾，热邪伤阴，筋络无所秉受，故麻痹也。再包络与肝均为厥阴，主风木，暑先入心，包络代受，风火相搏，不麻痹得乎？以黄连泻克水之火，以乌梅得木气之先，补肝之正，阿胶增液而熄肝风，冬地补水以柔木，庶麻痹可止也。”(36条)

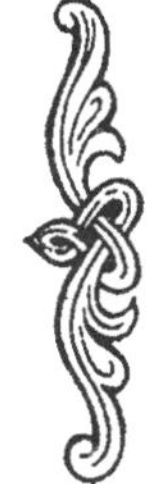

二、湿温病的病因及基本证治

湿温的病名最早见于《难经》。

《难经·五十八难》：“伤寒有五，有伤寒，有中风，有湿温，有热病，有温病，其所苦各不同。”

形成湿温的致病因素为湿热合邪。

《类证活人书》：“其人常伤于湿，因而中暑，湿热相搏，则发湿温。”《湿热病篇》自注：“太阴内伤，湿饮停聚，客邪再至，内外相引，故病湿热。”(1条)

湿热入侵的途径多自口鼻，每由募原直走中道，如夹风寒亦可伤表，但终归于脾胃。

《湿热病篇》自注：“湿热之邪，从表伤者，十之一二，

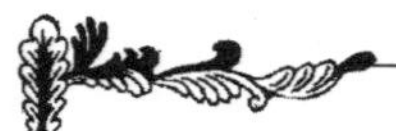

由口鼻入者，十之八九。”（1条）

《温病条辨·中焦篇》叶霖按：“夫热湿之邪，由口鼻吸入，属阳明太阴者多，虽始由雨露皮毛而入者，终亦归于脾胃，盖胃为阳土，脾为阴土，同气相召也。”（54条）《温病条辨·中焦篇》：“湿热受自口鼻，由募原直走中道，不饥不食，机窍不灵，三香汤主之。”（55条）

所谓募原。指的是胸膈部，也就是三焦气分。（王冰说，“膜，谓膈间之膜；原，谓膈肓之原。”）中道，则是概括脾胃而言。

《湿热病篇》自注：“膜原者，外通肌肉，内近胃腑，即三焦之门户，实一身之半表半里也，邪由上受，直趋中道，故病多归膜原。”（1条）

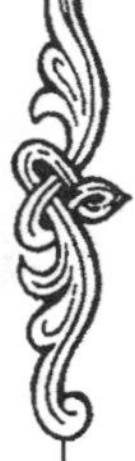

由于湿性黏滞，热性氤氲，热寓湿中，湿困热外，两邪相合，侵扰膜原，弥漫中道，故常淹缠难解，且湿热之病邪，不无偏胜，虚实之体质，总有素禀。如湿重于热，而患者“中气虚”，“阳气衰”，每转属太阴——脾；热重于湿，而患者“中气实”，“阳气旺”，每转属阳明——胃。

《湿热病篇》自注：“湿热证属阳明太阴经者居多，中气实则病在阳明，中气虚则病在太阴，病在二经之表者，多见少阳三焦，病在二经之里者，每兼厥阴风木。”王孟英注：“外邪伤人，必随人身之气而变，如风寒在太阳则恶寒，传阳明即变为热而不恶寒，今以暑湿所合之邪，故人身阳气旺即随火化而归阳明，阳气虚则随湿化而归太阴也。”章虚谷注：“胃为戊土属阳，脾为己土属阴，湿土之气，同类相召，故湿热之邪，始虽外受，终归脾胃也。”（1条）

湿温临床以身热不扬，午后转盛，四肢倦怠，胸脘痞闷，口渴不欲饮，舌白苔腻，脉濡缓为主症。

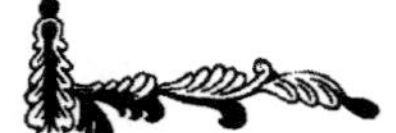

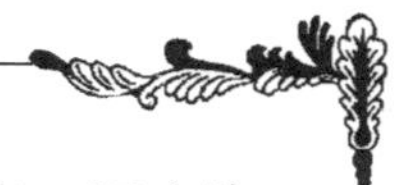

《湿热病篇》："湿热证，始恶寒，后但热不寒，汗出胸痞，舌白，口渴不引饮。"自注："始恶寒者，阳为湿遏而恶寒，终非若寒伤于表之恶寒，后但热不寒，则郁而成热，反恶热矣，热甚阳明则汗出，湿蔽清阳则胸痞，湿邪内甚则舌白，湿热交蒸则舌黄，热则液不升而口渴，湿则饮内留而不引饮。然所云表者，乃太阴阳明之表，而非太阳之表，太阴之表四肢也，阳明也，阳明之表肌肉也，胸中也。故胸痞为湿热必有之证，四肢倦怠，肌肉烦疼，亦必并见。"（1条）

《温病条辨·上焦篇》："头痛恶寒，身重疼痛，舌白不渴，脉弦细而濡，面色淡黄，胸闷不饥，午后身热，状若阴虚，病难速已，名曰湿温。"自注："湿为阴邪，自长夏而来，其来有渐，且其性氤氲黏腻，非若寒邪之一汗即解，温热之一凉即退，故难速已。"（43条）湿宜化，温宜清。湿与温合，徒清热则湿不退，徒祛湿则热愈炽。必须权衡湿与热的孰轻孰重，运用宣气化湿，清温泄热，兼佐淡渗分利等法。

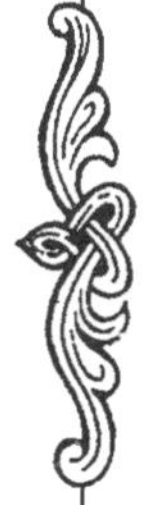

但无论湿偏重或温偏重，留恋气分，久必化热侵营入血，其传变仍离不开卫气营血的辨证规律。所不同于暑温者，是湿邪夹热，弥漫三焦膜原，既难达表，亦遽难入里，故中焦气分的证候比较突出。从湿温的整个病程来说，这一阶段最长，或出现白痦，或引起战汗，症情十分复杂。

《温病条辨·上焦篇》自注："再按湿温，较诸温病，势虽缓而实重，上焦最少，病势不甚显张，中焦病最多，详见中焦篇，以湿为阴邪故也，当于中焦求之。"（43条）

湿温虽易化燥伤阴，然湿属阴邪，如其人中阳素虚者，亦可不从热化而从寒化，导致变证。

实践体会，湿温临证，关键全在辨明湿热的偏胜，湿重

于热的病机，责之太阴；热重于湿的病机，责之阳明。凡湿热郁遏卫分，发热微恶风寒，头蒙身重，胸闷纳呆，舌白不渴，脉濡缓，宜三仁汤或藿朴夏苓汤。

《温病条辨·上焦篇》自注："惟以三仁汤轻开上焦肺气，盖肺主一身之气，气化则湿亦化也。"（43条）

藿朴夏苓汤出《感证辑要》，即三仁汤加减而成。因湿邪在表，故用豆豉、藿香芳香宣透以祛表湿；湿重于热，故去滑石、竹叶，加赤猪苓、泽泻淡渗分利以除里湿，务使表里之湿尽蠲，湿去则热无所依，其病易愈。

邪入中焦气分，湿遏热伏，三焦升降失司，脘腹胀满，大便不爽或溏泄，身痛苔白，宜藿香正气散加减。

《温病条辨·中焦篇》方论："正气散，本苦辛温兼甘法，今加减之，乃苦辛微寒法也。"（58条）

如湿热两伤，脉缓身痛，渴不多饮，胸闷腹胀，呕吐溺赤，舌淡黄而腻，宜黄芩滑石汤或甘露消毒丹。

《温病条辨·中焦篇》："脉缓身痛，舌淡黄而滑，渴不多饮，或竟不渴，汗出热解，继而复热，内不能运水谷之湿，外复感时令之湿，发表攻里，两不可施，误认伤寒，必转坏证，徒清热则湿不退，徒祛湿则热愈炽，黄芩滑石汤主之。"自注："湿热两伤，不可偏治，故以黄芩、滑石、茯苓皮清湿中之热，蔻仁、猪苓宣湿邪之正，再加腹皮、通草，共成宣气利小便之功，气化则湿化，小便利则火腑通而热自清矣。"（63条）《温热经纬》甘露消毒丹方论："此治湿温时疫之主方也……温湿蒸腾，更加烈日之暑，烁石流金，人在气交之中，口鼻吸受，其气留而不去，乃成湿温疫疠之病而为发热倦怠，胸闷腹胀，肢酸咽肿，斑疹身黄，颐肿，口渴，溺赤，便秘，吐泻疟痢，淋浊疮疡等证，但看病人舌苔

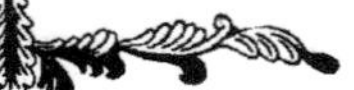

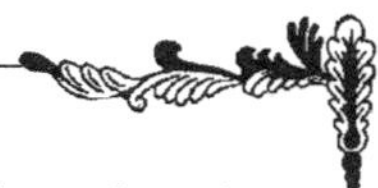

淡白或厚腻，或干黄者，是暑湿热疫之邪尚在气分，悉以此丹治之。”

如湿热郁蒸，胸腹布发白痦，宜薏苡竹叶散。

《温病条辨·中焦篇》：“湿郁经脉，身热身痛，汗多自利，胸腹白疹，内外合邪，纯辛走表，纯苦清热，皆在所忌，辛凉淡法，薏苡竹叶散主之。”（66条）

如湿热痰浊蒸熏，清窍受蒙，神识似明若昧，宜菖蒲郁金汤。

《温病全书》：“菖蒲郁金汤，石菖蒲、炒栀子、鲜竹叶、牡丹皮各三钱，郁金、连翘、灯心各二钱，木通一钱五分，竹沥（冲）五钱，玉枢丹（冲）五分，水煎服，治湿热痰浊，蒙蔽心包，身热不甚，神昏谵语。”

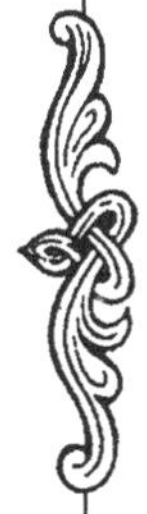

气分湿热不解，化燥内传，则伤营血，营分的病变在手厥阴心包络，血分的病变在足厥阴肝经。

如心包受邪，肝风内动，神昏谵语，四肢抽搐，舌红绛，宜清宫汤合牛黄丸或至宝丹。酌加羚羊角、生地、钩藤等。

《湿热病篇》：“湿热证，壮热口渴，舌黄或焦红，发痉，神昏谵语或笑，邪灼心包，营血已亏，宜犀角、羚羊角、连翘、生地、元参、钩藤、银花露、鲜菖蒲、至宝丹等味。”自注：“温暑之邪，本伤阳气，及至热极逼入营阴，则津液耗而阴亦病。心包受灼，神识昏乱，用药以清热救阴，泄邪平肝为务。”王孟英注：“虽夹湿邪，日久已从热化，在气不能清解，必至逼营。”（5条）《温病条辨·上焦篇》：“神昏谵语者，清宫汤主之，牛黄丸、紫雪丹、局方至宝丹亦主之。”（16条）

如热伤阴络，大便下血，色暗黑，宜犀角地黄汤。

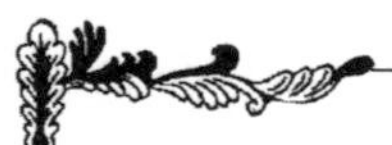

《温病条辨·下焦篇》“时欲漱口，不欲咽，大便黑而易者，有瘀血也，犀角地黄汤主之。”自注：“邪在血分，不欲饮水，热邪燥液口干，又欲求救于水，故但欲漱口，不欲咽也。瘀血溢于肠间，血色久瘀则黑，血性柔润，故大便黑而易也。犀角味咸，入下焦血分以清热，地黄去积聚而补阴，白芍去恶血而生新血，丹皮泻血中伏火，此蓄血自得下行，故用此轻剂以调之也。”（20条）

如下血过多，气虚欲脱，颜面苍白，汗出肢冷，脉象细微，宜先进独参汤，并配合救逆汤、桃花汤，或黄土汤加减。

《温病条辨·下焦篇》：“汗自出，中无所主者，救逆汤主之。”（2条）《温病条辨·下焦篇》：“救逆汤方，即于前加减复脉汤内，去麻仁，加生龙骨四钱，生牡蛎八钱，煎如复脉法，脉虚大欲散者，加人参二钱。”曹炳章评注：“汗自出，中无所主，则当虑其亡阳，故加潜阳之龙骨，佐以牡蛎，使阴阳相管摄，不致脱离。脉虚大欲散，则亡阳在即，故加人参。若既见亡阳症，则又当用参附先救其阳，俟阳回后，再议养阴。”（8条）《温病条辨·下焦篇》：“温病脉，法当数，今反不数，而濡小者，热撤里虚也，里虚下利稀水，或便脓血者，桃花汤主之。”（22条）《金匮要略·惊悸吐衄下血胸满瘀血病脉证并治》：“下血，先便后血，此远血也，黄土汤主之。”《血证论》：“黄土名汤，明示此证，系中宫不收，血无所摄而下也，佐以附子者，以阳气下陷，非此不能举之，使黄芩者，以血虚则生火，故用黄芩以清之，仲景此方，原主温暖中宫，所用黄芩，乃以济附子之性，使不燥烈，免伤阴血。”

湿性重浊，浊阴凝聚，甚或损人中阳；如湿胜阳微，足

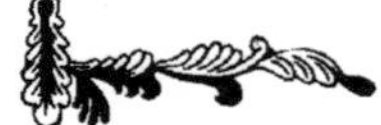

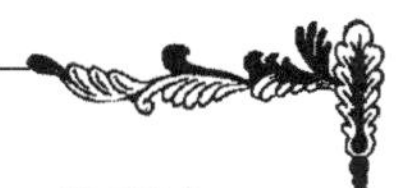

太阴之气失运，阳气阻遏，自汗胸痞，肢清不温，脉濡细，舌薄白，宜三仁汤合半苓汤加减。

《外感温热篇》："且吾吴湿邪害人最广，如面色白者，须要顾其阳气，湿胜则阳微也，法应清凉，然到十分之六七，即不可过于寒凉，恐成功反弃，何以故耶？湿热一去，阳亦衰微也……。热病救阴犹易，通阳最难，救阴不在血，而在津与汗，通阳不在温，而在利小便，然较之杂证，则有不同也。"陈光淞注："通阳不在温，而在利小便，章虚谷、王孟英之说均无分晓，盖此语专属湿温，热处湿中，湿蕴热外，湿热交混，遂成蒙蔽，斯时不开，则热无由达，开之以温，则又助其热。然通阳之药，不远于温，今温药既不可用，故曰通阳最难。惟有用河间分消宣化之法，通利小便，使三焦弥漫之湿，得达膀胱以去，而阴霾湿浊之气既消，则热邪自透，阳气得通矣。较之杂证则有不同者，言杂证以补血为养阴，温为通阳，与此不同。"

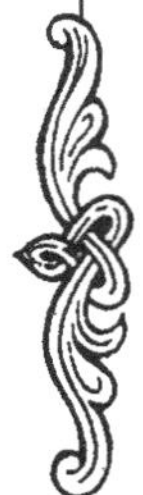

《温病条辨·中焦篇》："足太阴寒湿，痞结胸满，不饥不食，半苓汤主之。"自注："痞结胸满，仲景列于太阴篇中，乃湿郁脾阳，足太阴之气，不为鼓动运行，脏病而累及腑，痞结于中，故亦不能食也。故以半夏、茯苓培阳土，以吸阴土之湿，厚朴苦温以泻湿满，黄连苦以渗湿，重用通草以利水道，使邪有出路也。"（44 条）

三、暑温与湿温的证治重点及其异同

1. 发热

发热是温病辨证的重要指征。

《灵枢·论疾诊尺》篇："尺肤热甚，脉盛躁者，病温也。"

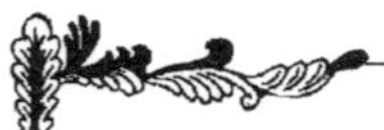

《素问·评热病论》："有病温者，汗出辄复热，而脉躁疾，不为汗衰，狂言不能食。"

《伤寒论·辨太阳病脉证并治》："太阳病，发热而渴，不恶寒者，为温病。"

然而温病范畴的各个病症，热型并不是一致的，这与病因攸关。

"暑乃夏月之炎暑，盛热之气火。"

《素问·五运行大论》："在天为热，在地为火。""其性为暑。"

因此，暑邪伤人，既骤且厉，常激动少火悉成壮火，引起高热，热盛又会耗气烁津，侵营灼血，产生连锁的病机影响。临床一般主张重用白虎，直清阳明气热。俾"秋金之令行，则夏火之炎退。"

值得注意的是"温邪上受，首先犯肺。"暑温肇病之端，亦多有短暂的卫分表现，如恶寒脉浮等症，当邪袭卫分阶段，仍需审别偏热偏寒，或仿银翘散去牛蒡子、元参、芥穗，加杏仁、石膏、黄芩方。豆豉、薄荷与石膏、黄芩同用，疏中带泄，或宗新加香薷饮，香薷与银花连翘相合，散而兼清，力求阻断病情的进展。

毋庸置疑，暑邪易入阳明，到气才可清气，大清气热，自非白虎莫属。但决不应惑于"夏暑发自阳明"的说法，勿问脉证若何，早施辛凉重剂，诛伐无过，岂称准的。清气热尚戒寒滞，入营犹可透热转气，况表证未罢乎。

《温病条辨·上焦篇》雪堂按："白虎只能退热，未能疏表，若非先疏其表，使阳得伸，恐骤用寒凉，愈遏其热不出耳。"（7条）《外感温热篇》章虚谷注："清气热不可寒滞，反使邪不外达而内闭，则病重矣。"

再论湿温的证候是湿与热合，蟠踞中焦，氤氲气分，热势又与暑温的气分燔热有异，其特点是“午后身热，状若阴虚。”所谓“午后身热”，正确的理解应该是午后热盛于午前。湿性黏滞，在热受湿遏，邪难化燥之际，传变缓慢，热退不易。叶香岩说：“温热（当是温热夹湿）虽久，在一经不移。”殆即指此。较诸暑温的治法尤多顾忌。表散则里气虚，湿热乘虚内困，易致神昏；攻泻则湿热下陷，易致泄利；清润则湿热锢结，易致病情缠绵。

《温病条辨·上焦篇》：“汗之则神昏耳聋，甚则目瞑，不欲言。下之则洞泄。润之则病深不解。”自注：“午后身热，状若阴虚者，湿为阴邪，阴邪自旺于阴分，故与阴虚同一午后身热也。湿为阴邪，自长夏而来，其来有渐，且其性氤氲黏腻，非若寒邪之一汗而解，温热之一凉则退，故难速已。世医不知其为湿温，见其头痛恶寒，身重疼痛也，以为伤寒而汗之，汗伤心阳，湿随辛温发表之药蒸腾上逆，内蒙心窍则神昏，上蒙清窍则耳聋，目瞑不言。见其中满不饥，以为停滞，而大下之，误下伤阴，而重抑脾阳之升，脾气转陷，湿邪乘势内渍，故洞泄。见其午后身热，以为阴虚而用柔药润之，湿为胶滞阴邪，再加柔润阴药，二阴相合，同气相求，遂有锢结而不可解之势。”（43 条）

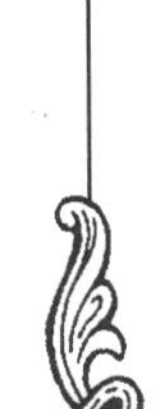

对湿温证的辨治，必须从“湿”与“热”二者着眼。或宣气以化湿，或清温以泄热，湿去热孤，热达湿开，身热才能获得解退。

此外，湿温初起，高热无汗，胸脘痞闷，心烦神乱，行将昏糊，舌苔厚腻，或黄白相兼，脉紧数，邪盛体实者，则可投玉雪救苦丹取汗退热。

玉雪救苦丹无苏合香丸的嫌温，无至宝丹的嫌镇，无牛

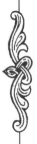

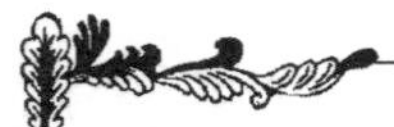

黄丸、紫雪丹的嫌凉，独擅“开泄疏托”的胜场。轻症半粒至一粒，重症二粒，服后畅汗一身，病去七八。真有“体若燔炭，汗出而散”的灵效。

暑温与湿温化热，热传营血，高热神昏，则清营凉血，法趋一途。

2. 神昏

暑温邪热充斥，逆传心包，神志昏迷，谵语妄言。热盛烁肝，火动风生。故神昏必伴四肢抽搐。

《湿热病篇》自注：“中焦湿热不解，则热盛于里，而少火悉成壮火，火动则风生而筋挛脉急，风煽则火炽而识乱神迷。”（4 条）。《疫证条辨》：“热毒流于肝经，斑疹不能寻窍而出，筋脉受其冲击，则抽惕若惊。”

一言以蔽之，总由于热极。治应“清热救阴，泄邪平肝”为务（薛生白）。方药如清营汤、清宫汤、羚角钩藤汤、牛黄丸、紫雪丹等。

若湿温在未曾化热之前，湿热酿痰，郁遏熏蒸，浊邪害清，清窍受蒙，亦每表现为昏沉嗜睡，神志似明若昧，呼之能应，对答迟钝。这与热入心包之神昏有间，宜菖蒲、郁金辛开化浊，不应遽用牛黄、至宝，以免引邪内陷。迨湿化燥，温化热，燥热肆扰营阴，逼乱神明，始可于凉血清热方中，参入犀角、花露之品。

《外感温热篇》：“如从湿热陷入者，犀角花露之品，参入凉血清热方中。”

又暑邪深入厥阴与少阴，而见神识昏迷，默默不语，或心热烦躁，消渴麻痹，乃暑湿不得外泄，心主阻遏，络脉凝瘀，肾液不供，肝风内煽所致，治疗失宜，病纵得愈，常形成肢体强直拘挛或神识障碍等终身之患。薛生白举三甲

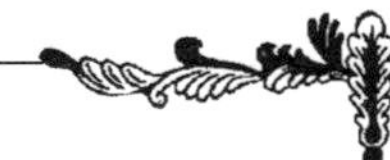

散，虫蚁剔邪，通以利络。吴鞠通举连梅汤酸甘化阴，柔以养筋。二方均极精当，可酌情采用，冀能缓解症状，杜其后遗。

3. 斑疹与白痦

斑疹是指温热病中出现的红色皮疹，点大成片，抚之不碍手，斑斑如锦纹者称“斑”。云头稳隐或见琐碎小粒，形如粟米，高出于皮肤者称“疹”。

斑疹的病机是“热闭营中”。

《外感温热篇》章虚谷注：“热闭营中，故多成斑疹，斑从肌肉而出属胃，疹从血络而出属经，甚或斑疹齐见，经胃皆热……不见则邪闭，故宜见，多见则邪重，故不宜多。”

暑温热邪内炽，气血两燔，多夹斑带疹。

《外感温热篇》：“若夹斑带疹，皆是邪之不一，各随其部而泄。然斑属血者恒多，疹属气者不少。斑疹皆邪气外露之象，发出宜神清气爽，为外解里和之意。如斑疹出而昏者，正不胜邪，内陷为患，或胃津内涸之故。”

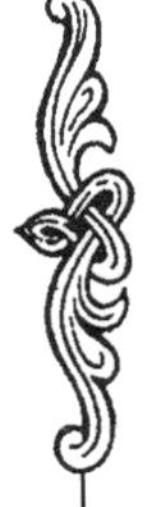

凡发斑疹，“急急透斑为要”，透斑之法，不外清营凉血，泄热解毒，方用化斑汤，神犀丹加丹皮、赤芍等味，甚者可微下通腑，实热得泄则斑疹易透。

《温病条辨·中焦篇》：“斑疹阳明证悉具，外出不快，内壅特甚者，调胃承气汤微和之，得通则已，不可令大泄，大泄则内陷。”（24条）《温热经纬》神犀丹，方论：“雄按温热暑疫诸病，邪不即解，耗液伤营，逆传内陷，痉厥昏狂，谵语发斑等证，但看病人舌色干光，或紫绛，或圆硬，或黑苔，皆以此丹救之。”

湿温以白痦为主，如热重于湿，交遏气分，疹痦或相间而作，但从无见斑者。

白痦是一种晶莹的白色小点，形如肌粟，摸之触手微痒，系“湿热之邪，郁于气分，失于轻清开泄”（王孟英），因此，湿热倘透泄适时，可避免发痦。反之，湿遏热伏，就一定而且也必须布发白痦，邪湿方获外达。

白痦起于颈项，继及胸腹与腰侧，四肢和背部是极少的，色泽明亮饱绽者最佳，称“晶痦”。枯燥如虱壳或含浆者，称“枯痦”，或“浆痦”，预后不良。

痦布前，病人身热转盛，并感胸脘痞闷，痦布后，则热势减退，胸宇舒畅，三四天左右逐渐没收，甚至连发四五次，身热和症状随着白痦的出没，相应地起伏。只要是痦色润泽，颗粒均匀，布发一次，病情就减轻一分。

治痦需微汗养痦，宜辛凉淡渗配合芳香透达，切忌表散，方宗薏苡竹叶散加清水豆卷、佩兰、青蒿等味。

至于“枯痦”与“浆痦”，乃天气溽暑与湿热蒸罨，逼汗伤阴，元气暗耗之征，在清化法中应加珠儿参、川石斛、南沙参，并用谷露代水煎药，谷露有生津液，益元气的功效。如与疹点杂见，则酌入丹皮、赤芍气营两清。

《外感温热篇》：“再有一种白痦小粒，如水晶色者，此湿热伤肺，邪虽出而气液枯也，必得甘药补之，或未至久延，伤及气液，乃湿郁卫分，汗出不彻之故，当理气分之邪，或白如枯骨者多凶，为气液竭也。”

4. 战汗

战汗是指寒战而汗出，仅见于湿温证候。“战”是正邪剧烈交争的反映，盖温邪夹热，流连气分，倘正气未衰，犹能力透重围，奋起一战以驱邪，应属佳兆，有的初战不胜，隔日再战，其临床表现大多是先全身战慄，甚或肢冷脉伏，继即汗出，故称“战汗”。战汗后，阳气受耗，一时不能布

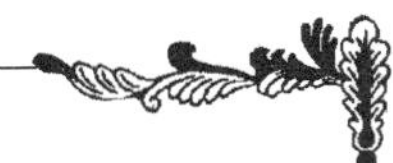

敷肢体，故肌肤稍凉，若脉象濡细和缓而不躁疾，并非脱证。需认真护理，嘱咐病人静卧，俟中阳渐复，就会温暖如常。

《素问·评热病论》："汗出而脉尚躁盛者死。"《灵枢·热病论》："热病已得汗，而脉尚躁盛，此阴脉之极也，死。其得汗而脉静者，生。"

叶香岩对战汗一症讲得很详细，还提出益胃法以促使战汗透邪，他说："若其邪始终在气分流连者，可冀其战汗透邪，法宜益胃，令邪与汗并，热达腠开，邪从汗出，解后胃气空虚，当肤冷一昼夜，待气还自温暖如常矣。盖战汗而解，邪退正虚，阳从汗泄，故渐肤冷，未必即成脱证。此时宜令病者安舒静卧，以养阳气来复，旁人切勿惊惶，频频呼唤，扰其元神，使其烦躁，但诊其脉，若虚软和缓，虽倦卧不语，汗出肤冷，却非脱证。若脉急疾，躁扰不卧，肤冷汗出，便为气脱之证矣。更有邪盛正虚，不能一战而解，停一二日再战汗而愈者，不可不知。"

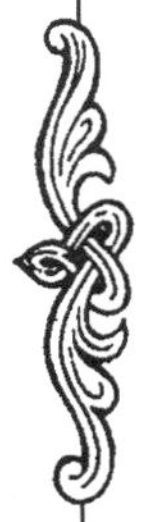

关于"益胃法"，王孟英认为："在疏瀹其枢机，灌溉汤水，俾邪气松达，与汗偕行。"陈光淞也提到"益胃之法，如《温病条辨》中之雪梨浆、五汁饮、桂枝白虎等方，均可采用。热盛者食西瓜，战时饮米汤白水，所谓令水与汗并，热达腠开，得通泄也。"

治疗宜宣展气机，求其汗出邪达。

《外感温热篇》章虚谷注："凡表里之气，莫不由三焦升降出入，而水道由三焦而行，故邪初入三焦，或胸胁满闷，或小便不利，此当展其气机，虽温邪不可用寒凉遏之，如杏、朴、温胆之类，辛平甘苦以利升降而转气机，开战汗之门户，为化疟之丹头……不明此理，一闻温病之名，即乱投

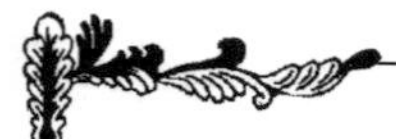

寒凉，反使表邪内闭，其热更甚，于是愈治而病愈重，至死而不悟其所以然，良可慨也。”

5. 下血

下血一症，多发生于湿温后期，此因湿热蕴阻太阴阳明，蒸郁腐脓，损伤阴络而形成，营阴的亏耗，病情的危笃，不言可喻。实践表明，湿热合邪，直趋中道，终归脾胃，每夹肠中积滞，相互搏结，如能预为之计，通腑缓下，及早清除胃肠秽垢，当可防止下血的病变。叶香岩曾说：“再论三焦，不得从外解，必致成里结，里结于何？在阳明胃与肠也。亦须用下法，不可以气血之分，就不可下也。但伤寒热结在里，劫烁津液，下之宜猛，此多湿邪内搏，下之宜轻。”这是应该重视的经验。

湿温下血，血色大多黯黑，并伴有腹痛及肢冷脉细等症，应参用独参汤、救逆汤、桃花汤、黄土汤加减，但地黄必须生熟同进，配阿胶、当归以养营，麦冬、白芍以滋阴，人参、白术、甘草、粳米以益气健脾，附块、炮姜、灶心土以回阳温摄，龙骨、牡蛎、赤石脂以固涩潜阳，融养营护阴，益气摄血，回阳救逆等法于一炉。调治合度，亦能化险为夷。

【小结】暑温与湿温是夏季的二种多发病症，暑为阳邪，湿为阴邪，所苦不同，治法自异。但二者均属温邪致病，卫气营血的病机传变亦同。一是温与暑合，一是温与湿合，而暑必夹湿，湿易化燥，因此，异中有同，同中有异，必须纵横相参。本文试图综合温热学派的理论精华，联系临床实践，辨其异同，以利鉴别，析其方药，以明功效，期对暑温与湿温的辨证论治，获得融会贯通。

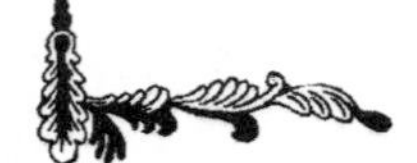

四、医案选录

1. 暑温

陆某　女　38岁

初诊　1983年7月31日

主诉　持续高热旬日。

病史　患者有2型糖尿病病史，10天前突然发热，T39～40℃持续不退，伴畏寒，口渴咽干，有汗，全身酸楚，无胸痛咳嗽，用抗生素治疗无效。

舌脉　舌红苔薄黄腻，脉滑数。

检查　T39.5℃，血白细胞7600/mm^3，胸透（-）。

辨证　暑热外侵，兼有湿阻。

诊断　上感，糖尿病2型。

暑温。

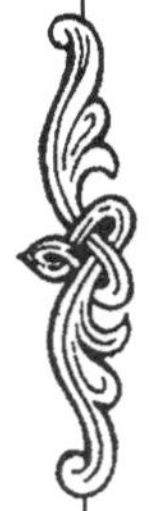

治法　清暑泄热，宣气化湿。

方药　清水豆卷12克、连翘9克、银花藤30克、青蒿梗9克、鸭跖草30克、鲜佩兰9克、生米仁12克、白蔻仁3克（后下）、白杏仁9克、鲜芦根30克、鲜荷叶一方、鸡苏散9克（包）、炒桑枝12克。（3剂）

随访　药后体温渐趋下降，二诊以原方去鸭跖草加黄芩9克，3剂后热退身凉，诸症均平。

按语　时值盛夏，天暑下通，地气上蒸，感受暑热之邪，身热炽盛，有汗不解，口渴咽干，证属气分热盛，即“夏暑发自阳明”，暑必兼湿，患者舌苔黄腻，湿与热合之象，治疗遵循“暑病首用辛凉，继用甘寒”之旨，仿银翘散，三仁汤参入鲜佩兰、鲜芦根、鲜荷叶以倍增清暑泄热之功，豆卷外可解表邪，内可化水湿，具表透之功，身热有汗

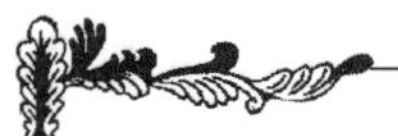

不解，湿热并重者更为相宜，鸡苏散即六一散加薄荷，对暑湿而兼表证者，清暑利湿，发散表邪融为一体。即“辛凉轻剂以治暑热”之意。

2. 湿温

王某　男　55岁

初诊　1981年7月28日

主诉　低热半月。

病史　近半月来，低热午后为甚，持续不退（T37.7～38.2℃），头胀胸闷，精神疲乏，口干而喜热饮。

舌脉　舌苔黄腻，脉濡细。

检查　血白细胞6200/mm^3，胸透（–），B超：肝、胆、脾无异常，肝功能正常。

辨证　暑湿交阻，困遏气机。

诊断　低热待查。

湿温。

治法　清热化湿。

方药　清水豆卷9克、水炙银胡6克、苍白术9克（各）、白豆蔻3克、白杏仁9克、生熟米仁9克（各）、佛手片6克、香青蒿9克、通草3克、香谷芽12克、甘露消毒丹12克（包）。（7剂）

二诊　8月4日

身热朝衰暮甚，低热退而未尽，头胀胸闷，困倦之力，渴而欲饮，舌苔白腻中部带黄，脉濡细，暑湿交阻，湿中夹热，仍拟宣气化湿，佐以清热。

处方　清水豆卷9克、水炙银胡6克、苍白术9克（各）、藿佩梗9克（各）、炒黄芩9克、制半夏5克、炒陈皮5克、白豆蔻3克、白杏仁9克、生米仁12克、泽泻15

克、通草3克、香谷芽12克、六一散9克（包）。（7剂）

随访　患者以上方加减，共治疗20天，低热退尽，胸闷头胀均愈，余无不适。

按语　盛夏之时，暑热当令，因暑多夹湿，湿热留恋三焦，热势缠绵，身热不扬，朝衰暮甚，症见头胀胸闷，困倦乏力，舌苔腻而黄白相兼，均为湿热交阻，湿重于热，郁遏气机，邪热不得透达所致，治疗重点是化湿清热，舒展气机，使邪热外达而热退，仿三仁汤加减合甘露消毒丹、六一散以图其功。三仁汤，方出《温病条辨》为治湿温证名方。本例患者，以此方出入，治湿温低热，疗效确切，即以芳香苦辛，轻宣淡渗之法，宣畅气机，渗利湿热，方中杏仁苦辛，轻开上焦肺气，盖肺主一身之气，气化则湿亦化；白蔻仁芳香苦辛，行气化湿；苡仁甘淡，渗利湿热，半夏、陈皮行气消痞，又能除湿；配合藿香、佩兰、银胡、青蒿益增芳香化湿退热之功，诸药相合，宣上畅中渗下，使湿化热清，诸恙均平。

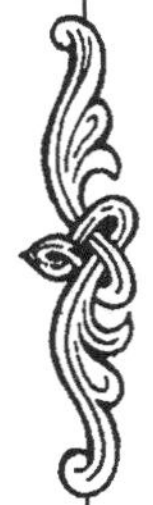

变应性亚败血症的辨证规律初步研究

变应性亚败血症系一临床综合征。由于本病无特异的症状表现及实验室检查指标，故早期诊断颇难。目前一般认为其主要表现为长期发热伴一过性、多形性皮疹及关节酸痛，白细胞增多，血沉增速，血培养阴性等。按中医辨证往往归之于温病范畴。现总结我院从1975年到1981年间对6例变应性亚败血症进行中西医结合治疗情况，并对其辨证规律作分析讨论如下。

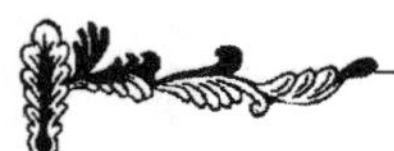

一、临床资料

一般情况：女性5例，男性1例。年龄最大49岁，最小16岁，平均30岁。

临床表现及体征：

1. 发热：体温38℃以上2例，39℃以上2例，40℃以上2例。热型呈间歇性发热2例，弛张热2例，稽留热2例。一般发热在上午稍低，而傍晚升高。在发热同时，往往伴有关节酸痛。

2. 皮疹：住院期出现皮疹5例。红色小丘疹3例，呈一过性，发热时出现，热退后即消失；1例呈猩红热样皮疹，融合成片状，无瘙痒感，热退时皮疹不消失；1例呈麻疹样皮疹，压之不退色，皮疹分布以胸腹及四肢部位较多见。

3. 关节疼痛：以腕、踝、膝关节疼痛为多见，高热时关节疼痛加重，随着热退而关节疼痛好转。

4. 淋巴结肿大：2例淋巴结脚大，颌下、腋下、腹股沟等部位均有发生。其中1例因全身淋巴结肿大曾被误诊为淋巴瘤。

5. 其他：肝脏肿大2例，均为肋下1指，质中。其中有1例合并心肌炎，出现奔马律，但随着病情好转，奔马律消失，心功能恢复。

实验室检查：

1. 血常规：血色素8g%1例，余均正常。白细胞数增多5例，其中有1例白细胞数曾高达50000/mm^3，出现中幼粒3%，但随着病情好转，中幼粒在3天内迅速消失。血小板降低2例，分别为79000/mm^3、80000/mm^3，余均在正常范围。血沉均增快，6例血沉数值分别为22、30、33、45、50mm/h

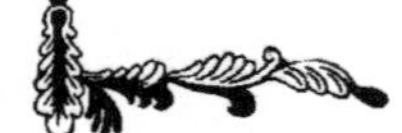

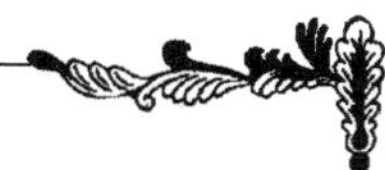

（魏氏法）。

2. 尿常规：仅有 1 例出现蛋白尿（+），余均正常。

3. 血培养：均阴性。

4. 抗核因子、类风湿因子均阴性，血中多次找狼疮细胞，均未找到。

5. 肝功能损害 1 例，TTT11.5U，TFT（++），SGPT 正常。碱性磷酸酶均偏高，分别为 13.2、16.2、19.1、26.3、28.2、28.5 金氏单位。蛋白电泳：γ 球蛋白升高 1 例，为 22%。α_2 球蛋白升高 2 例，分别为 9.0%，9.45%。

6. 粘蛋白升高者 2 例，分别为 10.08、10.12mg%。

7. 免疫学方面检查发现花瓣形成率均偏低。余无特殊。

二、辨证规律

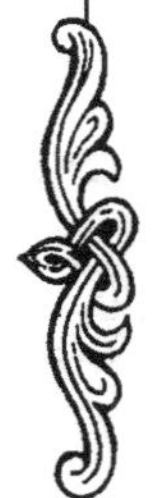

根据我们的临床观察，本病按中医辨证分型基本上可分为二期：

第一期：温热之邪夹风、夹湿侵犯卫、气、营分，外邪常逗留在气、营之间，这一期大致又可分成三种情况：

1. 湿热互阻，气机失宣：此时症见发热时高时低，缠绵不退，汗出热不解，且多伴胸闷，纳呆，泛恶，口腻不渴，胃纳不馨等症，有时尚可见身发白痦，舌苔白腻或黄腻，脉象细滑而软。治宜清解湿热，芳香宣化。常选用清水豆卷、陈佩梗、炒蒿梗、炒黄芩、生米仁、炒竹茹、银花、连翘、炒桑枝、香谷芽、益元散等。

2. 邪热内传，气营两燔：症见身热起伏，以日晡为甚，全身肌肤红疹隐现，烦躁，甚则谵语，舌苔黄，舌质红或绛，或边尖有红刺，脉细数。治宜清营泄热，透热转气。常选用广犀角粉（用代用品）、鲜生地、丹皮、赤芍、银花、

板蓝根、连翘、炒黄芩、紫草、玄参、天花粉、生甘草等。

3. 风湿热邪，入络成痹：症见发热，关节酸楚疼痛，舌苔薄黄，脉细滑数。治宜祛风清热，化湿通络。常选用防风己、秦艽、木瓜、威灵仙、忍冬藤、络石藤、炒桑枝、赤白芍、生米仁、三妙丸等。

以上三种证候在临床上又常因病情之进退而参杂兼见，治疗用药必须灵活掌握，不能拘执。

第二期：邪势渐退而气阴亏虚，此时病机的关键是正虚邪恋。症见低热稽留，或热势已退，颧红，面部有烘热感，头晕，关节酸楚，或口干，饮水不多，舌红苔薄少润，脉细数，治宜益气养阴，兼清余邪。常选用南北沙参、孩儿参、川石斛、水炙银柴胡、香青蒿、稽豆衣、炒白芍、秦艽、银花藤、连翘、香谷芽等。

三、疗效分析

1 例单纯用中药治疗 1 周后，体温正常，皮疹消退，病情稳定而出院。其余 5 例经中西医结合治疗，临床症状消失，病情控制而出院。我们认为用中药有利于症状改善，激素减量。5 例中有 1 例曾多次激素减量后病情反复，但配合中药治疗一阶段后，强的松由 40mg/ 日顺利减至 10mg/ 隔日而出院；另外 3 例激素量顺利减至原来用量的一半，病情乃稳定而出院；仅 1 例激素未减量出院。出院后随访结果，1 例因继发大叶性肺炎、霉菌感染再次入院治疗无效外，其余能随访到的几例，目前病情尚稳定。有的仅服用小剂量激素维持，有的激素已停用，偶有低热，服用中药即能控制病情。

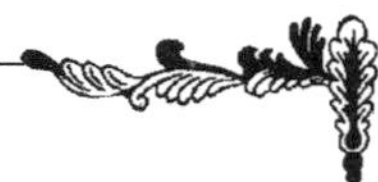

四、讨论

1. 摸索用中药治疗本病的意义：本病自 1943 年由 Wissler 氏首次报告以来，文献报道已越来越多见。根据其临床症状主要表现为反复发热，一过性皮疹，关节酸痛；实验室检查主要表现为血白细胞总数升高，血沉增快，血培养阴性；治疗用退热药及各种抗生素无效，而皮质类固醇有显效的这些特点，在排除其他病变时应考虑到本病的可能。对本病目前无特效疗法。虽激素治疗能控制症状，但常碰到一些患者出现依赖激素，或一撤减即反跳的问题，长期应用激素又难免出现一系列副作用，有的患者因此机体防御功能减弱而继发细菌感染、霉菌感染等并发症，颇为棘手，故探索中医对本病的认识及治疗方法颇有意义。从我们的临床实践看，中医治疗本病疗效尚满意，值得进一步研究。

2. 对本病病机的认识：我们认为，由于本病以发热为主要矛盾，而且在早期常可见发热同时伴恶寒，头痛，身疼等外感表证的一系列表现，以后病情的变化虽然一般不见血分证，但仍可循求其类似温热病由表入里的传变规律而辨证论治，因此归之于温病来认识还是有一定根据和意义的。本病发热初起表现似卫气证的时间较短，以后即表现为发热起伏稽留，汗出不退，较多数伴胸闷，纳呆，脘胀，泛恶等湿阻中焦，气机升降失常之表现，继则邪热窜入营分而见全身遍布红色皮疹，因此根据审证求因的观点，认为本病主要是湿热交蒸为患。由于湿为阴邪，具有黏腻涩滞的特性，所以病势缠绵，较长地逗留在气营之间，且反复出现一过性皮疹的特殊表现。湿热之邪外窜经络，经气痹阻不畅则见肌肉关节酸楚疼痛。后期由于反复发热汗出，病邪在气营之间与正气

交争，久而耗伤营阴，又损元气，所以表现为气阴两亏，正虚邪恋之证。

3. 对本病治疗的体会：通过对本病证候的分析，在治疗上，我们认为前期应着重于湿、热、气、营的病因病机，运用芳香清解，宣气化湿之法。并根据叶氏“乍入营分，犹可透热转气”的原则，必要时参以清营泄热。后期则当兼顾正邪，一方面益气养阴以扶正，一方面化湿泄热以清邪。由于湿热交阻，病势淹缠，服药时间宜长。用药上祛湿勿过燥伤阴，清热忌过寒败胃，益气宜甘平和中，养阴勿滋腻留邪。时时应谨防“炉烟虽熄，灰火未消”，这样才能取得较好的疗效。

巨细胞病毒感染

袁某　女　33 岁

初诊　1979 年 12 月 3 日

主诉　发热 6 天，咽痛，头痛。

病史　患者持续高热六天，咽喉疼痛，头痛，四肢酸楚，恶心，上腹部不适。

舌脉　舌根白腻，前半苔黄少润，脉细数。

检查　体温 39℃，神志清晰，面赤，巩膜轻度黄染，咽部充血，扁桃腺 I 度肿大，口唇干燥。化验：血白细胞 350～800/mm^3，谷丙转氨酶 95 单位，一分钟胆红素 1.80 毫克 %，总胆红素 2.04 毫克 %，新鲜尿找到巨细胞病毒包涵体。

辨证　风温时邪，夹湿交阻，有化热转气之象。

诊断　巨细胞病毒感染。

　　　风温。

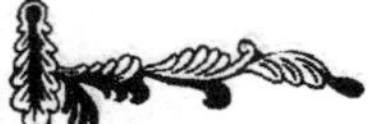

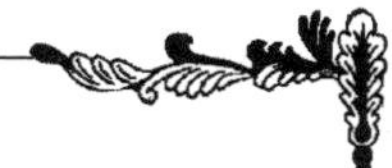

治法 先拟清温泄热。

方药 清水豆卷12克、炒牛蒡5克、桑叶9克、炒杭菊9克、炒黄芩9克、连翘9克、银花12克、野荞麦根30克、瓜蒌皮9克、广郁金9克、炒枳壳9克、益元散9克（包）、钩藤9克（后下）。（3剂）

二诊 12月6日热势壮盛，起伏不解，汗出不畅，头痛口干，巩膜色黄，胸闷不畅，右胁下按之疼痛，脉细滑数，舌苔黄腻满布，舌质边红。邪湿交遏，瘀热在里，少阳气郁，胆液外溢，拟予清温达邪，化湿泄热。

处方 清水豆卷12克、茵陈30克（另煎冲入）、平地木15克、大青叶12克、炒山栀9克、连翘9克、银花15克、瓜蒌皮9克、白花蛇舌草30克、炒黄芩9克、甘露消毒丹12克（包）。（3剂）

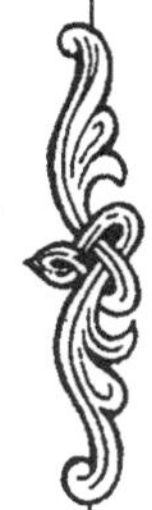

三诊 12月9日热势朝衰暮甚，头痛，无汗，巩膜色黄，胸闷不畅，脉虚弦而带滑数，舌苔黄腻，质红。湿热熏蒸，气阴受烁，邪盛正虚，拟仿白虎加人参法。

处方 皮尾参9克（另煎冲入）、生石膏30克（先煎）、银花藤30克、杏仁9克、炒黄芩9克，炙远志3克、茵陈15克（另煎冲入）、猪殃殃30克、炒赤芍15克、左秦艽9克、广郁金9克、白花蛇舌草30克、连翘9克、甘露消毒丹12克（包）。（3剂）

四诊 12月12日得汗热势大减，口干较缓，头痛胸闷亦瘥，惟巩膜仍黄染，脉转濡数，舌苔黄腻渐化，质红已淡。温邪虽获透达，湿热逗留未撤，再守原方，宜慎饮食，以防反复。

五诊 12月14日身热已退，巩膜黄染渐淡，脉濡数带滑，舌根黄腻未化净，质偏红，法当清理湿热余邪而和胃

气，竹叶石膏汤加味调治。

处方　皮尾参9克（另煎冲入）、生石膏9克（先煎）、茵陈15克（另煎冲入）、广郁金9克、连翘9克、银花藤15克、秦艽9克、炙远志3克、猪殃殃30克、炒桑枝12克、淮小麦15克、白杏仁9克、淡竹叶15克、白花蛇舌草30克、益元散9克（包）、香谷芽12克。

患者住院两周，身热逐减，乃至退尽，体检：巩膜无黄染、咽部（–），化验：血白细胞上升至的4400/mm^3，肝功能恢复正常，尿检未找到巨细胞病毒包涵体，痊愈出院。

按语　温病学家陈平伯称："风温为病，春月与冬季居多。"吴坤安亦谓："凡天时晴暖，温风过暖，感其气者，即是风温之邪。"由于风温属阳邪燥热，燥热从金，热归阳明，常先犯肺胃，症见身热，咳嗽，烦渴。然本案初起并无咳嗽，临床表现高热口干，巩膜黄染，右胁下疼痛，显系少阳、阳明湿热交遏，客邪再至，内外相引，煽动木火燔灼，胆液泄溢，致热势鸱张，面赤目黄，乃风温之变证。复以湿邪夹热内郁，耗伤气阴，故身热逾旬不解，脉见虚弦，实验室检查，血白细胞仅350~800/mm^3，提示邪盛正虚，预后堪虑。证变则论治亦更，遂仿白虎加人参法，参入化湿泄热之品，三剂而热衰，六剂而热平而黄退，效如桴鼓，夫医者必须知常达变，深思果断，毋失时机。若惟务按图索骥，因循贻误，又安能咎药石之无灵耶！

白血病合并感染

卢某　女　43岁

初诊　1980年12月11日

主诉　身热二周伴皮下瘀点。

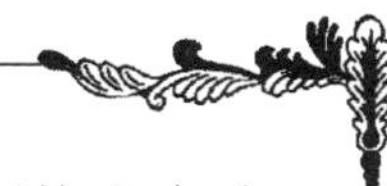

病史　患者因患白血病入院，发热二周，用抗生素治疗，热势起伏不解（T38～39.5℃），有时伴有寒战，无汗，头痛口干，神志清晰，近三天见皮下出血点。

舌脉　舌质红少润，苔腻，脉细数而无神。

检查　体温38℃，神萎，耳后及腋下触及淋巴结肿大，两颊及掌部可见皮下瘀点，两下肢可见散在瘀斑。血培养：绿脓杆菌。

辨证　邪热内陷，气营受烁，气血两亏，阴液耗损。

诊断　白血病合并感染。

发热（气营两燔）。

治法　清气凉营，养阴生津，标本同治。

方药　皮尾参9克（另煎代茶）、川石斛9克、炒赤芍15克、粉丹皮9克、黑玄参9克、鹿含草30克、鸭跖草30克、青蒿梗9克、川连5克、连翘9克、银花12克、益元散9克（包）。（5剂）

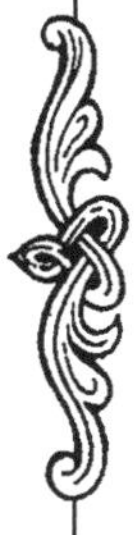

二诊　12月15日

身热已退，腋下淋巴结逐渐缩小，皮下瘀斑色淡，无新的出血倾向，头痛已平，自汗神疲，脉濡带数，苔薄腻，再守前法。

处方　皮尾参9克（另煎一汁）、制黄精9克、丹皮9克、炒赤芍15克、银花12克、连翘9克、炒蒿梗9克、浮小麦30克、糯稻根30克、炒楂曲9克（各）、香谷芽12克。

按语　患者白血病合并绿脓杆菌感染，壮热起伏不解，淋巴结肿大，并见皮下瘀点瘀斑，此乃风热之邪化火成毒，走窜内外，深入营血，耗血动血，伤阴劫津之证。从叶天士“入血又恐耗血动血，直须凉血散血”之旨，急投清气凉营，养阴生津之剂，护正祛邪，标本同治，而获良效。方中鹿含

草经药理研究，证实有较强的抗菌作用，故药后感染与出血亦均取得控制，录供参考。

糖尿病合并感染性休克

陈某　男　66 岁

初诊　1981 年 2 月 25 日

主诉　发热 3 天。

病史　患者有糖尿病史，3 天前因发热，感染性休克入院，神志少清，喉间有痰，口干，入夜烦躁，抗感染治疗无明显好转。

舌脉　舌质红，光干无液，脉右细左虚弦。

检查　体温 38.8℃，肌肤灼热，神志欠清，有时躁动不安，血压 90/60mmHg，血白细胞 $12000/mm^3$，中性 91%。

辨证　高年肺肾阴虚，痰热内蒙心神。

诊断　糖尿病合并感染性休克。

　　　发热（热入心包）。

治法　清心化痰以醒神，养阴生津以扶正。

方药　皮尾参 9 克（另煎一汁冲入）、川石斛 9 克、南北沙参 9 克（各）、天竺黄 5 克、陈胆星 5 克、炙远志 5 克、干菖蒲 5 克、广郁金 9 克、水炙桑皮 12 克、带心连翘 9 克、炒楂曲 9 克（各）、干芦根 15 克。（3 剂）

二诊　2 月 28 日

身热退而未尽，体温 37.8℃，夜间烦躁稍安，神志时蒙，口干欲饮，舌边溃疡，脉右细，左部略带弦滑，舌光干少津。痰热灼津内蒙心神，再拟养阴生津，清心凉营，豁痰醒脑。

方药　皮尾参 9 克（另煎一汁冲入）、鲜石斛 30 克、南

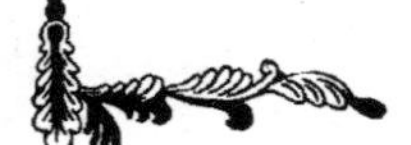

北沙参 9 克（各）、鲜生地 15 克、银花 15 克、连翘 9 克、赤芍 15 克、丹皮 9 克、天竺黄 5 克、陈胆星 5 克、炙远志 5 克、广郁金 9 克、干芦根 15 克、香谷芽 12 克。（5 剂）

随访　患者以上方出入，治疗二周，热退神清，复查血白细胞 6800/mm^3，血压恢复正常，舌边溃疡愈合，唯口干欲饮，头晕神疲，再以益气养阴，清泄余邪之方调治数剂而愈。

按语　感染性休克患者每与发热同时出现神志意识障碍，病情凶险，危在旦夕，可从温病“逆传心包”、“热入营血”的病机进行辨治。本例之所以能顺利地扭转病情发展，体会有三：一是针对邪热伤阴耗气的特征，主用参、地、斛、冬保阴存津。二是根据温病的临床经验，选取生地、丹皮、赤芍合银花、连翘清气凉营，促使邪热得转气分而解。三是急投菖蒲、郁金、竺黄、胆星清化有形之痰热，以醒神明，气阴得复，则邪热自撤。

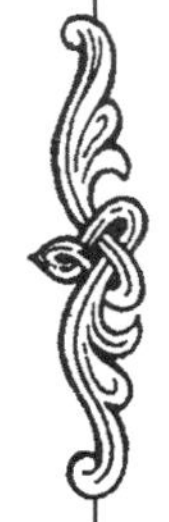

脑 病 门

昏迷索隐

昏迷是指神识障碍的症状。心主神志，昏迷总属心的病变。但病因当分虚实，实证不外乎“热”与“痰”二端。《温病条辨》：“神识不清，热闭内窍者……”（中焦篇 41 条）《杂病源流犀烛》：“盖由痰气逆冲，心主被障，故昏不知人。”（《六淫门、风、中风源流》）虚证常由于阳脱阴竭。《临证指南医

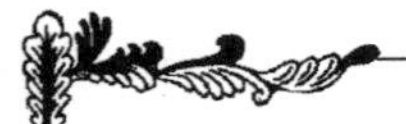

案》："脉大不敛，神迷呓语，阴阳不相交合，为欲脱之象。"（《脱·凌案》）临床上昏迷和厥逆当有区别，厥逆的神昏必兼四肢厥冷，而昏迷主要为神识障碍，包括昏愦迷蒙，谵语烦躁，或伴有手足抽搐。其证治如下。

一、热传心包

多由温邪内陷，神明被蒙所致。心络受邪，清窍堵闭，临床表现为发热神昏，谵语烦躁。《叶香岩三时伏气外感篇》自注："至热邪逆传膻中，神昏目瞑，鼻窍无涕洟，诸窍欲闭，其势危急。"《陈平伯外感温病篇》："风温证，热渴烦闷，昏愦不知人，不语如尸厥，脉数者，此热邪内蕴，走窜心包络。"《薛生白湿热病篇》："湿热证，壮热烦渴，舌焦红或缩，斑疹，胸痞，自利，神昏，痉厥，热邪充斥表里三焦。"营分郁热外窜，风火相煽，故皮肤斑疹，手足抽搐。舌苔黄，质红绛，示热灼心营。脉数，示里热鸱张。

治法　清心开窍，平肝息风。

处方　清宫汤合紫雪丹加减：

广犀角粉 6 克（匀分二次冲入）、元参心 9 克、莲子心 3 克、连翘心 9 克、竹叶卷心 6 克、银花 12 克、炙远志 4.5 克、紫雪丹 6 克（分二次调入）。

每日一剂，水煎二次，侧头位缓缓灌服，或鼻饲。

痰浊夹热，昏愦不语，加鲜菖蒲 3 克、广郁金 9 克、天竺黄 5 克、陈胆星 3 克；热入营分，肌肤斑疹，加紫草 9 克、赤芍 15 克、丹皮 9 克；四肢抽搐，加生石决 15 克（先煎）、钩藤 9 克（后下）。

临床上，无论风温，暑温及湿温等症，邪热内传于心，必致神昏谵妄，但传变的途径可有逆传与顺传的不同。叶天

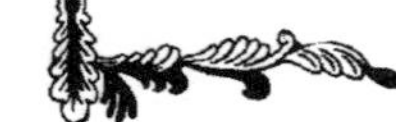

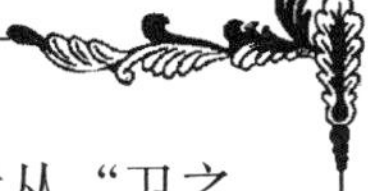

士曾提到“温邪上受，首先犯肺，逆传心包。”然从“卫之后方言气，营之后方言血”的观点看，则卫、气、营、血的循序传变，当为顺传，自无疑义。王孟英指出：“彼犯肺之邪，若不外解，原以下传于胃为顺，故往往上焦未罢，已及中焦。惟其不能下传于胃为顺，是以内陷膻中为逆传”（《增补评注温病条辨》中焦篇1条按）。叶子雨亦说：“肺主气而居膈上，与包络脂膜相连，故经邪入脏易传心也”（《增批温热经纬》叶香岩外感温热篇）。这就是逆传的病理转归。

实践证明，逆传每因失治、误治或平素心虚有痰，痰浊夹热，阻遏包络，常见神识昏愦，不语默默。顺传则是在阳明气分燥热不解的基础上传入营分，郁热窜扰，逼乱神明，煽动风阳。常见昏瞀斑疹，烦躁抽搐。治疗均应着重清热开窍。前者尚宜配合化痰泄浊，后者必须配合凉营息风。

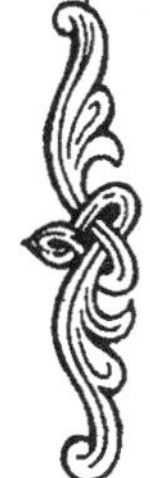

二、湿热蒙蔽

多由湿邪夹热，郁阻气分所致。气分湿热上蒙，神机不运，故临床表现为身热不扬，昏昧少清。《温病条辨》：“湿之中人也，首如裹，目如蒙，热能令人昏，故神识如蒙，此与热邪直入包络，谵语神昏有间。”（中焦篇54条注）。湿蔽清阳，胃失和降，故胸痞呕恶。舌苔黄腻，示热蒸湿聚。脉濡滑，示痰湿并重。

治法　宣气畅中，化湿清热。

处方　三仁汤合菖蒲郁金汤加减：

白杏仁9克、白蔻仁3克、生苡仁12克、制半夏5克、淡竹叶5克、通草5克、飞滑石9克（包）、鲜菖蒲3克、广郁金9克、连翘9克、玉枢丹1.5克（调入）。

每日一剂，水煎二次，侧头位缓缓灌服，或鼻饲。

湿乃黏腻之邪，温属氤氲之气，两者蕴结中焦，心神受困于浊邪，意识常似明若昧，呼之有时能应，这与热传包络的昏迷，殊不相同，芳开易引邪入里，凉润又遏邪不达，俱非所宜。吴鞠通制三仁汤宣展气机，气化则湿热亦化，胸廓清旷，不治其昏而神情可获爽慧。但热蒸湿罨，痰浊必多，还需仗菖蒲、郁金及玉枢丹的祛瘀涤浊。

三、阳明热结

多由伤寒化热，或温热传里，蕴结胃腑所致。阳明燥火实热上冲心包，故临床表现为高热昏瞀。火动风生，筋脉挛急，故发痉撮空。腑气闭塞，故便秘不通。《伤寒论》："伤寒若吐若下后不解，不大便五六日，上至十余日，日晡所发潮热，不恶寒，独语如见鬼状，若剧者，发则不识人，循衣摸床，惕而不安，微喘直视，脉弦者生，涩者死，微者，但发热谵语者，大承气汤主之。"（辨阳明病脉证并治）《薛生白湿热病篇》："湿热证，发痉神昏笑妄，脉洪数有力，开泄不效者，湿热蕴结胸膈，宜仿凉膈散。若大便数日不通者，热邪闭结肠胃，宜仿承气微下之例。"舌苔老黄带黑，干裂起刺，示热结津伤。脉洪数，示里实热盛。

治法　凉膈通腑，泄热存阴。

处方　大承气汤合凉膈散加减：

生大黄 9 克（后下）、元明粉 9 克（冲）、川朴 5 克、枳实 5 克、黄芩 9 克、连翘 9 克、山栀 9 克。

每日一剂，水煎二次，侧头位缓缓灌服，或鼻饲。

湿热结聚，发痉笑妄，去川朴、枳实，加生甘草 3 克、鲜竹叶 30 片、鲜芦根 2 支（去节）。

伤寒阳明腑证，或温热入胃，燥实内结，都会引起神昏

谵语，笑妄痉厥，治疗要在急下存阴，决非芳香开窍而能奏效。诚如《温病条辨》所谓："有邪在络居多，而阳明证少者，则从芳香……有邪搏阳明，阳明太实，上冲心包，神迷肢厥，甚至通体皆厥，当从下法。"（上焦篇17条注）惟伤寒下不嫌迟，必待化热屎燥，始可议下。温多兼秽，蕴阻阳明，症见识乱神迷，发痉撮空，阳明之邪，仍假阳明为出路，亦宜凉膈撤热，参合承气通降，热退则神识自清。

值得注意的是"温热为阳邪，火必克金，故先犯肺，火性炎上，难得下行，若肺气肃降有权，移其邪由腑出，正是病之去路"（《陈平伯外感温病篇》王孟英按）。因此说下不厌早，临床上脏热移腑的迹象初显，即应及时濡润利导，轻用蒌杏，重用硝黄。防患于未然，庶几免"垢浊熏蒸，神明蔽塞，腐肠烁液"（《薛生白湿热病篇》36条王孟英按）的后患。但温病最易伤津，枳朴的辛燥，尽需慎避。

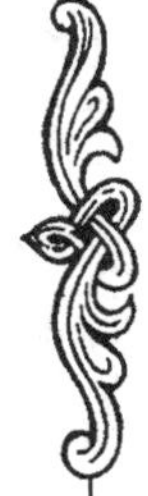

四、热毒熏蒸

多由湿热邪毒壅遏所致。热毒燔灼厥阴，逼乱心神，木火升腾，胆液泄越。故临床表现为壮热昏谵，全身黄疸。络损血溢，故衄血便血。《诸病源候论·因黄发血候》："此由脾胃大热，热伤于心，心主于血，热气盛，故发黄而动血。"《余师愚疫病篇·疫证条辨》："心主神，心静则神爽，心为烈火所燔，则神不清而谵语。"肝阳化风，故两手震颤。舌苔黄，质绛，示湿重热淫。脉细弦数，示火旺阴伤。

治法　凉血祛瘀，清热醒神。

处方　犀角地黄汤加减：

广犀角15克（先煎）、鲜生地30克、赤白芍9克（各）、丹皮9克、连翘9克、生蒲黄9克（研末分二次冲入）、荷

叶9克、安宫牛黄丸2粒（分二次化入）。

每日一剂，水煎二次，侧头位缓缓灌服，或鼻饲。

全身黄加茵陈30克（后下）、焦山栀9克、生大黄9克（后下）；衄血加土大黄15克、茜草15克；便血加侧柏叶15克、地榆炭9克。

阳明太阴，湿热久郁，郁甚则少火皆成壮火，热毒乘心，兼侵肝胆，肝失疏泄，胆液不循常道，浸溢肌肤，形成高热昏谵，发黄动血，症重病危，急宜进服安宫牛黄丸以化秽浊而复神明，由于邪热充斥，络脉瘀凝，牛黄丸的芳香利窍，还需配合犀角地黄汤的清营泄热，《医宗金鉴·删补名医方论》称："此方虽曰清火，而实滋阴，虽曰止血，而实去瘀，瘀去新生，阴滋火熄，可谓探本穷源之法。"

尝览《证治准绳》举生干地黄、干荷叶、丹皮煎汤调生蒲黄末治狂言谵语（《女科·卷五》）。因取干荷叶一味通心，托邪外出，生蒲黄甘凉入血，二味与犀角、生地、赤芍、丹皮同用，颇有祛瘀清神的效验。

五、邪入厥阴

多由暑湿入侵，心主阻遏所致。

热邪夹湿不得外泄，交固血脉，厥阴灵气不通，故临床表现为发热壮盛，昏迷默默。《薛生白湿热病篇》："湿热证七八日，口不渴，声不出，与饮食亦不却，默默不语，神识昏迷，进辛香凉泄、芳香逐秽俱不效，此邪入厥阴，主客浑受。"营气蒸腾，故口不渴饮。舌苔黄，边尖红绛，示湿从热化。脉细涩，示气钝血滞。

治法　破滞通瘀，泄络搜邪。

处方　三甲散加减：

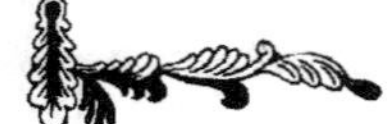

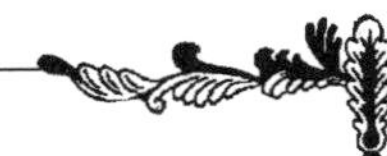

柴胡9克、地鳖虫3个（和酒少许）、鳖甲15克（醋炒）、穿山甲9克（土炒）、生僵蚕9克、桃仁泥9克、炒赤芍15克。

每日一剂，水煎二次，侧头位缓缓灌服，或鼻饲。

暑湿合邪，先伤阳分，病久及阴，阴阳两困，气钝血滞，热邪夹湿不能外泄。深入厥阴与营血相结，所以神不清而昏迷默默，患者必有它证尪羸，或因失治，遂成痼疾，主客交浑，最难得解。薛生白仿吴氏三甲散，用柴胡引鳖甲入厥阴，以达阴中之邪，用桃仁引䗪虫入血，以泄血分之邪，用僵蚕引山甲入络，以散络中之邪。匠心独运，可补辛香凉泄，芳香逐秽诸法的不逮。

六、风痰内闭

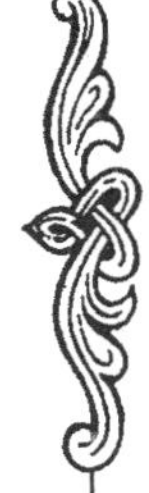

属中风闭症。《证治汇补》："中脏者，内滞九窍，故昏沉不语，唇缓痰壅，耳聋鼻塞，目合不开，大小便闭，乃邪滞三阴里分，为闭症。"（《提纲门·中风·中脏》）偏重于痰湿的称阴闭，偏重于痰热的称阳闭。

1. 阴闭　多由于肝风骤起，痰湿阻滞所致，湿邪痰浊突受肝风逆壅，神机闭塞，故临床表现为刹时倒仆，不省人事，喉间痰涎上涌，口噤，两手握固。《证治汇补》："凡卒仆暴厥，须分闭脱，牙关紧闭，两手握固，即是闭证。"（《提纲门·中风·辨闭脱症》）阳失温运，故四肢寒冷。《杂病源流犀烛》："阴中者，或青或白或黑，昏乱眩冒，多汗，甚者手足厥冷。"（《六淫门·风·中风源流》）舌苔白滑，示风痰兼湿。脉沉，示脏寒。

治法　辛温通窍，祛痰除湿。

处方　导痰汤合苏合香丸加减：

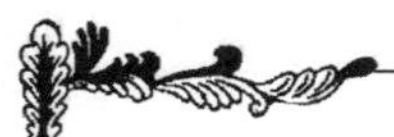

制半夏9克、陈皮9克、茯苓9克、制南星9克、干菖蒲9克、枳实4.5克、苏合香丸1粒（温开水溶化冲入）。

每日一剂，水煎二次，侧头位缓缓灌服，或鼻饲。

2. 阳闭 多由阳升风扰，痰热内闭所致。风阳引动痰热，蔽障心窍，故临床表现为眩晕昏仆，面赤气粗。《类证治裁》："风阳上升，痰火阻窍，神识不清。"（《中风》）《杂病源流犀烛》："阳中者，面赤唇焦，牙关紧闭，上视强直，掉眩烦渴。"（《六淫门、风、中风源流》）肝经风火走窜，筋脉拘挛，故牙关紧急，肢强握拳；腑气不利，故二便秘结。舌苔黄燥，示里热。脉弦滑数，示热痰相搏。

治法 辛凉开闭，豁痰潜阳。

处方 清热化痰汤合至宝丹加减：

生白术9克、茯苓9克、橘红5克、制半夏9克、陈胆星3克、干菖蒲9克、枳壳5克、炒竹茹5克、炒黄芩9克、羚羊角4.5克（先煎）、钩藤9克（后下）、淡竹沥30克（分二次冲入）、生姜汁4滴（分二次冲入）。至宝丹1粒（温开水溶化冲入）。

每日一剂，水煎二次，侧头位缓缓灌服，或鼻饲。

阴闭即浊阴痰湿的内闭。闭证宜开。且中风猝倒，必先顺气，随后治风，一般主张用苏合香丸，集大队辛香阳药以通之。然徒恃行气开窍，不除痰湿，仍难开其闭阻，还需配合导痰汤的化湿祛痰。湿去痰消，气顺窍利，神志当能回苏。

阳闭是"痰火内发病心官"的证候。痰火内发，必然引动肝阳化风，风煽火炽，痰迷气闭，则仓卒晕跌，神昏无知，口噤肢强。喻嘉言说："风者，外司厥阴，内属肝木，上隶手经，下隶足经，中见少阳相火，所以风自内发者，由

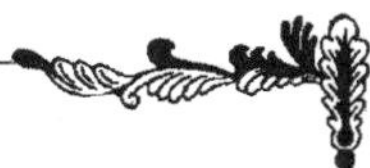

火热而生也。”（《成方切用》风引汤注）此际开闭醒神，实为急务。应有别者，阳闭远辛温而取辛凉，至宝丹最是对症，同时可仿清热化痰汤法酌加羚羊、钩藤以摒痰热，并息风阳。

七、正衰虚脱

正衰虚脱证的特征，昏迷汗多，二便遗失，亡阳则肢冷而脉微细，亡阴则肢温而脉虚大，据兹为辨。

1. 亡阳　多由汗、下过度，或虚人中脏，耗伤元阳所致。阳气浮越，不附于阴，故临床表现为神愦昏晕。《灵枢·通天》：“阴阳皆脱者，暴死不知人也。”脏腑虚极，故目合口张，鼻鼾息微，手撒肢冷，汗出如油，大小便失禁。《杂病源流犀烛》：“脱绝者何，经曰口开者心绝，手撒者脾绝，眼合者肝绝，遗尿者肾绝，声如鼾者肺绝，皆虚极而阳脱也。”（《六淫门·风·中风源流》）舌淡白，示气弱阳衰。脉微细，示真阳散败。

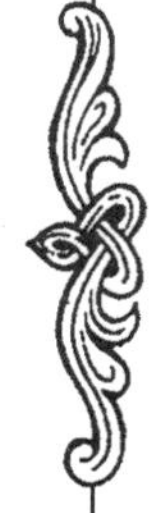

治法　回阳温里，益气固脱。

处方　参附汤加减。

红参 9 克（另煎冲入）、熟附块 9 克、炙黄芪 9 克、干姜 5 克、炒白芍 9 克、煅龙骨 15 克、煅牡蛎 30 克。

每日一剂，水煎一次，侧头位缓缓灌服，或鼻饲。

2. 亡阴　多由邪热销烁，劫阴耗液所致。气随津脱，精神离决，故临床表现为神情烦躁，昏糊不省，呼吸短促，汗多肢温。《温病条辨》：“温病误表，津液被劫，心中震震，舌强神昏，宜复脉法，复其津液，舌上津回则生，汗自出，中无所主者，救逆汤主之。”（下焦篇 2 条）舌干红，示癸水内涸。脉虚大，示正气虚竭。

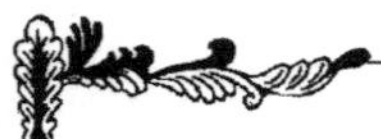

治法　扶正敛阴，滋液复脉。

处方　救逆汤加减：

白参9克（另煎冲入），炙甘草5克，干地黄9克，大麦冬9克，生白芍9克，清阿胶5克（烊化调入），生龙骨15克（先煎），生牡蛎30克（先煎）。

每日一剂，水煎一次，侧头位缓缓灌服，或鼻饲。

阳脱阴竭即脱证。《临证指南医案》“夫脱有阴脱阳脱之殊，《内经》论之最详。”（脱·华岫云注）阳脱者称亡阳，阴竭者称亡阴。

阳亡阴竭，常脱变于瞬间，症情的危急不言而喻。临床抢救，分秒必争，治疗较诸闭证尤难。李用粹说：“闭者，邪气闭塞于外，元气犹然在内，但与开关利气，则邪自散，故治易。脱者，元气泄于外，邪气溷于内，虽与峻补，而脏已伤残，故治难，诸症皆然，不独中风也。”（《证治汇补》提纲门·中风·辨闭脱症）确属经验之谈。

救逆固脱，首应益气守神。惟人参“能回阳气于垂绝，却虚邪于俄顷”。因此，亡阳与亡阴均非人参莫属。但阳脱宜用红参配姜附以温阳，阴竭宜用白参配地麦以滋阴。且阴阳相互依存，温阳当兼敛阴，滋阴当兼摄阳，务使阳潜阴固，不致离决。

头痛验案四则

1. 血管神经性头痛

孙某　女　20岁

初诊　1978年11月1日

主诉　头痛十余载。

病史　自幼罹头痛之患，无外伤史，曾脑电图检查未见

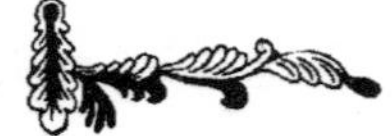

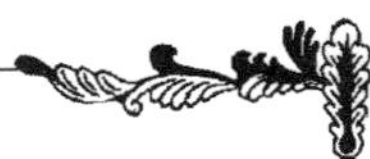

异常，神经科检查未见明显异常。近二年来头痛偏右，发作时颔厌及目眶部呈钝痛，有抽掣感，夜寐欠安，纳谷欠馨，经行如期，但量少，色暗成块，而伴腹痛。

舌脉　舌苔薄腻，左边见瘀点，脉濡细。

辨证　营血不充，木少滋荣，肝胆气郁化热，兼以痰热上扰，络脉瘀阻所致。

诊断　血管神经性头痛。

头痛。

治法　养血柔肝，化痰清热。

方药　炒当归9克、炒川芎5克、生白芍9克、炒白术9克、陈胆星5克、泽泻12克、制半夏5克、生米仁15克、白蒺藜9克、炒黄芩5克、夜交藤30克、钩藤9克（后下）。（14剂）

二诊　11月15日

食纳略增，夜寐较安，是脾运稍健，化源渐充之象。惟偏头痛仍作。脉细，苔薄腻，左边瘀点未消。气机升降失调，立斋云："久头痛多主痰。"天士则谓："久痛入络。"拟清厥少二经痰瘀郁热，佐以平潜。

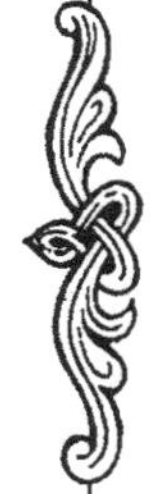

处方　丹参9克、桃仁5克、炒川芎5克、茺蔚子9克、炒滁菊9克、陈胆星3克、徐长卿15克、景天三七15克、炒白芍9克、钩藤9克（后下）、生石决15克（先煎）、炒黄芩9克、白蒺藜9克。（14剂）

三诊　1979年元月3日

偏头痛已减，足跟及腨内筋胀掣引疼痛。脉细，舌苔薄，左边瘀点。厥少二经郁热已得清泄，痰瘀渐化，然肝主筋，肝血不足，则血不养筋而挛痛。前法酌加舒筋通络之品。

处方　丹参9克、桃仁5克、川芎5克、茺蔚子9克、炒白芍9克、清炙草3克、生白术9克、陈胆星3克、徐长卿15克，景天三七15克、生石决15克（先煎）、钩藤9克（后下）、白蒺藜9克、炒牛膝9克、炒桑枝12克、陈木瓜9克。（14剂）

四诊　3月8日

头痛旬日未作，夜寐得安。原看书两页即觉头胀目糊，现阅读一小时亦无不适。经行未见腹痛，量较前多，血块亦少。脉细，舌苔薄，边有瘀点。仍用原方巩固。

随访　患者经中药治疗七个月，偏头痛痊愈，食纳增进，精神亦振，但舌边瘀点依然。随访三年，未见复发，且学习成绩优良。

按语　《灵枢·经脉》曰："足少阳之脉，起于目锐眦，上抵头角。""足厥阴之脉……连目系，上出额。"本案患者偏右头痛，痛连目眶，部位固定，迁延日久，尚兼见经期腹痛，量少，色暗成块，舌边瘀点，显与肝胆二经痰瘀有关。昔贤谓："若夫偏正头风，久而不愈，乃由夹痰涎风火，壅遏经络，气血壅滞。"殆即指此等证候。然痰之所由生，在于脾弱湿盛；瘀之所由凝，在于木郁热灼。临床应补脾以杜痰湿，平肝以清瘀热。痰湿蠲则脾运益健，而生化获源；瘀热除则肝气能疏，而冲任亦调，宜乎一举两得，头痛及行经腹痛，宿疾均愈。

2. 三叉神经痛

王某　女　54岁

初诊　1982年1月7日

主诉　左侧头痛牵引面部掣痛二周。

病史　患三叉神经痛十年，近来又发，发时头痛剧烈，

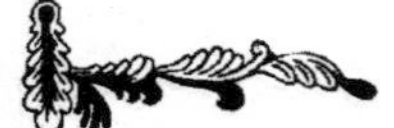

左侧面部掣痛，痛连目珠，或痛引牙龈，手不能触，夜不安卧，痛苦难言。

舌脉　苔薄黄，脉细弦。

辨证　肝经郁热，气火内盛。

诊断　三叉神经痛。

　　　头风。

治法　清肝平木。

方药　炒滁菊 9 克、白蒺藜 9 克、钩藤 9 克（后下）、景天三七 15 克、茺蔚子 9 克、炒白芍 9 克、炒山栀 9 克、广郁金 9 克、炙延胡 9 克、炒丹皮 9 克、夜交藤 30 克、珍珠母 30 克（先煎）、生牡蛎 30 克（先煎）、八月札 12 克、徐长卿 15 克。（30 剂）

二诊　2 月 12 日

左侧三叉神经痛，经久不愈，大便干结，脉细弦，苔薄腻，再拟平肝息风，参以搜邪通腑。

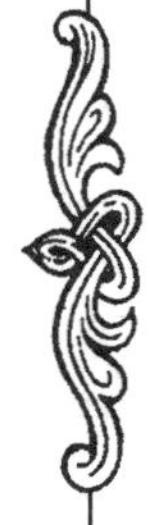

处方　山羊角 30 克（先煎）、徐长卿 15 克、生石决 30 克（先煎）、炙僵蚕 9 克、钩藤 9 克（后下）、赤白芍 9 克（各）、生龙齿 15 克（先煎）、全瓜蒌 15 克、望江南 9 克、黄芩 9 克、白蒺藜 9 克、景天三七 15 克、蜈蚣一条（研粉吞）、全蝎 1.5 克（研粉吞）。（14 剂）

随访　服上药后疗效显著，掣痛明显减轻，发作次数减少，为收全功，乃嘱患者坚持服药治疗，待病情稳定，疗效巩固后，再逐步撤减用药。

按语　肝火夹风上窜头面部络脉，乃致头面部掣痛阵作，剧烈难忍。治当清肝降火息风，风火不得上窜，掣痛才告平息。初治疗效不显，于是加重其制，且入虫类走络搜剔。同时配合通腑之品，釜底抽薪使火热得泄，疗效显著提

高。实践出真知可供借鉴。

3. 偏头痛

伍某 女 43岁

初诊 1981年5月9日

主诉 左侧偏头痛一周来加剧。

病史 有偏头痛史多年，近因感受外邪后身热虽净，左侧头痛又作，甚则泛恶，口干，鼻塞，痰稠。

舌脉 苔腻，脉细弦而滑。

辨证 肝阳夹痰湿交阻，湿热逗留。

诊断 偏头痛。

头风。

治法 清热平肝，兼化痰湿。

方药 桑叶9克、杭菊花9克、白蒺藜9克、蔓荆子9克、钩藤9克（后下）、陈胆星3克、炒黄芩9克、瓜蒌皮9克、川芎5克、苍耳子9克、白芍9克、香谷芽12克。（7剂）

二诊 5月16日

左侧头痛时减时甚，脉细弦，苔薄腻少润，宗前法佐以生津潜阳。

处方 桑叶9克、杭菊花9克、炒川芎5克、陈胆星3克、钩藤9克（后下）、白蒺藜9克、川石斛9克、赤白芍9克（各）、清炙草3克、徐长卿15克、珍珠母30克（先煎）、干荷叶9克、香谷芽12克。（7剂）

随访 药后头痛减轻乃至完全康复，随访半年未见发作。

按语 病有新宿之分，治有先后之别，大凡新病先治，宿疾后图。本案头痛加剧，显系外感风热引发，宿有偏头痛，今乃外因引动内因，前方重在外因，后方意在内因，然

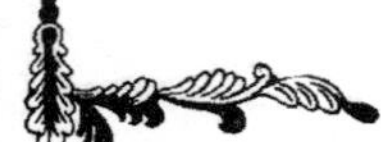

目的则一，疗效可喜。

4. 脑外伤后遗症

陈某　女　47 岁

初诊　1980 年 3 月 25 日

主诉　外伤后头痛伴手足抽搐月余。

病史　一个月前不慎从三楼高处坠落，外伤头部，X 线示右枕骨、颅底骨骨折。神经系统检查，眼底乳头边缘模糊。经医院救治脱离险境，但后遗阵发性头痛，且有沉重感，痛甚则如锥如刺，泛恶频频，时或手足抽搐，左侧肢体麻木。

舌脉　舌苔白腻，脉细而涩。

辨证　颅骨外伤，脑海震动，气血瘀痹，兼以痰湿内盛，阻遏清阳。

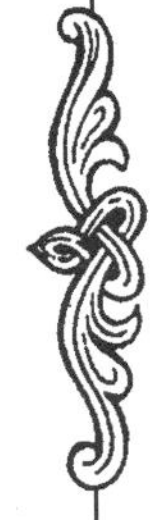

诊断　脑外伤后遗症。

头痛。

治法　活血祛痰，涤痰除湿。

方药　丹参 15 克、炒川芎 6 克、炒赤芍 12 克、桃仁 6 克、红花 3 克、生白术 9 克、泽泻 15 克、制半夏 5 克、陈胆星 3 克、炒陈皮 6 克、炒竹茹 6 克、景天三七 15 克、蔓荆子 9 克、白蒺藜 9 克、钩藤 9 克（后下）。（5 剂）

二诊　3 月 30 日

服上方药后，头痛减其大半，泛恶抽搐均平，惟感头目沉重，左侧肢体麻木，脉细而涩，舌苔白腻化而未净。再宗前法，参以和中芳化。

处方　丹参 15 克、炒川芎 6 克、炒赤芍 12 克、桃仁 6 克、红花 3 克、生白术 9 克、泽泻 15 克、制半夏 5 克、陈胆星 3 克、景天三七 15 克、钩藤 9 克（后下）、佩兰梗 9 克、

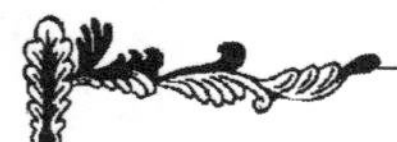

白蔻仁1.5克（后下）、生米仁12克、炒桑枝15克、茺蔚子12克。（10剂）

随访　服药15剂后，头痛已平，泛恶亦止，抽搐未作。眼底检查：乳头边缘清。连续服药月余，诸症痊愈，随访一年病情稳定。

按语　头为诸阳之会，精明之府，坠楼损伤颅脑，蓄瘀未消，络气阻滞，复因湿盛痰凝，清阳失展，是以头部疼痛且兼泛恶，肢体麻木而兼抽搐。《灵枢·厥病》云："头痛，不可取于腧者，有所击堕，恶血在于内。"《医宗金鉴·杂病心法》亦说："因痰而痛晕者，则呕吐痰涎。"临床亟须活血调营，祛瘀通络。川芎辛香善升，巅顶之瘀，尤为适应。景天三七功能散瘀治伤，止头痛颇著灵验。然痰湿内盛，则化痰降逆，必不可少。张景岳曾谓："但以头痛而兼痰者有之，未必因痰而头痛也。故兼痰者，必兼呕恶胸满胁胀，或咳嗽气粗多痰，此则不得不兼痰治之。"旨哉斯言。

眩晕验案两则

1. 前庭功能紊乱

张某　女　23岁

初诊　1981年7月7日

主诉　眩晕阵作，伴有泛恶，胸闷。

病史　有前庭功能紊乱病史，近来胸闷，头晕阵作，剧则目眩，欲跌仆，发作时伴泛恶，迄今五载，辗转治疗未愈。

舌脉　苔薄腻，质红，脉细。

辨证　痰热夹肝阳上扰。

诊断　前庭功能紊乱。

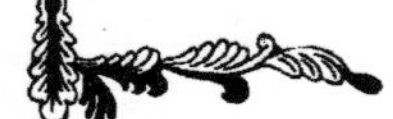

眩晕。

治法　平肝化痰，清热潜阳。

方药　炒滁菊9克、景天三七15克、赤白芍9克（各）、丹参9克、炒白术9克、泽泻15克、白蒺藜9克、生石决30克（先煎）、制半夏5克、炒陈皮5克、炒竹茹9克、炒枳壳5克、炙远志3克、淮小麦30克、香谷芽12克。（14剂）

二诊　7月21日

头晕已缓，泛恶亦平，稍有胸闷，便形带溏，脉细滑，苔薄，质红，仍守前法。

处方　桑叶9克、菊花9克、景天三七15克、徐长卿15克、白术9克、泽泻15克、赤白芍9克（各）、陈胆星3克、生香附9克、炒竹茹9克、炒枳壳9克、炒黄芩9克、炙远志3克、香谷芽12克、佛手片6克。（14剂）

随访　上方加减服用二月，病情一直稳定，眩晕未再发作。余证亦都平安。

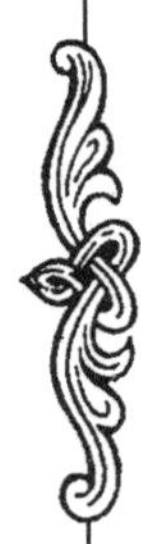

按语　眩晕一证，病因病机复杂，历代论述亦多。《素问·至真要大论》云："诸风掉眩，皆属于肝。"《灵枢·海论》又云："脑为髓海……髓海不足，则脑转耳鸣，胫酸眩冒，目无所见，懈怠安卧。"后世朱丹溪氏曰："无痰不作眩。"张景岳氏曰："无虚不作眩。"归纳各种论述，不外风、火、痰、虚所致。本案眩晕兼见胸闷，泛恶。且舌质偏红，痰湿夹火作祟是病机的重要方面，故平肝潜阳外重用泽泻汤，温胆汤以清化痰湿，二诊更用黄芩、桑、菊清肝降火。痰火平化，肝阳不浮，眩晕乃安。

2. 脑供血不足

方某　男　52岁

初诊　1983年6月16日

主诉　眩晕阵作，伴有泛恶。

病史　有心动过缓史，近来眩晕阵作，甚则泛恶，胸闷，心悸，夜寐不宁，喉间痰稠，口干。

舌脉　舌边红，苔薄黄腻，脉细而缓。

检查　EKG 示心动过缓。

辨证　素体心气虚弱，痰湿夹热内阻，肝胆升降失常，肝升太过，胆降不及，胃气不和。

诊断　心动过缓，脑供血不足。

眩晕，心悸。

治法　平肝而泄胆热，和胃而运脾湿。

方药　天麻粉 1.5 克（吞）、生白术 9 克、制半夏 9 克、炒陈皮 6 克、生石决 30 克（先煎）、泽泻 15 克、景天三七 15 克、炒黄芩 9 克、姜炒竹茹 9 克、炒枳壳 9 克、白蒺藜 9 克、丹参 9 克、香谷芽 12 克。（7 剂）

二诊　6 月 23 日

药后泛恶已平，眩晕亦减，心悸，夜寐欠安，脉细缓，苔薄，再拟上法，兼以养心。

处方　上方去竹茹，加水炙远志 3 克、茯神 9 克。

随访　药后症情渐渐好转，守法加减调治。

按语　本案眩晕亦由痰湿夹热，引发肝阳浮动而致，故治以天麻白术半夏汤、泽泻汤、温胆汤为主，佐平肝和络治之。本案眩晕与上案眩晕，一由心动过缓所致，一由前庭功能紊乱，完全是两类不同的疾病。但临床表现相似，审证求因，病机类同，故异病同治。均以平肝化痰清热为基本治法而获效。此乃中医辨证论治特色之一。

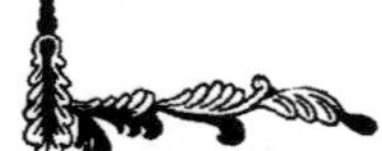

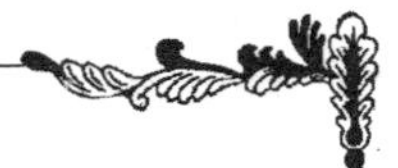

疑难脑病验案七则

1. 精神分裂症

李某　女　36岁

初诊　1986年5月16日

主诉　心烦不眠。

病史　有精神分裂症病史多年，近来因精神因素，情绪不稳定，旧病复发，症见胡言乱语，白昼两目畏光，夜间烦躁不眠，爱席地而坐。举止失度。

舌脉　舌苔黄腻，舌质紫暗，脉弦紧。

检查　形体消瘦，喜怒无常，答非所问，不能配合。

辨证　瘀阻血络，神不守舍。

诊断　精神分裂症。

　　　躁狂。

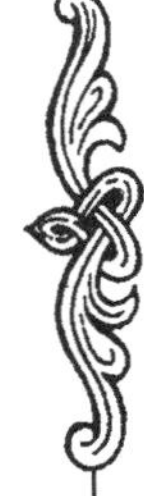

治法　活血化瘀，豁痰醒脑。

方药　全当归10克、大生地10克、桃仁10克、红花3克、炒枳壳6克、赤芍10克、柴胡6克、炙甘草3克、川芎6克、桔梗5克、炒牛膝10克、干菖蒲10克、炙远志6克、香谷芽12克、磁朱丸9克（吞）。（14剂）

随访　患者服药二周后，渐趋好转，神志渐清，并能入睡，续用本方月余，病情稳定，半年后随访，未见复发。

按语　盖心主神明，瘀热交阻，心脉失养，脑络少充，故见心神不定，胡言乱语，举止失度，本病从"瘀"论治，宗王清任血府逐瘀汤加味而收佳效。方中当归、川芎养血活血，桃仁、红花行血祛瘀，生地、赤芍清热凉营，柴胡、枳壳理气宽胸，甘草和中缓急，桔梗引诸药上行，牛膝导积瘀下泄，全方配伍恰当，行气以活血，化瘀不伤正，深得气血

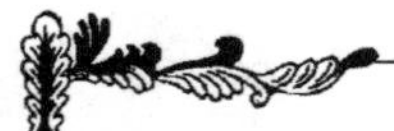

同治，升降并调，寒温相适，虚实兼顾之旨。再合菖蒲、远志宁心通窍而醒神，磁朱丸镇心定志而安神，故疗效更为显著。

2. 癫痫

高某　女　43 岁

初诊　1979 年 6 月 19 日

主诉　癫痫反复发作 36 年。

病史　患者自 7 岁起即患癫痫，至 13 岁时服单方而缓解。23 岁产育时又骤然复发，以后每在月经前后发病。先神情呆滞，继而惊叫，昏晕跌仆，四肢抽搐，口吐白沫，甚则咬破舌体，迨苏醒则头痛剧烈，伴有泛恶。近年发作加剧，甚则一日二发，平时头晕胀痛，胸闷心悸，夜寐不宁。

舌脉　舌苔薄腻，质胖，脉细滑。

检查　脑电图检查确诊为癫痫。

辨证　肝阳不潜，风痰上扰清窍。

诊断　癫痫。

　　　痫证。

治法　平肝潜阳，息风化痰。

方药　炒白芍 9 克、生石决 15 克（先煎）、珍珠母 30 克（先煎）、钩藤 9 克（后下）、景天三七 15 克、白蒺藜 9 克、徐长卿 15 克、炙远志 3 克、生白术 9 克、陈胆星 3 克、制半夏 5 克、炒陈皮 5 克、炒枳壳 5 克、炒竹茹 5 克、白金丸 5 克（吞）。（30 剂）

二诊　10 月 30 日

癫痫发作次数已减，症情亦见缓和，平时头晕，心悸之象均平，脉细滑，苔薄腻，仍守前法增删。

处方　水牛角 30 克（先煎）、白蒺藜 9 克、钩藤 9 克

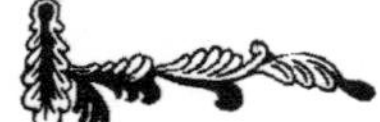

（后下）、石决明 30 克（先煎）、徐长卿 15 克、景天三七 15 克、陈胆星 3 克、生香附 9 克、赤白芍 9 克（各）、制半夏 5 克、炒陈皮 5 克、炒枳壳 5 克、炒竹茹 5 克、香谷芽 12 克、白金丸 6 克（吞）。（30 剂）

随访　坚持服用中药二年，停服其他药物。每年约发作一两次；在连续劳累，情绪紧张，惊恐恼怒等情况下诱发；发作减轻，发前略感头晕，神志瞬间迷蒙，但不昏倒，醒后一如常人；平时精神振奋，已重返工作岗位，能完成教学工作。

按语　癫痫之症，总由肝血不足，阳起风旋，触及积痰，壅滞气机，蒙扰清窍，因而卒倒不语，口吐涎沫，四肢抽搐；迨风定阳潜，气顺痰化，则霍然回苏。妇女经期血室空虚，风阳每多升动，更易引发。治疗宜平肝以制风阳之鼓荡，化痰以截痰病之根株。平肝非介类莫属，二陈化痰犹嫌其力逊，常用导痰汤合白金丸，取胆星助半夏、枳实助陈皮，共奏开导之功；再借白矾、郁金之涤痰理气，气行则痰无所隐，风熄则痫自得已，法固无能善于斯者矣。然服药必持之以恒，日久当可获效。

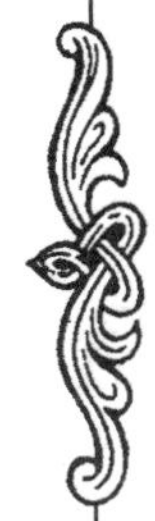

3. 继发性癫痫

陶某　女　31 岁

初诊　1985 年 10 月 28 日

主诉　昏晕跌仆伴四肢抽搐反复发作已 11 年。

病史　患者于 1960 年因患先天性颅咽管瘤作手术切除，其后出现垂体前叶功能低下，形体肥胖，月经闭止，记忆力减退。11 年前突然出现昏晕跌仆，四肢抽搐，反复发作，近 6 年则发作较频。脑电图检查确诊为癫痫。CT 头颅扫描提示：颅咽管瘤术后改变，脑室对称性扩大，鞍上可见钙化

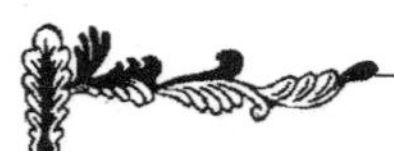

灶。刻下自觉头晕心悸，胸闷泛恶。

舌脉　舌苔薄腻，脉细弦滑。

辨证　肝风夹痰浊上扰清窍，风气内动。

诊断　癫痫。

痫症。

治法　平肝息风，涤痰宣窍。

方药　水牛角30克（先煎）、明天麻6克、景天三七15克、广郁金9克、徐长卿15克、陈胆星3克、钩藤9克（后下）、生石决30克（先煎）、白蒺藜9克、炒陈皮9克、制半夏9克、炒枳壳6克、竹茹6克、干菖蒲6克、水炙远志3克、白金丸6克（分吞）。

随访　连服3月，癫痫发作次数减少：头晕心悸之象均平。原方加入生白术9克、赤白芍9克（各）等继续治疗。患者坚持服用中药，恙情日趋稳定。随访近5年，癫痫未有大发作。

按语　本案颅咽管瘤术后继发癫痫，此乃头部宿瘀未化与痰浊互结于脑络，气血运行阻滞，清窍受蒙，复因风阳鼓动，癫痫反复发作。“诸风掉眩，皆属于肝”。法当从肝论治，但本案尤应重视痰浊作祟，故取平肝以制风阳之鼓荡，化痰以截痫症之根株，佐以行气和络之药，使痰无所隐。络畅，痰除，风熄，则痫疾自然趋于好转。

4. 运动神经元病变

王某　男　49岁

初诊　1991年11月25日

主诉　上肢肌肉萎缩，震颤。

病史　头晕乏力，肌肉萎缩瞤动，上肢震颤，口干便溏，胃纳少馨，曾住院，神经科诊断为运动神经元病变。进

行性脊肌萎缩。

舌脉　舌尖部萎缩，苔薄腻，脉细弦。

辨证　肝肾亏损，脾运失健。

诊断　运动神经元病变。

痿证。

治法　养肝肾，助脾运。

方药　炒归身9克、制黄精9克、楮实子9克、孩儿参15克、炒山药9克、炒白术9克、炒白芍9克、水炙甘草3克、杞子9克、钩藤9克（后下）、山萸肉9克、香谷芽12克。（14剂）

随访　服药半年余后随访，患者肌肉萎缩未见发展，能够正常上班，舌肌萎缩有所改善，但仍感乏力明显。

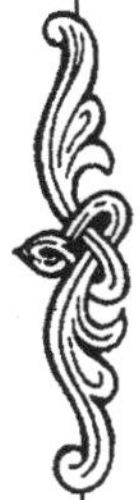

按语　痿证有因于热者，有因于湿者，有因于虚者。来势急者多因热与湿，来势缓者多因虚与湿。本案病症渐缓而来，因此治从虚着手，而其虚主要责之于肝肾，故以补养肝肾立法。脾主肉，肌肉萎缩，治当佐以健脾助运。肌肉瞤动，上肢震颤，此风动之征，故当佐以酸甘柔养，平肝息风。肝脾肾三脏同治，方能奏效。

5. 运动神经元病变

姚某　男　38岁

初诊　1976年1月27日

主诉　左侧面瘫伴左侧肢体肌肉萎缩8年，吞咽困难1月。

病史　患者自1968年起左侧面瘫呈进行性发展，并伴左侧上下肢乏力，尤以下肢严重，乃至需拄拐行走，近一个月来左侧头痛，呼吸气短，进食缓慢，吞咽发呛。外院神经科检查：左侧面神经、吞咽神经、迷走神经、舌下神经麻

痹，舌肌及左侧面部肌肉，左侧肢体肌肉萎缩，左侧上肢肌力 3~4 级，左下肢肌力 1~2 级。肌电图检查提示：神经源性损害。拟诊为运动神经元疾病，脑干肿瘤可能。刻诊形瘦面苍，动则喘促不已。

舌脉　苔薄，舌肌萎缩伴有颤动，伸舌左斜，脉细。

辨证　肝肾两虚，精血内夺，脾运失健，肌肉失养。

诊断　运动神经元疾病。

痿证。

治法　补益肝肾，填补精血，益气健脾。

方药　生熟地 9 克（各）、当归 9 克、赤白芍 9 克（各）、炒川芎 4.5 克、潞党参 9 克、炒白术 9 克、炙甘草 3 克、制黄精 9 克、枸杞子 9 克、炙龟板 15 克、鹿角片 9 克、青陈皮 9 克（各）、香谷芽 12 克、怀牛膝 9 克。（14 剂）

随访　上方连服月余，自我感觉好转，此后原方略有加减，继续服用。半年后，左侧上下肢肌力逐渐好转，1 年后弃拐行走，2 年后逐渐恢复工作，其后十余年多次随访，患者骑车上班，行动一如常人。

按语　运动神经元疾病，中医当属“痿症”论治。患者面瘫，肢体肌肉萎缩呈进行性发展，累及筋骨，行走艰难。此肝脾肾三脏俱虚，精血内夺，督脉空虚而致。故以补肝益肾健脾为治。方中潞党参、炒白术、制黄精、炙甘草皆益气健脾，配生熟地、当归、芍药、怀牛膝、枸杞子以补益肝肾，滋养精血，复加龟板、鹿角之善通任督两脉，调补阴阳的血肉有情之品，参入理气的青陈皮，活血的川芎，和胃的香谷芽，以使其补而不滞。脾胃健则能化生水谷之精微，输布四肢百骸，充养肌肉。肝肾盛则髓海充，精血足，筋骨健壮，痿证渐愈。

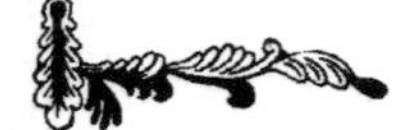

6. 进行性脊肌萎缩

乐某　男　18 岁

初诊　1979 年 1 月 24 日

主诉　左侧上、下肢肌肉萎缩一月余。

病史　左侧上、下肢肌肉萎缩一月余，呈进行性，胸肌亦见萎缩，遇寒则手指挛急，肢体乏力，痰稠，本院神经科诊断为进行性脊肌萎缩症，某医院诊断为侧索硬化症。

舌脉　舌苔白腻，脉濡细而滑。

辨证　痰湿中阻，气血不足，营血运行不利，筋脉失养。

诊断　进行性脊肌萎缩。

　　　痿证。

治法　和营通络而化痰湿。

方药　生黄芪 9 克、炒党参 9 克、炒当归 9 克、赤白芍 9 克（各）、炒白术 9 克、楮实子 9 克、炒川断 15 克、枸杞子 12 克、制狗脊 15 克、指迷茯苓丸 9 克（包）、陈胆星 3 克、制半夏 5 克、炒陈皮 5 克。（20 剂）

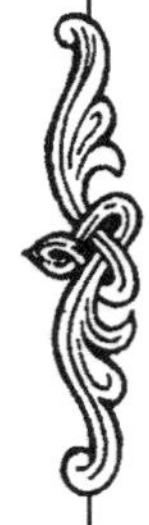

二诊　2 月 14 日

症情尚稳定，手指挛急较减，痰略减少，乏力，苔薄白腻，脉濡细，再守前法。

处方　上方加杜仲 9 克。

随访　服药 3 个月，手指挛急已减，下肢较前有力，肌肉萎缩有所控制，上法减少化痰之品，参入补骨脂、仙灵脾、陈木瓜、红花、丹参等补益肝肾，活血通络之品，以图功效。

按语　本案痿证，病起缓慢，由气血不足，肝肾亏虚，痰湿阻络所致。故以参、芪、归、术、芍等益气和营，楮

实、枸杞、川断、狗脊补益肝肾，配合二陈、胆星、指迷茯苓丸以化痰通络。后期进一步加入丹参、红花活血通络，病情获得控制。

7. 小脑共济失调

杨某　女　60岁

初诊　1980年10月7日

主诉　语言欠清，步态不稳一年余。

病史　患者去年八月份起下肢萎软乏力，走路飘浮感，步态不稳，语言欠清，上肢活动不能自主，夜卧欠安，外院诊断共济失调。

舌脉　苔薄腻，脉细。

辨证　肝肾亏损，痰瘀阻络，络脉不和，筋脉失养。

诊断　小脑共济失调。

痿证。

治法　益肝肾，化痰瘀，通络脉。

方药　丹参9克、赤白芍9克（各）、生白术9克、泽泻15克、茺蔚子9克、干菖蒲5克、炙远志3克、广郁金9克、淮牛膝9克、枸杞子9克、炒川断15克、制狗脊15克、陈胆星3克、桃仁5克、指迷茯苓丸9克（包）。（18剂）

二诊　11月25日

走路飘浮感略有轻减，而下肢仍萎软乏力，语言不利，脉细苔薄腻，治守上法。

处方　上方去枸杞子加制半夏6克、陈皮5克。（50剂）

三诊　1981年1月20日

叠进益肝肾，化痰瘀，和络脉之剂，症情已有改善，语言较清，下肢飘浮感好转，步态较稳健有力，脉细，苔薄腻，肝肾两虚，痰瘀逗留，仍守上法，兼佐养肝荣筋，地黄

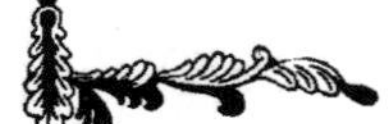

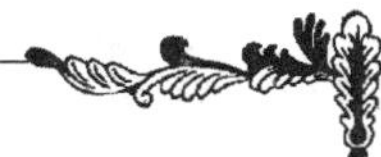

饮子加减。

处方　丹参 12 克、生白术 9 克、巴戟肉 9 克、枸杞子 9 克、炙远志 5 克、干菖蒲 5 克、淮牛膝 9 克、炒川断 15 克、制狗脊 15 克、炒生地 12 克、炒白芍 9 克、炒桑枝 12 克、制半夏 6 克、炒陈皮 5 克、广郁金 9 克、指迷茯苓丸 9 克（包）。（18 剂）

随访　以本法调治至 7 月 14 日，症情一直平稳，肢体活动较利，尚能自主，步态已稳，语言亦清。

按语　共济失调，步履不稳，此痰浊上蒙，清阳被扰，故治拟泽泻汤合菖蒲、远志、郁金、胆星、指迷茯苓丸等化痰开窍，然究其根本总由肝肾亏虚，络脉失和。自应佐以补益肝肾，化瘀通络，守法服用百余剂，症情改善，获得良好效果。

肺 病 门

咳嗽辨证治要

咳嗽是临床上最常见的症状之一，以咳嗽为主诉而来诊治的患者占来院求诊病人的很大比例。下面介绍我们以中药治疗咳嗽为主病证的认识和体会。

咳嗽很常见，很普通，但又是病机复杂，变化多端，容易失治、误治的证候。其发病与肺的关系最为密切，但是又涉及内外多方面因素。凡是外而感受六淫之邪，内而由于五脏六腑病变的影响都可令人咳嗽。所以说咳嗽不止乎肺，亦

不离乎肺，这是对咳嗽的最基本认识。

历代文献中，曾有人对咳嗽分列得十分仔细，结合临床体会把咳嗽归为外感、内伤两大类辨证论治，可以起到纲举目张的作用。

因外邪侵袭，肺卫受感，肺失宣肃而发生咳嗽者，即属外感咳嗽。外感咳嗽多有明显的致病原因，病起较急，病程尚短，常兼表证，多属实证。

因脏腑病变，功能失调，累及于肺脏而发生咳嗽者，即属内伤咳嗽。内伤咳嗽一般病起缓慢，病程较长，久而不愈，反复发作，多属虚实夹杂或虚证。

外感咳嗽日久不愈，可损伤脏腑发展成为内伤咳嗽。内伤咳嗽，由于正气渐虚，易受外邪，往往在外感诱因的促发下使咳嗽加重。因此外感、内伤常相互交叉发生在某一患者身上，需要认真地分辨标本、表里、寒热、虚实，才能更好地对症下药。

一、外感咳嗽

感受六淫外邪都能导致咳嗽，但风为百病之长，所以外感咳嗽多由风邪为先导，兼夹其他外邪而致病。肺的主要功能是司呼吸，管理人体“气”的升降出入，因此肺气必须通畅。当外邪或从皮毛，或由口鼻经咽喉犯肺时，则肺气壅遏，不能正常宣发肃降，为了畅通肺气，排除病邪，于是气机上逆，出现咳嗽咯痰的保护性反射。

外感咳嗽由于季节的变化，感邪的不同，体质的强弱，临床表现亦可因人而异，常见的有：

风邪夹寒而致咳嗽，其表现是咳嗽，痰稀色白，喉痒，或伴气急，或恶寒，发热，头痛，骨节酸重，鼻塞流涕等

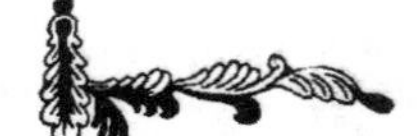

症状。

风邪夹热而致咳嗽，其表现是咳嗽不爽，痰黄或黄白相兼、质稠，咽痛，喉痒，或兼发热，口干，头痛，鼻塞等症状。

燥邪犯肺而致咳嗽：这类咳嗽在秋燥季节尤为多见。临床上见咳嗽痰少，咳痰不利，口干咽燥，久咳胸痛，常兼面红，烦热，喜饮等症。

对于外感咳嗽的治疗宜因势利导，疏散外邪，宣通肺气为原则。可以止嗽散（荆芥、桔梗、紫菀、百部、白前、陈皮、甘草）作为外感咳嗽基本方加减治疗。止嗽散组方比较平和，不过寒过热过腻过燥，既开又降，故用于肺失宣发肃降而致咳嗽喉痒，咳痰不爽有较好的止咳化痰效果。方中荆芥性味辛平疏风解表，风寒风热均宜应用。桔梗的宣肺祛痰作用较好。量多可有恶心等副作用。甘草和中，甘桔配合又利咽喉。紫菀、百部、白前三药合用能起到较好的化痰止咳协同作用。配伍陈皮可调畅气机。表证明显加苏叶、防风解表。风邪袭肺，喉痒不适常加炙僵蚕、牛蒡子以疏风宣肺。

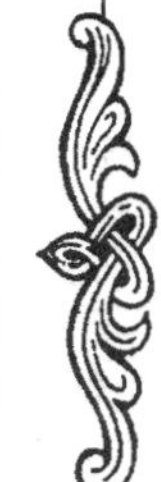

感风寒的尚可配伍麻黄、杏仁、射干等辛开肺气，止咳化痰。

感风热的常配伍桑叶、桑白皮、前胡、象贝母、银花、连翘之类清热泄肺化痰止咳。肺热明显时黄芩、野荞麦根、佛耳草均可选用。

燥邪犯肺则需润肺止咳常以沙参、麦冬、桑白皮、杏仁、贝母合止嗽散治疗。

风寒、风热咳嗽体质较壮实者亦可以三拗汤（麻黄、杏仁、甘草）作为基本方。另外，参苏饮、清肺汤对体弱之人外感咳嗽亦可酌情选用。

二、内伤咳嗽

指先有脏腑功能失调，进而累及于肺引起的咳嗽。内伤咳嗽的病机比较复杂。但与痰、火、虚的关系较密切。中医说："肺为贮痰之器。"当脾胃运化失常，不能输布水谷精微时，则生湿生痰。痰湿壅遏肺气则导致咳嗽。当肝气郁结，疏泄失常，郁火上炎犯肺，肺失清肃，亦会引起咳嗽。虚证方面，以阴虚为常见。阴分亏虚，肺失滋润，肺气上逆，于是咳嗽。

内伤咳嗽的临床表现：

痰湿咳嗽：常见咳嗽痰多，痰色白而质稀，吐痰较爽利，痰出则咳止，或兼见胸脘胀闷，饮食减少，四肢乏力等症。痰湿夹热时，痰色黄，质稠而排出困难，或痰中带血，并见口干而苦，咽痛不适等表现。

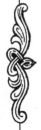

火郁咳嗽：常见咳嗽气逆，咳则连声，或痰中带血丝，性情急躁易怒，烦热，口苦，面红，咽干，或咳则痛引胸胁等。

阴虚咳嗽：常见咳嗽久久不止，痰少而黏，口干咽燥，或见潮热，咯血，盗汗，胸痛等，形体多数消瘦。

治疗方面：痰湿咳嗽主要以二陈汤（半夏、陈皮、茯苓、甘草）加减健脾燥湿，化痰止咳。其中半夏一药，湿痰用制半夏，夹热则用竹沥半夏。

以痰湿为主的咳嗽亦可选用半夏厚朴汤。内有痰饮，兼外感风寒则小青龙汤内外兼治每获良效。

火郁咳嗽的治疗主要是降火清肺，化痰止咳，可用泻白散（桑白皮、地骨皮、甘草、粳米）合黛蛤散（青黛、蛤壳）加减治疗。当患者火郁，痰湿兼见，体弱者可选用麦门

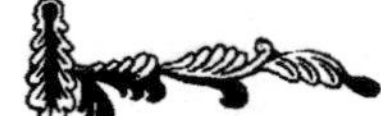

冬汤。体质强壮又兼胸痛则选用柴胡陷胸汤。

阴虚咳嗽以养阴清热，润肺止咳为原则，可以百合固金汤（生地、熟地、麦冬、贝母、百合、当归、芍药、甘草、桔梗、玄参）加减。

内伤咳嗽在临床上交叉出现的机会比较多见，治疗上要注意兼顾。

内伤咳嗽尚有因肺肾气虚，不能清肃摄纳而致咳嗽的。有因心气痹阻，肺气不利而致咳嗽的。但这些病症往往以气急喘促为特征。

三、最后再提两点

1. 宣泄和收敛的问题

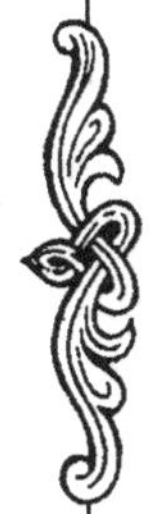

肺气失于宣畅是外感咳嗽的关键，因此宣畅肺气，化痰顺气为治疗准则，此时大忌敛肺止咳。若病初起即投收敛的药物，则令痰吐不爽，肺气不畅，外邪内郁留恋，咳嗽反而迁延不愈。当然宣肺疏散亦不应太过，过则伤人正气，体弱者尤需谨慎，否则反复感邪，病情时好时差，易向慢性发展。

收敛止咳药物可分为两类：

一类如款冬、川贝母等。这一类药主要是润肺止咳，收敛作用并不太强，因此急性期过后配合他药，或在外感咳嗽后期亦可应用。

另一类如五味子、乌梅、罂粟壳等收敛镇咳作用较强，在邪实未清之时应当慎用或需要很好的配伍，但咳嗽后期，病邪已清，咳痰亦愈，此时应用这些药物，有起到收功的作用。

2. 咳嗽临床有些征象如白天重者多属热，属燥。夜间重

者多属虚，属痰。痰出清稀者多属寒，属风。黏稠者多属热，属燥。色白者多属寒，色黄者多属热。咯吐不爽者多属燥热阴伤。足供辨证参考。

四、医案选录

慢性支气管炎（咳嗽）

许某　女　49岁

初诊　1982年3月18日

主诉　咳嗽痰多。

病史　咳嗽数载，每值秋冬频发，易感冒，近来咳嗽加剧，痰多浓稠，咽干，胸闷，大便带溏。

舌脉　苔薄黄，脉细滑。

检查　胸片示：慢性支气管炎。

辨证　脾虚痰湿滋生，肺气失于宣肃。

诊断　慢性支气管炎。

　　　咳嗽。

治法　肺脾同治，肃肺止咳以治标，健脾运中以杜痰。

方药　水炙桑皮12克，冬瓜子9克，甜杏仁9克，野荞麦根30克，水炙款冬9克，炙百部9克，天竺子5克，佛耳草15克，生白术9克，香扁豆9克，云茯苓9克，生甘草3克，炒楂曲9克（各），香谷芽12克。（7剂）

随访　以上方加减，治疗三周，咳嗽已止，浓痰明显减少，便溏亦结，胸片复查（–）。

按语　患者痰饮素盛，秋冬气候转寒，易感外邪，咳嗽频作。盖“脾为生痰之源，肺乃贮痰之器”，本案肺脾同治，即标本同治之意。方中百部、款冬、杏仁入肺治咳；白术、扁豆、茯苓、陈皮健脾助运以杜痰之根；桑皮、野荞麦根、

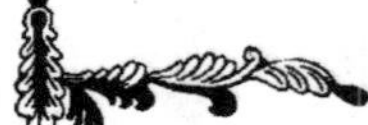

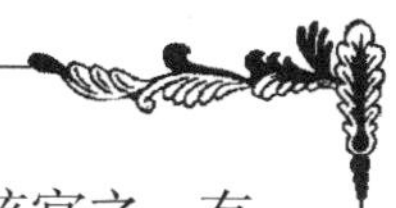

佛耳草清泄肺金之热。天竺子性平味带酸涩，久咳宜之，有文献记载，谓本品有毒，故剂量不宜过大。本例久咳治获佳效，足以证实“治咳当责之于肺，非独肺也”之说颇有临床实际意义。

中医对支气管哮喘的辨证举要

支气管哮喘，即中医学所称的“哮证”与“喘证”。临床以喉间带哮鸣音的呼吸急促为特征。一般和家族性、遗传性的禀赋有关。往往于童稚起病，以后每遇气候变化，疲劳过度，饮食不当，起居失宜等因素而诱发。秋冬季节最易发病，其次是春季，夏令多能缓解，部分则常年反复发作。

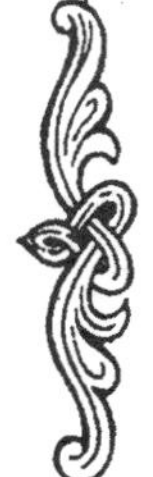

哮证的形成，主要由于肺脾肾三脏俱虚，通调及温运的功能减弱，水谷不化精微，孳生痰湿，若再感受外邪引动内伏的寒痰或热痰壅聚，痰随气升，气被痰阻，遂发为哮证。故症见呼吸困难，呼气延长，伴哮鸣，咳嗽，痰多呈黏液或稀涎样，咯吐不利，必俟痰涎咯出，可短暂平息，须臾又作。甚至张口出气，两肩高耸，心跳心慌，额汗淋漓，目胀睛突，面唇青紫，神情烦躁，十分痛苦，每次举发持续数分钟，数小时或数日不等。迁延日久，正气损伤，虽在缓解期，亦常有轻度咳嗽，痰稠哮鸣，胸闷气急，以及自汗畏风，形瘦疲乏，腰酸浮肿等表现。

辨证论治，发作期应区分冷哮与热哮，缓解期宜观察患者的体质及脏腑虚损状况，加以调治。力求减少和控制其发病。

一、发作期分冷热

由于痰气相搏是引起哮喘的关键。故发时治标以宣肺豁

痰为重点，但需根据证候寒热之属性，或宣肺散寒，或宣肺清热。

1. 冷哮 常因寒痰留伏，肺失宣肃所致。

主症 初起恶寒发热，无汗，头疼，鼻痒。时流清涕，咳嗽气急，继则胸膈满闷，喘促加剧，喉中哮鸣有声，咳吐稀痰，不得平卧，俯伏方舒，面色苍白或青灰，背冷，舌质淡，苔白滑，脉象浮紧。

治法 宣肺散寒，豁痰平喘。

方药 小青龙汤加减。麻黄 5 克、桂枝 5 克、细辛 3 克宣肺平喘；苏子 9 克、杏仁 9 克（去皮尖）、紫菀 9 克止咳降逆；半夏 9 克化痰；甘草 3 克和中。水煎二汁，分上下午温服。

痰多稀薄色白者，加干姜 3 克；咳喘有汗者，加五味子 3 克；喉间痰鸣如水鸡声者，加射干 5 克。

2. 热哮 常因热痰交阻，肺失宣肃所致。

主症 发热有汗，头痛，呼吸急促，喉间带哮鸣音，胸高气粗，张口抬肩，不能平卧，咳嗽阵作，痰黏色黄，不易咯出，面赤烦闷，口渴喜饮，舌质红，苔黄腻，脉象滑数。

治法 宣肺清热，化痰降逆。

方药 定喘汤加减。麻黄 5 克、杏仁 9 克（去皮尖）宣肺平哮；苏子 9 克、桑皮 15 克降逆定喘；款冬 9 克、半夏 9 克止咳化痰；黄芩 9 克、甘草 3 克清热除烦。水煎二汁，分上下午温服。喘剧加大地龙 9 克、葶苈子 9 克（包）；咳甚加象贝 9 克、前胡 9 克；痰多加鱼腥草 30 克、冬瓜子 30 克；如痰热壅盛阻塞气道，喘息急促者，另用猴枣散，一日二次，每次 0.3 克，温开水送服。

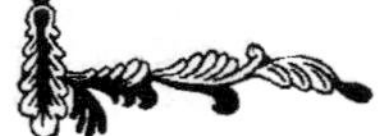

二、缓解期分脾肾

由于“肺为气之主，肾为气之根”，“脾为生痰之源，肺为贮痰之器。”故平时治本，应结合病程、症情及体质禀赋，采用养肺、健脾、补肾等法。

1. 肺脾两虚 常因禀赋不足，脾弱无以养肺所致。

主症 面色㿠白，恶风自汗，咳嗽气短，痰涎清稀，食少，便溏，浮肿，易感外邪，引发哮喘，舌质淡，苔白，边有齿痕，脉象濡弱。

治法 养肺固卫，健脾运中。

方药 玉屏风散合六君子汤加减。党参 9 克、白术 9 克健脾养肺；黄芪 9 克、防风 9 克固表止汗；半夏 9 克、陈皮 9 克化湿祛痰；杏仁 9 克、百部 9 克治咳平喘；桂枝 6 克、芍药 9 克调营卫；神曲 9 克、谷芽 12 克和胃肠。水煎二汁，分上下午温服。浮肿加茯苓皮 15 克，便溏加建莲肉 9 克。

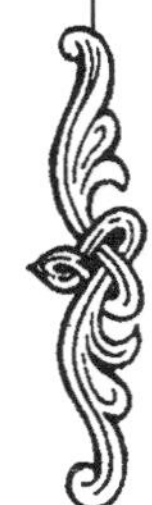

2. 肺肾俱亏 常因哮喘久发，肺病久必及肾所致。

主症 头晕耳鸣，形寒气怯，咳嗽痰多，动则喘息，腰膝酸软，舌质淡，苔薄，脉象沉细。

治法 益气敛肺，补肾摄纳。

方药 白术 9 克、怀山药 9 克、香扁豆 9 克健脾益气；杏仁 9 克、五味子 5 克、胡桃肉 9 克敛肺平喘；附子 9 克、肉桂 5 克、补骨脂 9 克温肾摄纳；萸肉 9 克、杞子 9 克、熟地黄 9 克养阴滋填。水煎二汁，分上下午温服。气逆加旋覆花 9 克（包）、海浮石 15 克；如体虚气怯，喘嗽不已，另用生晒人参、蛤蚧（去头足）等分，研成粉末，一日二次，每次 3 克，温开水送服。

哮喘发作期或缓解期，在进服汤药的同时，尚可配合针

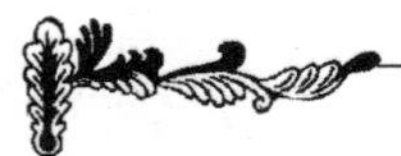

灸疗法。

实证宜针刺，常用穴位有大椎、身柱、风门、肺俞、丰隆、膻中、曲池、合谷、外关、商阳、鱼际等。虚证宜灸，常用穴位有肺俞、璇玑、膻中、天突、复溜等。

上述穴位，需按病情选取。

此外，哮喘缓解期，采用穴位埋线或白芥子涂法，亦有减轻症状，防止发作的效果。

1. 穴位埋线法　选择定喘、大推、肺俞、厥阴俞、中府、尺泽等穴。埋植羊肠线，每 20~30 天一次，需连续数次。

2. 白芥子涂法　白芥子（研末）、延胡索各 30 克，甘遂、细辛各 15 克，再加入麝香 1.5 克，研末杵匀，姜汁调涂肺俞、膏肓、百劳等穴，十日一换，最好在夏月三伏天涂治。

哮证是一种顽固难治的疾患，病程颇长，反复举发，根深蒂固，难求速愈。发作期应积极治疗。缓解期应抓紧时间，认真服用调理扶正的汤药，或针刺、艾灸。慎起居，节饮食，注意劳逸结合。并坚持适当的体育锻炼，如太极拳、练功十八法等。以增强机体抵抗能力，减少发作，部分病人可望获得根治。

三、医案选录

李某　女　65 岁

初诊　1989 年 9 月 22 日

主诉　咳嗽气促，不能平卧。

病史　有慢支喘息病史，时值初秋，寒暖失常，咳嗽加剧，痰多泡沫黏稠，伴有气促，不能平卧。

舌脉　舌淡红，苔薄腻，脉滑数。

检查　二肺呼吸音较粗，闻及散在哮鸣音，胸透示：二

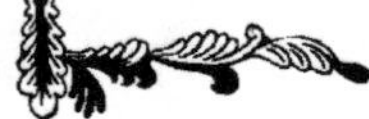

肺纹理增生，慢性支气管炎，肺气肿。

辨证　痰热内阻，肺气肃降无权。

诊断　慢性支气管炎（喘息型）、肺气肿。

咳嗽、哮喘。

治法　化痰清热，降气平喘。

方药　水炙桑皮12克、炙苏子9克、杏仁9克、海浮石15克、旋覆花9克（包）、炙款冬9克、黄芩9克、佛耳草15克、生甘草3克、制半夏6克、炒陈皮6克、生白术9克、水炙麻黄6克。（3剂）

二诊　9月25日

药后咳减痰少，气促胸闷较减，夜间仍有哮鸣，不能平卧，脉滑数，苔薄腻。高年肺肾二虚，痰热内阻，肺气失降，肾不纳气。再拟前方佐以补肾纳气。

处方　水炙桑皮15克、水炙苏子9克、旋覆花9克（包）、海浮石15克、佛耳草15克、炙款冬9克、甜杏仁9克、制半夏5克、白术9克、紫石英15克、补骨脂9克、香谷芽12克。（3剂）

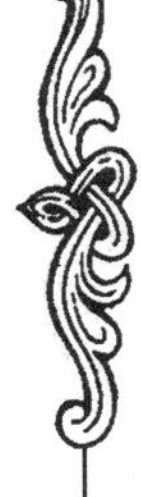

随访　患者药后咳喘均见减轻，夜间尚能平卧，体检：二肺未闻及哮鸣音，胸透示：慢性支气管炎，肺气肿。调治半月，临床症状基本缓解。

按语　《丹溪心法·喘篇》指出："凡久喘之证，未发宜扶正气为主；已发应祛邪为主"，本例素有喘疾夙根，感邪之后，外邪引动痰饮，留恋于肺，肺气肃降无权，痰热交阻，随气而逆上，咳喘频作，故治当化痰清热，降气平喘以驱除外邪而复肺气清肃之令。方中桑皮、黄芩、佛耳草清肺泄热，杏仁、制半夏、陈皮化饮除痰，痰除则气道通畅；苏子、旋覆花、海浮石、紫石英，均具平喘纳气之功，故二诊之后，

症情渐见平稳，夜间哮鸣音消失而能平卧。盖治疗哮喘之疾，须按病情之轻重缓急而施治，大凡“发则治上，缓则治下，在上治肺胃，在下治脾肾，未发宜扶正，已发则祛邪，若欲除根，必须坚持服药，倘一曝十寒，终无济于事也”。

心 病 门

中医临床对冠心病证治的探讨

冠状动脉粥样硬化性心脏病（以下简称冠心病）是中老年临床常见的心脏疾患。虽然，中医学由于历史条件的限制，还不可能运用现代科学方法诊断出冠状动脉粥样硬化的病变，但文献足征，根据马王堆女尸的发现，冠心病的疾病史，可追溯到秦汉以前。因此，古代医籍对冠心病的某些症状、证候、病因、治法、方药，已有不少记载。后世医家继续增补，逐步提高。新中国建立 50 年来，通过中西医结合，在医疗工作中，积累了更为丰富的辨证论治经验和有效方药，现整理归纳，并就个人的实践体会，进行探讨。

一、证候的认识

《素问·脏气法时论》：“心病者，胸中痛，胁支满，胁下痛，膺背肩甲间痛，两臂内痛。”

《灵枢·厥病》：“厥心痛，痛如以锥针刺其心……色苍苍如死状，终日不得太息。”又“真心痛，手足青至节，心痛甚，旦发夕死，夕发旦死。”

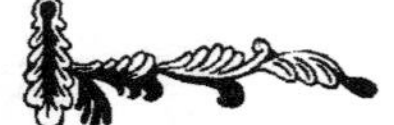

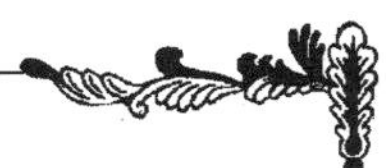

《素问》清楚地指出痛的部位在胸中、胁下，并放射到肩胛间及两臂内侧，分明是心绞痛。《灵枢》所称则近似心肌梗死。“色苍苍如死状”“手足青至节”不言而喻，是冠心病循环衰竭的表现。

然而这些论述，只是描述了冠心病的症状特征，还没有形成证候的概念。

汉·张仲景继承了前人的经验，始结合病因、病理，肯定了胸痹的证候，并在他撰著的《金匮要略》里专列“胸痹心痛短气病脉证治篇”，对胸痹的证治讨论得非常详尽，首先提示了胸痹的病因、病理，由于阳虚，如说“夫脉当取太过不及，阳微阴弦，即胸痹而痛，所以然者，责其极虚也，今阳虚，知在上焦，所以胸痹心痛者，以其阴弦故也”。同时，把胸痹的症状归纳为“喘息咳唾，胸背痛，短气”，“不得卧，心痛彻背”，“心中痞气，气结在胸，胸满，胁下逆抢心”，“胸中气塞，短气”等，他还讲到“胸痹缓急”。反映了胸痹的疾患既可缓解也容易反复发病，这和冠心病临床是完全符合的。

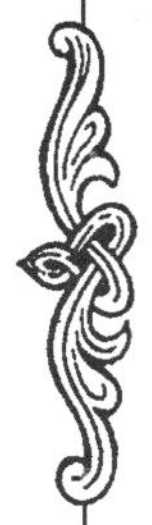

自张仲景创立了胸痹的证候，后世很多方书均支持他的观点进行辨证论治，在理论上与治法上获得了不断的充实和发展。

《千金要方》：“论曰，胸痹之病，令人心中坚满，痞急痛，肌中苦痹，绞急如刺，不得俯仰，其胸前皮皆痛，手不得犯，胸中愊愊而满，短气咳唾引痛，咽塞不利，习习如痒，喉中干燥，时欲呕吐，烦闷自汗出，或彻引背痛，不治之，数日杀人。”又“细辛散，治胸痹达背短气方。”《圣济总录》：“胸痛者，胸痹痛之类也……胸膺两乳间刺痛，甚则引背胛或彻背膂。”《医门法律》：“胸痹总因阳虚，故阴

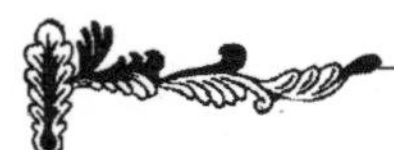

得乘之。”

众所周知，中医辨证是证因脉治的总和，我们不应该简单地将现代的冠心病与胸痹的证候相等同，治疗方面亦未能忽视心痛、心胃（脾）痛诸门的方药。但是冠心病当属胸痹的证候范畴，似无疑问。

二、病因与病机的分析

胸痹的病因、病机由于阳虚，阳虚则温运的功能减退，痰浊凝聚，阴霾气滞，血络泣涩，因而症见心前区窒闷疼痛，短气不足以息。反之，湿痰内侵，堵蔽心阳，心气失宣，亦会影响血行，产生如上的症状。浊痰夹瘀阻络，意味着冠状动脉的脂质沉积与浸润，心阳及心气痹塞，营血运行不利，意味着冠状循环血液供应障碍，心肌缺血缺氧，湿痰愈甚，阳气愈损；阳气愈衰，湿痰愈盛，二者之间，起了连锁的病理反应，所以，《金匮要略》治疗胸痹的方药，通阳与化痰并重。

但应指出，痰是病理性的产物。它可因脾胃虚弱，饮食不化精微，聚湿生痰，也可因肝胆郁热，煎熬津液而成，痰与湿孳生或与热郁蒸到一定阶段，侵入了心脏的脉络，逐渐形成了冠状动脉粥样硬化的病变，呈现胸痹的证候。

临床体会，冠心病人不是偏于痰湿，就是偏于痰热。

痰湿偏重的病例大多体质肥胖，血脂增高。痰湿潴留，其气必滞，故症状以胸闷为主。

痰热偏重的病例，大多有高血压病史，痰热胶固，络损血瘀，故症状以心前区刺痛或绞痛为主。

值得注意的是痰湿壅遏，每易化热，即使是偏重于痰湿的患者，日久往往向痰热转归。这是病理的演变。

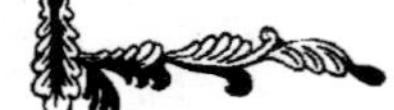

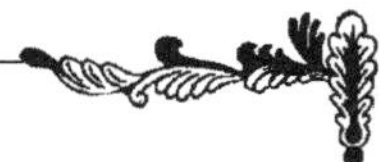

《诸病源候论》："心与小肠合为表里，俱象于火，而火为阳气也，心为诸脏主，故正经不受邪，若为邪所伤而痛即死，若支别络为风邪所乘而痛则经久成疹，其痛悬急懊者，是邪迫于阳，气不得宁畅，壅瘀生热，故心如悬而急烦懊痛也。"

张仲景或未曾观察及此，所以辨证论治只强调阳虚和痰湿，并没有照顾到痰浊瘀热的证治。还需补充，中医学对临床上出现的心悸怔忡及结促等脉象，亦颇重视痰的因素。

《伤寒明理论》："其停饮者，由水停心下，心为火而恶水，水既内停，心不自安则为悸也。"《诊家枢要》："浮结为寒邪滞经，沉结为积气在内，又为气，为血，为饮，为食，为痰，盖先以气寒脉缓，而五者或一留滞于其间，则因而为结。"

可见冠心病临床引起的心律不齐仍与痰湿有关。

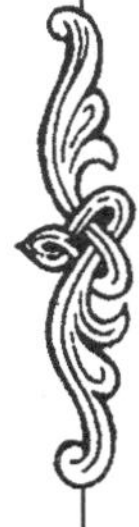

三、治法的商榷

《金匮要略》治疗胸痹证，主张通阳，宣痹，化痰，理气。

《千金方衍义》："胸痹多由寒热之邪痹着心下，故《金匮》咸以辛温散结，涤除痰垢为务。"

但是阳气痹阻，终必导致血行瘀滞，单事通阳宣痹，殊难消除络脉的积瘀，这方面治法的空白，可由后世的血府逐瘀汤和丹参饮来填补。

基于气血在生理上相互联系与病理上相互影响的特点，目前冠心病临床，综合宣痹理气，活血化瘀的治法，采取丹参注射液、复方丹参片、苏合香丸、麝香保心丸等药，对改善气滞血瘀的证候，效验十分显著。

心阳与心气的痹滞，和痰湿、痰热有关，因此，除了心肌梗死，出现亡阴亡阳的虚竭病证，滋腻养阴和甘温补气，两非所宜。而化痰的前提则应贯彻于整个治疗过程，痰湿投以半夏、陈皮、茯苓，痰热投以瓜蒌、杏仁、枳壳，每能提高宣痹理气的效价。

应该承认，宣痹理气，活血化瘀，总不过是“急则治其标”的方法，按照“治病必求其本”的更高标准，可从健脾，调肝，和营，软坚，通络的途径，选用治本的药物，这对预防冠心病的发生与发展，具有重要意义。

四、方药的应用

冠心病中医临床应用的方药，有两大范畴：

1. 宣痹化痰　宣痹即宣通痹阻的心阳，包括通阳与理气，其代表方为栝楼薤白白酒汤、栝楼薤白半夏汤、枳实薤白桂枝汤，重点在桂枝、薤白、栝楼、半夏、枳实五味中药。

桂枝：

《本经疏证》：“和营，通阳，利水，下气，行瘀，补中，为桂枝六大功效。”

薤白：

《灵枢》：“心伤宜食薤。”《本草纲目》：“治胸痹刺痛。”

栝楼，现称瓜蒌：

《别录》：“治胸痹。”《本草求真》：“栝蒌性寒，味甘寒，能除上焦伤寒，胸膈郁结痰气。”清・王璞庄云：“瓜蒌能使人心气内洞。”桂枝配瓜蒌则行阳开痹。据研究报道，瓜蒌确有缓解心绞痛及降血脂的作用。

半夏：

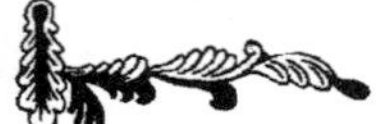

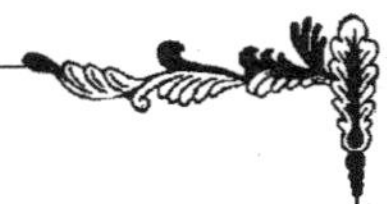

《珍珠囊》："消胸中痞，膈上痰，除胸寒。"

枳实：

《别录》："除胸胁痰癖，逐停水，破结实，消胀满，心下痞急痛。"

上述五味中药的疗效，都已为临床证实。

为了加强理气的力量，尚须增入香附及砂仁。

香附：

《本草纲目》："生则上行胸膈。"《本经逢原》："香附之气，平而不寒，香而能窜。"

砂仁：

《本经逢原》："和中行气。"

当然，要求迅速达到宣痹理气，离不开芳香温通的成药，如苏合香丸、复方丹参片、麝香保心丸、庆余救心丸等。

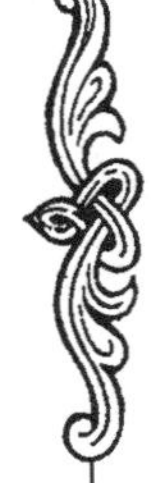

惟温燥香窜之品，动火耗气，剂量与疗程，尽需掌握，症情稳定，最好逐步递减或停撤。

2. 活血化瘀

活血药首推丹参。

《妇人明理论》："一味丹参，功同四物，能补血活血。"现代药理介绍，丹参含黄酮类化合物，会扩张冠状动脉，改变血液流变性，使全血黏度下降，这和《本草求真》"入心包络破瘀"的说法是一致的。血液得温则流畅，心前区疼痛剧烈者，可再配合当归、川芎。

当归：

《本草求真》："缘脉为血府，诸脉皆属于心，心无血养，则脉不通，血无气附，则血滞而不行，当归气味辛甘，既不虑其过散，复不虑其过缓，得其温中之润，阴中之阳，故能

通心而生血，号为血中气药。”

川芎：

《本草求真》：“气郁于血，则当行气以散血，血郁于气，则当活血以通气，行气必用芎归，以血得归则补，而血可活，且血之气，又更得芎而助也。”

化瘀药基本分二类：

一类是通过行气以化瘀，如降香、乳香、郁金、玄胡索。适应心区窒闷疼痛。

降香：

《本经逢原》：“内服能行血破滞。”

乳香：

《本草纲目》：“香窜能入心经，活血定痛。”

郁金：

《本草求真》：“此药本属入心散瘀。”《本草备要》：“行气解郁，凉血破瘀。”

玄胡索：

《本草纲目》：“活血，行气，止痛。”《炮炙论》：“心痛欲死，急觅玄胡。”

另一类是借助活血以化瘀，如红花、桃仁、没药、赤芍、参三七、蒲黄、五灵脂。适应心区刺痛或绞痛。

红花：

《本经逢原》：“少则养血，多则行血。”

桃仁：

《本草求真》：“苦能泄滞，辛能散结。”

没药：

《本草求真》：“功专破血散瘀。”

赤芍：

《本草纲目》："能行血中之滞。"

参三七：

《本草求真》："气味苦温，能于血分化其血瘀。"实验观察，参三七注射后，在降低动脉压的同时，示冠状动脉血流量增加。

蒲黄：

《本草述钩元》："治血治痛，生则能行，熟则能止。"

五灵脂：

《本经逢原》："生用则破血，炒用则和血。"五灵脂配蒲黄，即失笑散，主"产后心腹痛欲死"，配没药、玄胡、香附，即手拈散，主"血积心痛。"均给冠心病的治疗提供了很好的启发。

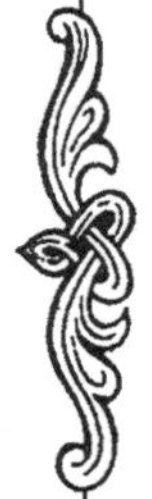

这二类化瘀药，亦当结合临床善于选择。

此外，心动过缓而脉见结代，宜仿桂枝甘草汤方意，取桂枝、甘草配党参，以益气营；心动过速而脉见结代，宜仿生脉散方意，取北沙参、麦冬合枸杞子以养阴血。均可加苦参。

在症状缓解时，则应采用丹参饮、芍药甘草汤、香砂六君子汤、指迷茯苓丸等方加减，疏通心络，调整气血，改善脾胃运化功能，祛除痰湿和痰热，防止脂质沉积与浸润，缓和冠状动脉粥样化斑块。冀能控制病情，巩固疗效。

中医中药治疗冠心病，所以会获得较满意的疗效，可能包含三个方面的作用：

（1）扩张血管，增加冠状动脉的血流量。

（2）疏通冠状动脉，防止粥样斑块的形成和促使其消退。

（3）控制症状，使心脏减少缺血、缺氧的影响，延缓病

情发展，有利于建立侧支循环。

五、医案选录

1. 虞某　男　52岁

初诊　1975年4月3日

病史　1969年起发现有早搏。近年来早搏增加，曾多次住院，此次3月28日刚从市某医院出院。目前仍时感阵发性心悸，头晕，目糊，严重时有飘浮感，肢体麻木，关节酸楚，胸闷。

舌脉　舌质淡，苔薄腻，脉细略有间歇。

检查　血压150/90mmHg～140/84mmHg，胆固醇191.5mg%，甘油三酯189mg%，β－脂蛋白760mg%，肝功能正常，肾功能：肌酐1.15mg%，尿素氮19.7mg%。心电图示：偶见插入性室性早搏。

辨证　心血不足，心阳不振。

诊断　冠心病，心律失常。

　　　心悸。

治法　补心血，益心阳，和络脉。

方药　熟附块9克、丹参12克、炒当归9克、炒党参9克、清炙草6克、赤白芍各9克、炒生地12克、麦冬9克、五味子3克、茶树根15克、炙远志3克、淮小麦30克、炒桑枝12克、广郁金9克、二至丸12克（包）。

二诊　6月19日

药后症情时好时差，近日早搏较频，有时呈二联律，心前区隐痛，神疲乏力，胸闷，肢麻，脉细代，舌质淡，苔薄腻，拟再宗前法。

处方　丹参12克、熟附块5克、川桂枝6克、清炙草

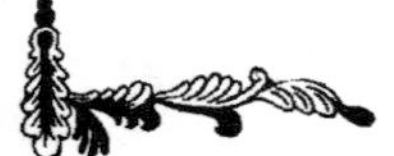

6克、赤白芍各9克、阿胶5克（烊冲）、炒生地12克、大麦冬9克、炙远志5克、炒党参9克、制黄精9克、茶树根15克、炒枣仁5克、生龙牡各15克（先煎）、淮小麦30克、二至丸12克（包）。

随访　加减服用经年，心悸渐减。

三诊　1979年6月14日

偶有早搏，气促，近日血压偏高：160/100~110mmHg，感头晕口干，脉细滑，苔薄腻，拟养心安神，佐以平肝。

处方　孩儿参12克、南沙参9克、苦参片9克、赤白芍各9克、生白术9克、生香附9克、砂仁3克（后下）、泽泻9克、淮小麦30克、清炙草3克、生槐花15克、杞子9克、钩藤9克（后下）、生石决15克（先煎）。

另：丹参片1瓶，补心丹1瓶。

随访　以后加减服药，数年来症情稳定。

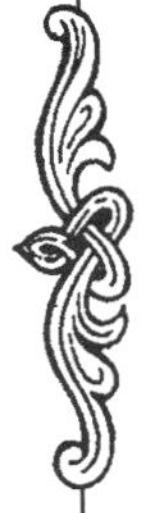

按语　冠心病而心悸胸闷，舌质淡脉细代，病由心阳不振，心血不足而致。故治以炙甘草汤合附子、黄精、二至丸、五味子等调补阴阳；枣仁、远志、淮小麦、茶树根养心安神；当归、丹参、郁金、赤白芍活血和络为治。数年后再诊，其时患者气阴不足，肝木偏旺，则为阳复之后转为阴虚；此乃阴阳转化之象，治疗当去温补之品，而从益气养阴，平肝宁心论治。

2. 杨某　男　56岁

初诊　1991年6月3日

主诉　心悸，心前区疼痛加重二周。

病史　数月前心前区压榨样疼痛，在当地医院拟诊“冠心病，急性心肌梗死”，住院治疗后症状缓解。此次二周前发热，寒战，咳嗽，心悸加重。X线检查提示右下肺炎。目

前经用抗生素治疗，热退咳减，X线复查右下肺炎已有吸收。但胸闷心悸较明显，心前区疼痛，动辄气粗，夜寐少安，用抗心律紊乱等药物，效果尚不满意，乃请会诊。

舌脉　舌质红，苔少，脉细弦而结。

检查　EKG示：陈旧性下壁心肌梗死，心律失常，频繁室性早搏。体检闻及早搏10余次/分。

辨证　气血不足，瘀滞心脉，心神失养。

诊断　冠心病，陈旧性心肌梗死，心律失常（室性早搏），右下肺炎（吸收期）。

胸痹。

治法　养心理气，佐以安神。

方药　丹参15克、孩儿参9克、川石斛9克、赤白芍各9克、水炙甘草3克、生香附9克、广郁金9克、砂仁1.5克（后下）、水炙远志3克、茺蔚子9克、生蒲黄9克（包）、炙延胡9克、淮小麦30克、夜交藤30克、抱茯神9克、苦参片5克、香谷芽12克、炒六曲9克。（7剂）

二诊　6月10日

心前区疼痛已见轻减，夜寐略安，口干，脉细时见结象，舌苔薄中有裂纹。前法续进。

处方　上方去川石斛、茺蔚子、淮小麦，加炒枣仁5克、南沙参9克，苦参改9克。（14剂）

随访　药后胸闷心悸明显好转。早搏约每分钟3次，一般情况较好，出院继续随访治疗。

按语　心肺同居膈上，属上焦。今心肌梗死，复感外邪，正如叶天士所说“温邪上受，首先犯肺”，形成心肺同病，舌质红苔少，乃热邪伤津之象，故选加清润之品，以顾两全。

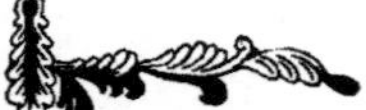

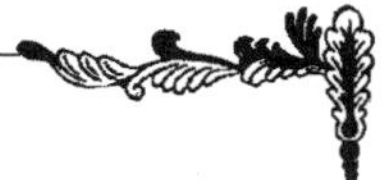

3. 张某　男　58岁

初诊　1981年9月24日。

主诉　心前区疼痛伴胸闷1周。

病史　1周来心前区疼痛，胸闷少畅，痰多，夜寐少安。

舌脉　舌苔薄腻，脉弦细滑。

检查　EKG示急性心肌梗死。

辨证　痰湿内阻，心气失宣，营血运行不利。

诊断　急性心肌梗死。

　　　真心痛。

治法　养血调营，兼化痰湿。

方药　孩儿参9克、丹参15克、桃仁9克、全瓜蒌15克、薤白头9克、制半夏5克、炒陈皮5克、枳壳9克、竹茹5克、炙远志3克、淮小麦30克、生香附9克、赤白芍各9克、清炙草3克、朱茯神9克、夜交藤30克、香谷芽12克。（5剂）

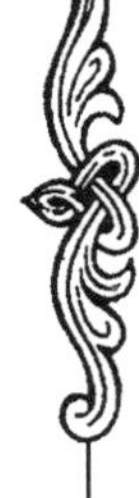

二诊　9月29日

药后心前区疼痛已减，仍感胸闷，痰出较畅，精神好转，脉细弦滑，苔薄白腻，质红，前法续进。

处方　上方去制半夏、炒陈皮。

随访　守方服用，症情稳定，胸闷心前区疼痛逐渐好转。

按语　真心痛出于《黄帝内经》。原文云："真心痛，手足青至节，心痛甚，旦发夕死，夕发旦死。"《金匮要略·胸痹心痛短气病脉证并治》云："胸痹不得卧，心痛彻背者，栝楼薤白半夏汤主之。"本案为真心痛之轻者，胸痹之类证，痰瘀交阻，心气不得畅通；故以瓜蒌薤白合温胆化痰，丹参、桃仁、赤白芍活血通络为主，兼佐养心安神治之。

4. 王某　男　52岁

初诊　1976年1月22日

主诉　突然胸闷，心前区疼痛。

病史　有高血压病史5~6年，服降压药，血压维持稳定，当日中午因与家人争吵，情绪波动，突然胸闷，心前区刺痛，伴有左侧肢体麻木，面色苍白，出冷汗。即送市第一人民医院急诊收住入院。中西医结合治疗。

舌脉　舌质紫暗，边有瘀点，苔白腻，舌下静脉曲张，脉虚弦而迟。

检查　神清，肢体活动可，心率56次/分，心音轻稍弱，心律齐，偶有早搏，血压160/90mmHg，EKG：急性膈面心肌梗死，并发完全性房室传导阻滞。

辨证　气滞血瘀，心脉痹阻。

诊断　急性心肌梗死。

　　　真心痛，胸痹。

治法　活血祛瘀，宣通心痹。

方药　（1）低分子右旋糖酐加丹参注射液8支，静脉滴注。（2）冠心苏合丸1粒，每日分2次温水化服。（3）汤药：丹参15克、川芎5克、炒当归9克、炒党参9克、赤芍15克、桃仁9克、红花3克、全瓜蒌15克、炙远志5克、淮小麦30克、制半夏9克、炒白术9克、生香附9克、广郁金15克、清炙草5克、砂仁3克（后下）。（3剂）

二诊　1月24日

心前区闷痛较减，汗出亦止，精神疲乏，大便已行，脉虚弦而缓（66次/分），舌质紫暗，苔薄腻，痰湿夹瘀阻滞心脉，气机不畅，再拟益气养心，活血化瘀，通脉宽胸。

处方　党参9克、丹参15克、川芎5克、炒当归9克、

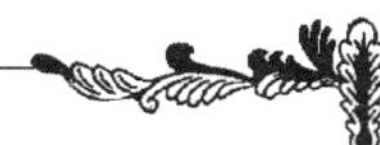

赤芍15克、桃仁9克、红花3克、全瓜蒌15克、炙远志5克、生香附9克、广郁金15克、清炙草5克、淮小麦30克、炒白术9克、砂仁3克（后下）。（3剂）另：冠心苏合丸1粒（分2次化服）。

随访　患者因急性心肌梗死入院，中西医结合治疗后，病情逐渐稳定，半月后胸闷心痛症状明显改善，共治疗39天，出院前EKG示：膈面心肌梗死（完全性房室传导阻滞完全消失），血压稳定，心率72次/分。

按语　患者以情志激动为诱因，心气失宣，心脉痹阻，瘀血夹痰浊交阻，气滞则血行少畅，心肌缺少温煦和濡养而引起梗塞，症见心前区疼痛。《素问·脏气法时论》："心病者，胸中痛，胁支满……"《金匮要略》："胸痹，心中痞气，气结在胸……"患者入院病情危急，乃瘀血痰浊闭阻心脉，急以活血化瘀，宣闭化浊以通心脉，经两天综合治疗，病情化险为夷，继服汤药巩固。方中丹参、川芎活血行瘀，瘀化则痛定，赤芍行血之瘀滞；桃仁、红花配合以助破血化瘀之力；香附、郁金理气止痛，使气行则血行；瓜蒌、远志，冠心苏合丸化痰浊而宣闭；党参、当归益气调营，淮小麦、炙甘草宁心缓急。药后血行渐畅，脉率渐增，症情获得稳定。

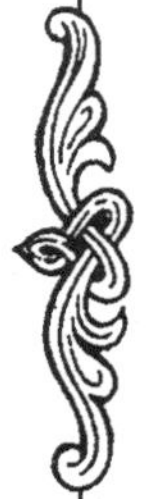

5. 叶某　男　53岁

初诊　1983年8月27日

主诉　胸闷胸痛昏厥2天。

病史　两周前游泳着凉后咽痛，鼻塞，胸痛，背痛，放射至左肩部，疼痛与活动有关，每次约数分钟至半小时，呈闷痛、胀痛，服药后无好转。2天前胸痛加重，出冷汗，晚上8时症状重现，伴昏厥，大便失禁而急诊，EKG示窦性静止，结性节律，心率40次/分。膈面心肌梗死可疑。给

予异丙肾、阿托品等治疗。现仍胸痛胸闷，神志尚清，但有时恍惚，偶或谵妄，痰多，泛恶。

舌脉　舌苔黄腻，脉虚弦，呈屋漏象。

辨证　心阳衰惫，痰湿中阻，心气虚弱，络脉痹滞。

诊断　冠心病，心肌梗死可疑，窦性静止，结性节律。真心痛。

治法　益气温阳，养心通络兼化痰湿。

方药　生晒参 6 克（另煎）、熟附块 6 克、丹参 9 克、炙远志 3 克、全瓜蒌 12 克、陈胆星 3 克、制半夏 5 克、炒陈皮 5 克、清炙草 3 克、干菖蒲 9 克、炒枳壳 5 克、炒竹茹 5 克、生香附 9 克、砂仁 3 克（后下）。（3 剂）

二诊　9 月 1 日

胸闷隐痛已见轻减，痰多，胃纳少馨，脉虚弦屋漏象好转，重按无力，苔腻较化，再守上法。

处方　上方加香谷芽 12 克，去竹茹。（3 剂）

随访　中西药治疗月余，病情稳定，以后一直门诊治疗，一年后已参加正常工作。

按语　本案脉呈屋漏象是临危之脉。《素问·平人气象论》曰："如屋之漏"；《难经·十五难》云："如水之下漏"；《四诊抉微》云："如残漏，良久一滴。"说明屋漏脉脉来极慢，是迟脉的败象。间歇不匀是结脉的延续。屋漏脉的机理是心阳衰惫，命门火衰，脾气欲绝，脉气衰败，气血运行无力。因用参附汤回阳救脱，化痰宽胸，活血通络配合，幸得转危为安。

6. 俞某　男　67 岁

初诊　1991 年 10 月 16 日

主诉　胸闷心悸多年。

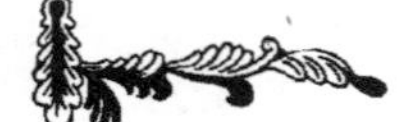

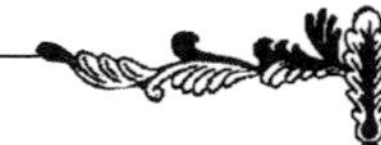

病史　有高血压、冠心、心律失常史多年，今年 3 月因心肌梗死住某医院，9 月份出院，现仍感心悸，胸闷，喉间有痰，夜寐少安。

舌脉　舌苔黄腻，边有瘀点，脉细弦。

辨证　高年心血不足，心气失宣，痰湿中阻。

诊断　陈旧性心肌梗死。

胸痹。

治法　养心调营而化痰湿。

方药　孩儿参 12 克、丹参 15 克、炒白术 9 克、炒白芍 9 克、水炙甘草 3 克、制半夏 9 克、炒陈皮 6 克、炙远志 3 克、生香附 9 克、广郁金 9 克、炒枣仁 9 克、生蒲黄 9 克（包煎）、佛手片 5 克、制黄精 9 克、象贝母 9 克、香谷芽 12 克。（14 剂）

二诊　11 月 1 日

心悸胸闷较减，喉间痰少，不耐劳累，夜卧少安，脉细缓，苔薄腻，上法出入。

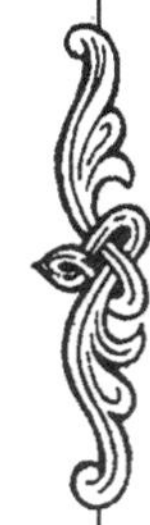

处方　上方去象贝母，加夜交藤 30 克。

随访　服药后胸闷心悸渐平，病情一直稳定。

按语　冠心病属中医真心痛、厥心痛、心痹等范畴。“胸痹”之称，出自《金匮要略》，“阳微阴弦”是其特征，阳微者胸阳不振，阴弦者阴邪偏盛，本虚标实之病。本虚者泛指心气不足心阳不振，心胸失宣；标实者，内涵痰湿、瘀血、寒邪水饮等，即宗其意而为拟方。药效可征。

病毒性心肌炎治疗刍议

病毒性心肌炎的主症为心悸，胸闷，心前区隐痛，气急，乏力。或伴发热，肌痛，关节痛，甚则出现昏厥，少尿等。其中以心悸，胸闷最为常见。临床表现轻重不一。轻者

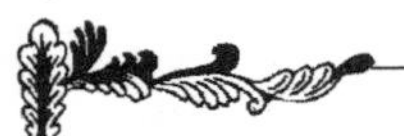

几乎无自觉症状（亚临床型）。严重的可表现为猝死，严重心律失常，心源性休克或心力衰竭（暴发型和重型）。成人病毒性心肌炎表现重型的很少，急性期死亡率低。较多地表现为各种心律失常，或出现房室传导阻滞。亦可表现心肌心包炎、心肌梗死等（轻、中型）。部分患者经充分休息和治疗获得痊愈。而为数不少的患者经治疗病情常迁延难愈，临床治疗的重点是病后长期心律失常。特别是重度心律失常的处理，以及纠正低下的免疫功能。而在这些方面，中医药的治疗意义正显得越来越重要。

一、基本的认识

早在20世纪70年代，我已开始对本病进行临床观察并从中医辨证理论，结合现代医学检测手段探索其病因、病机及治疗方药。经过多年的实践，获得了一些新的认识及较为满意的疗效。临床体会，病毒性心肌炎病起于外邪侵袭，然而风邪易散，但余邪、郁热难清。若素体心气不足则内舍于心，心神受扰遂导致惊悸怔忡。邪热久羁，心阴暗耗，犯及心脉，脉道失于宣畅则血流瘀滞。因此除了极个别的外邪直中，来势凶猛，病情危笃外，多数患者的病机是心气心阴两虚，热郁血瘀，病情反复难愈。

二、方药的提出

根据上述认识，因而跳出一般习用《伤寒论》炙甘草汤治疗的框框，主张采取益气养阴，清热活血，宁心安神的治则。拟订了由孩儿参、丹参、南沙参、苦参、水炙甘草、炒枣仁、水炙远志、广郁金、莲子心等组成的复方四参饮。方中孩儿参益气生津，健脾和中，功同人参而力薄，是补气药

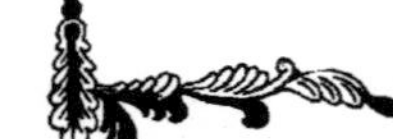

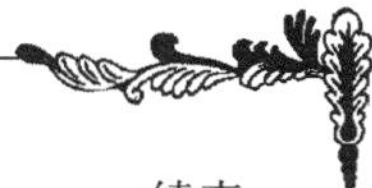

续表

中一味清补之品，气虚而兼阴分不足者尤宜。丹参夙有“一味丹参散，功同四物汤”之说。故能祛瘀调营。南沙参滋润上焦，但不恋邪为其优点。苦参古人曾提到“专治心经之火，与黄连功用相近”，现代药理亦证实可以抗心律紊乱。对湿热郁火明显之心悸作用尤佳。甘草为“可上可下，可内可外，有和有缓，有补有泄”之品，此处取其缓急和中。枣仁养心安神，乃治疗虚烦惊悸不眠之良药。远志安神定志，散郁化痰。郁金辛开苦降，芳香宣达，是血中气药，擅入心经活血通滞，可治瘀热所致的胸闷心悸。莲子心长于清心除烦。上药配合以孩儿参益心气，南沙参养心阴为君；丹参调心血，苦参清心热，甘草缓心脉，郁金通心滞为臣；枣仁宁心神，远志宁心悸为佐；莲子心除心烦为使。临床以此为基本方加减，取得较好疗效。

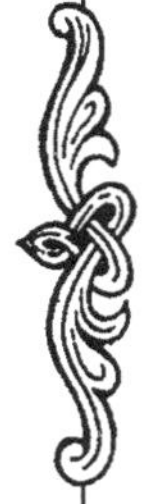

三、临床观察及验证

根据长期临床观察，认识到病毒性心肌炎是一虚实相兼之证，虚以气阴两虚为主，实以瘀热交阻常见，乃拟定复方四参饮为治疗本病基本方。为观察复方四参饮对病毒性心肌炎的疗效，我们进行了前瞻性研究，现将有关资料分析如下：

1. 诊断标准 参照 1987 年全国心肌炎心肌病座谈会制定的成人急性病毒性心肌炎诊断参考标准。

2. 一般资料 观察例数为 160 例，男性 61 例，女性 99 例。平均年龄为 33.84 ± 8.51 岁。病程＜ 6 月 56 例，＞ 6 月 104 例，平均为 2.74 例 ± 2.62 年，最长为 17 年。

3. 中医辨证分析 病毒性心肌炎以心气心阴两虚，郁热

瘀血互阻为主要病机。基于上述认识，同时为减少不同观察者的辨证误差，我们制定了辨证参考标准，见表1。

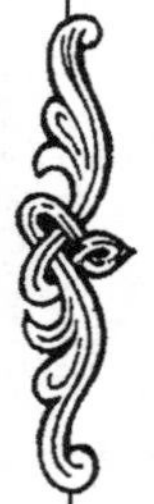

表1　病毒性心肌炎辨证参考标准

证候	主症	次症
气虚	①心悸气短动则尤甚；②神疲倦怠；③舌嫩或边周齿痕；④脉弱无力；⑤乏力	①自汗；②面色苍白
阴虚	①烦躁不安；②口干咽燥；③失眠多梦；④舌红少津	①面颊潮红；②盗汗；③脉细数
血瘀	①心前区刺痛或闷痛，痛处固定或向左臂放射；②舌质紫暗或见瘀斑或舌下静脉曲张；③唇爪紫暗	①面青；②脉涩
郁热	①烦热；②面红；③小溲黄赤；④舌红；⑤苔黄	①咽痛；②饮冷；③梦多
痰湿	①头重眩晕；②胸脘痞满；③舌苔白腻	①泛恶；②咳嗽痰多；③脉象弦滑
气滞	①胸闷或胸痛；②喜叹息；③脘胁胀满	①脉弦；②情绪抑郁

注：除心悸、脉结代之外，上述各项中，如果具备二项或二项以上主症或具有一项主症，二项次症，则被辨证认为具有该项证候。

160例患者辨证结果详见表2。

表2　160例患者辨证结果

	气阴虚	气虚	阴虚	血瘀	热郁	痰湿	气滞
例数	111	29	20	28	24	15	19
百分比	69.4%	18.1%	12.5%	17.5%	15%	9.4%	11.9%

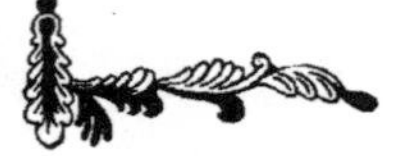

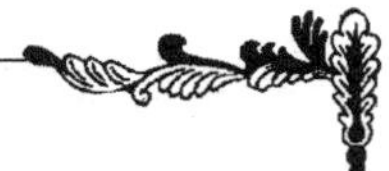

从辨证结果分析，验证了气阴不足，血瘀热郁是病毒性心肌炎的主要病机。

在我们临床观察的病例中未见明显血虚，阳虚的患者。

4. 治疗方法 所有患者服用复方四参饮，其组成为太子参、丹参、南沙参、苦参、水炙甘草、莲子心、炒枣仁、水炙远志、广郁金，由五洋药厂制成颗粒剂。撤减停用抗心律失常西药及免疫调节药物。若观察期间突发严重心律失常，可暂用利多卡因等西药，病情稳定即停用。四周为一个疗程。

5. 观察项目和方法

（1）临床症状：记录心悸、胸闷、胸痛、乏力等临床主要症状，分别以“–”“+”“++”“+++”等表示。

“+++”：症状非常明显，影响活动，不能耐受，经常发作。

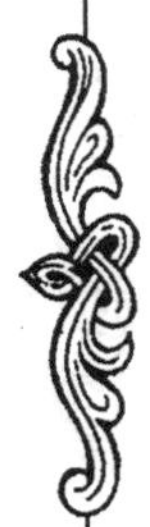

“++”：症状一般，不影响活动，能耐受，时有发作。

“+”：症状轻微，不影响活动，能耐受，偶有发作。

“–”：无临床症状。

（2）心电图和 24 小时动态心电图检查：观察治疗前后早搏的数量、性质、分布以及 ST 段、T 波的改变等情况。

（3）NK 细胞活性：参照吴氏等报道的方法，并加以改进。以 K_{562} 为靶细胞，调浓度为 5×10^4/ml，将效应细胞（外周血单个核细胞）与 K_{562} 细胞按 20∶1 混合，同时加入 ^{3}H–TdR，培养 16 小时。

结果表示：

$$\text{NK 活性（\%）} = 1 - \frac{\text{cpm（效+靶）} - \text{cpm（效）}}{\text{cpm（靶）} - \text{cpm（本底）}} \times 100\%$$

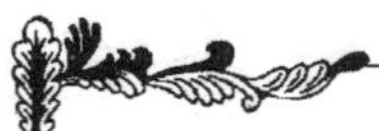

（4）T 淋巴细胞亚群检测：采用间接免疫荧光法。

6. 统计方法 采用t检验，卡方检验和直线相关检验等。

7. 疗效标准

（1）临床症状：显效：为心悸，胸闷，胸痛，乏力四个主症都有改善，其中至少有二个改善二级或消失；有效：为至少有二个主症改善一级；无效：达不到上述要求。

（2）早搏疗效：显效：24 小时早搏减少 90% 以上；有效：减少 50% 以上；无效：达不到上述标准。

四、结果

1. 复方四参饮对病毒性心肌炎症状的疗效，见表 3。

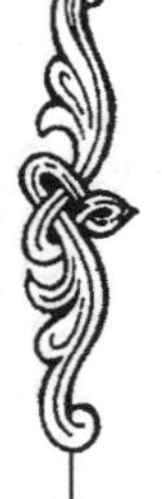

表 3 复方四参饮对病毒性心肌炎的疗效

	显效	有效	无效	总有效率
例数	76	69	15	90.6%
百分比	47.5	43.1	9.4	

2. 辨证分型与症状疗效的关系，详见表 4。

表 4 辨证分型与症状疗效的关系

	显效	有效	无效	总有效率	P 值
气阴两虚	49（44.1）%	55（49.5%）	7（6.3%）	93.7%	P > 0.05*
气虚	14（48.3%）	10（34.5%）	5（17.2%）	82.8%	
阴虚	13（65%）	4（20%）	3（15%）	85.0%	

注：“*”三组无显著差别。

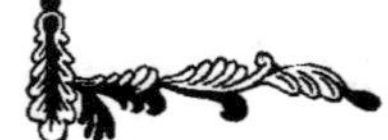

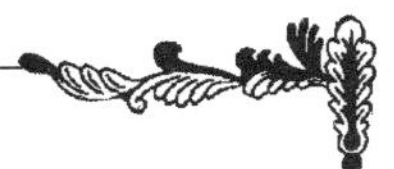

3. 病程与症状疗效的关系，见表 5。

表 5　病程与症状疗效的关系

病程	显效	有效	无效	总有效率	P 值
＜6 个月	32（57.1%）	20（35.7%）	4（7.1%）	92.9%	P ＞ 0.05
＞6 个月	44（42.3%）	49（47.1%）	11（10.6%）	89.4%	

4. 对 ST 段及 T 波的影响，治疗前有 39 例存在不同程度的 ST 压低或 T 波异常。治疗结果见表 6。

表 6　治疗前后对 ST–T 波异常的疗效

	恢复	好转	无好转	总有效率
例数	14	19	6	84.6%
百分比	35.9	48.7	15.4	

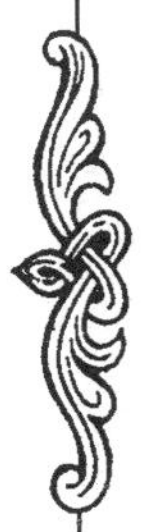

5. 复方四参饮对早搏的疗效。

有 64 例资料较完整的以早搏为主要表现的患者，其中单纯室早 43 例，单纯房早 15 例，结性早搏或混合性早搏 6 例。治疗结果见表 7。

表 7　复方四参饮对早搏的疗效

	显效	有效	无效	总有效率
例数	17	29	18	71.9%
百分比	26.6	45.3	28.1	

6. 治疗前后 NK 细胞活性和 T 淋巴细胞亚群的变化。

有 76 例测定了 NK 细胞活性，其中 32 例有前后对照；57 例测定了 T 细胞亚群，41 例有前后对照，详见表 8、表 9。

表 8 治疗前后 NK 细胞活性对照

	例数	NK 细胞活性
A：治疗前	32	23.47 ± 8.16%*
B：治疗后	32	29.93 ± 9.73%* △
C：正常值	14	42.25 ± 10.51%

注："*" A 与 C，B 与 C，$P < 0.01$；"△" A 与 B，$p < 0.05$。

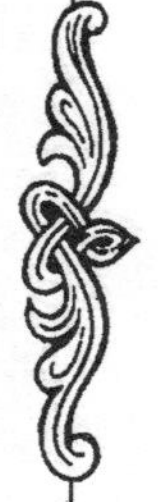

表 9 治疗前后 T 淋巴细胞亚群对照

	例数	CD_3	CD_4	CD_8	CD_4/CD_8
A：治疗前	41	62.27 ± 9.14*	31.81 ± 7.68*	30.97 ± 6.72	1.03 ± 0.27*
B：治疗后	41	65.81 ± 8.06△	35.66 ± 6.82#	31.04 ± 4.67	1.15 ± 0.19#
C：正常值	20	69.37 ± 7.54	39.81 ± 6.11	29.75 ± 3.10	1.34 ± 0.22

注："*" A 与 C，$P < 0.01$；"△" A 与 B，$P < 0.05$；"#" A 与 B，$P < 0.01$。

7. 辨证分型与细胞免疫功能的关系，详见表 10、表 11。

表 10 辨证分型与 NK 细胞活性的关系

	气阴虚组	阴虚组	气虚组
例数	49	12	15
NK 细胞活性	21.35 ± 12.67	32.72 ± 8.41*	30.54 ± 10.36*

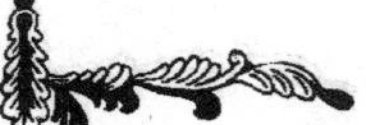

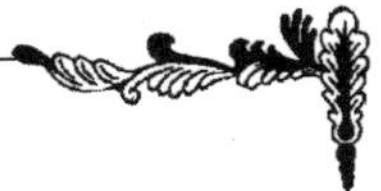

注："*"与气阴虚组比较，$P < 0.05$。

表 11 辨证分型与 T 淋巴细胞亚群的关系

	气阴虚组（n=38）	阴虚组（n=8）	气虚组（n=11）
CD_3	62 ± 6.79	63 ± 7.01	58 ± 7.33
CD_4	31 ± 4.56	34 ± 4.68*	28 ± 5.15
CD_8	30 ± 4.89	29 ± 3.23	30 ± 4.67
CD_4/CD_8	1.03 ± 0.32	1.17 ± 0.29*	0.93 ± 0.34

注："*"与气虚组比较，$P < 0.05$

8. NK 细胞活性与 T 淋巴细胞亚群的关系：

17 例同时测定 NK 细胞活性和 T 细胞亚群的患者，经直线相关分析证明 NK 细胞活性与 CD_4/CD_8 存在显著负相关性（$r=-0.63$，$P < 0.05$）。

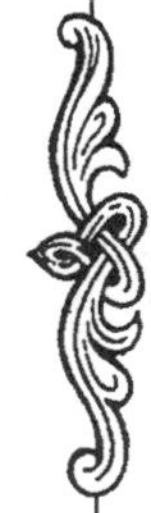

五、讨论

中医学中无与病毒性心肌炎相应的病名。在急性感染阶段，可以温病论治；若合并心功能不全，约与"心水"相仿。本病的主症是心悸，心悸的病因按传统的认识有多种多样，或因气血不足，或因阴虚内热，或因阳气不足，或因饮停心下，或因气滞血瘀。然而病毒性心肌炎所致"心悸"有其特点，其发病常在感染温热病毒之后，类似于《济生方》中"……冒风寒暑湿，闭塞诸经，令人怔忡"等记载。

在长期的临床实践中总结出本病的中医发病机制，认为是素虚之体，加以劳逸失当，情志不遂，温邪病毒乘虚入里，犯及心包脉络，耗气伤阴，心气即虚，无力鼓动血脉，滞而为瘀。本病是一个虚实夹杂之证，早期温邪病毒未清，

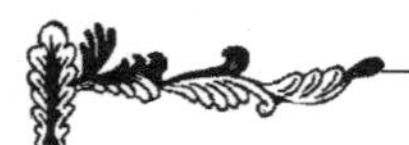

可见郁热之象，后期可见血瘀、痰湿之证。对本病的辨证强调气阴不足的依据：①多数患者发病前素体常有气阴不足之象；②温热病毒最易耗气伤阴；③气阴两虚若迁延失治，阴损及阳，则变证丛生。通过160例辨证分析，充分验证了本病气阴不足，瘀热交阻的辨证思想。

复方四参饮具有益气养阴，清热活血，养心安神之功效，符合病毒性心肌炎的基本病机。治疗结果，复方四参饮疗效显著，对症状的改善尤为明显。对于气阴两虚，阴虚，气虚等不同证型疗效无明显差别，表明复方四参饮对本病的治疗有较为广泛的适应性。同时，对病毒性心肌炎后心律失常的控制，复方四参饮也取得一定的疗效，苦参、郁金、酸枣仁等单味药都有一定的抗心律失常作用。此外，治疗后ST段及T波变化也得到显著改善，我们在实验研究中已证实复方四参饮具有抗病毒，保护心肌细胞的作用。

中医学认为“邪之所凑，其气必虚”。本研究观察到本病NK细胞活性，T细胞亚群均较正常对照组下降，表明病毒性心肌炎气阴之亏虚与机体免疫力下降或失调存在密切联系。辨证分型研究表明NK细胞活性以气阴两虚下降最明显，而T淋巴细胞亚群的失调以气虚组更显著，气阴两虚组，阴虚组CD_4，CD_4/CD_8有上升之趋势。从中医角度分析，气阴两虚要重于单纯气虚或阴虚，因此NK细胞更能反映正气之盛衰，而T细胞亚群，特别CD_4/CD_8有助于判别阴阳之消长。

我们的研究表明，NK细胞活性与Th/Ts存在着显著负相关性，即非抗原特异性的NK细胞与抗原依赖的T细胞存在着一种此消彼长的相对平衡关系。病毒感染早期NK细胞活性就从高峰下降，代之以特异T淋巴细胞出现。慢性心肌

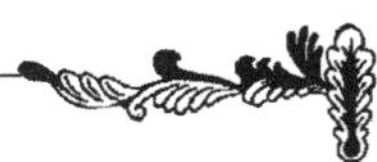

炎患者CD_4/CD_8，要高于急性期，而NK细胞活性仍明显低于恢复期。因此，病毒性心肌炎由急性期演变为慢性期，细胞免疫的改变表现为NK细胞活性的持续低下，而T细胞功能则相对亢进，符合中医正气日益受损，阴阳失衡渐甚的病机变化过程。我们的随访结果也提示了细胞免疫功能是影响本病预后的首要因素。

复方四参饮不仅提高了NK细胞功能，而且通过调节T细胞亚群，协调平衡了人机体复杂的免疫功能，从而使邪热得清，正气得复，阴阳得平。复方四参饮的这种免疫调控作用，无疑是中药治疗病毒性心肌炎的重要机制。

六、实验研究

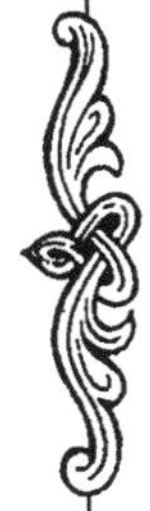

在临床观察的同时，为了探讨其机理，同时进行了动物实验研究，工作情况如下：

1. 对培养的新生大鼠搏动心肌细胞抗病毒作用的研究：本实验分四组观察：A组在感染$CoxsackB_3$病毒前10小时给予不同浓度的药液。B组在感染后1小时给予不同浓度的药液。C组为感染细胞对照组。D组为正常细胞对照组。结果提示复方四参饮对心肌细胞谷草转氨酶的释放，搏动停止，细胞病变等均有明显保护作用。尤以提前给药的一组保护作用完全。同时一定的浓度亦很重要，当浓度低于1∶2000时失去保护作用。

2. 复方四参饮对实验性小鼠病毒性心肌炎的疗效研究：把150只BALA/C小鼠分为三组。A组提前10天给药，然后接种病毒。B组为给药同时接种病毒。C组为对照组。结果我们观察到三组小鼠感染病毒后5~30天其心肌组织均有不同程度病变。尤以C组最为严重。心肌膜上有白色炎症

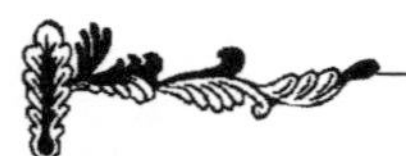

斑点。心肌细胞变性、坏死，局部组织伴有大量淋巴细胞浸润，心肌内有炎性水肿，心肌细胞内有大量嗜碱性颗粒，甚至心肌细胞断裂成片块状，大块心肌细胞坏死崩解。但是A组则病变范围小，炎症程度亦轻。B组则介于A组与C组之间。60天后A组的心肌组织样本基本恢复正常。以上说明复方四参饮对心肌细胞有保护及损伤后促进恢复的作用。特别A组的病变轻于B组，更说明有预防作用，能抗病毒对实验动物的侵害。另外心肌细胞的恢复需要有一个过程，因此提示治疗病毒性心肌炎应有一个较长的疗程。

综上所述，已进行的临床观察和实验研究，均说明复方四参饮对病毒性心肌炎的疗效，证实了中医药对防治本病的意义。

七、医案选录

陈某　女　37岁

初诊　1990年5月18日

主诉　胸闷，心悸，发现早搏13年，加剧3个月。

病史　患者于1976年8月25日突感畏寒，头痛，全身酸楚，咽痛不适，继则发热。T39.7℃经治疗后热退，但感胸闷，心悸。查EKG示心律不齐，频发室早，当时体检早搏15次/分。后经Co-A、大仑丁治疗，症情一直反复，直至后来用慢心律后早搏才稍改善。今年2月5日疲劳后又出现频繁室性早搏，用慢心律、心律平至今已近3月，症情仍未控制，时感胸闷胸痛，心悸，早搏每分钟少则5~6次，多则16~17次，头晕纳差，夜寐少安，乃收治入院。

舌脉　苔薄腻，脉细促。

检查　LDH：83U%，GOT1IU%，CPK25U%。超声心

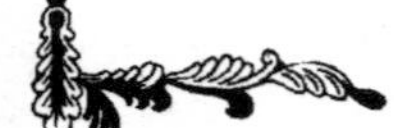

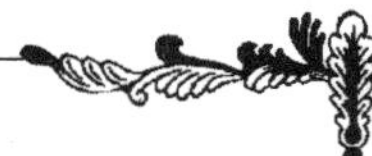

动检查正常，心功能检查正常，抗心肌抗体阴性，B超示慢性胆囊炎。

辨证　营血不足，心气失宣。

诊断　病毒性心肌炎。

　　　心悸。

治法　调营养心而利气机。

方药　丹参12克、孩儿参12克、苦参9克、南沙参9克、水炙远志3克、淮小麦30克、制黄精9克、紫石英15克、炒枣仁9克、生香附9克、广郁金9克、炙延胡9克、赤白芍各9克、水炙甘草3克、香谷芽12克。（12剂）

二诊　6月1日

心悸稍平，仍感胸闷，胃脘胀满少舒，脉细而数，促，苔薄腻，拟上法续进。

处方　上方加八月札15克、徐长卿15克、夜交藤30克、茶树根30克。（10剂）

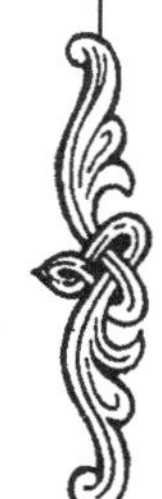

三诊　6月22日

心悸已宁，夜寐亦安，胃脘胀满渐平，苔薄腻，质略红，脉细偶促，拟前方再进。

处方　丹参9克、孩儿参15克、苦参9克、南沙参9克、水炙远志3克、淮小麦30克、制黄精9克、紫石英15克、生香附9克、郁金9克、白术9克、白芍9克、炒枳壳9克、水炙甘草5克、香谷芽12克、夜交藤30克。（10剂）

随访　住院一月余，抗心律紊乱药逐渐撤减而予中药治疗，心悸胸闷好转。早搏减少乃至消失而出院。在门诊随访数月，早搏一直未出现，以后正常生活和工作。偶尔仍有少许早搏出现，但不明显且很快消失。仍不定期地服用中药。

按语　病毒性心肌炎的恢复期、慢性期及后遗症期患

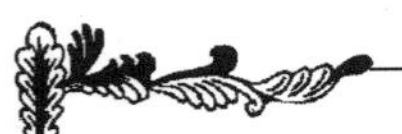

者，以心律失常为主要表现，长期临床实践体会本病以气阴亏虚，瘀热兼夹为主要病机，进一步可表现营血亏虚或痰凝气滞。治疗应以养阴清热，益气和络，宁心安神为主要治则。既协调阴阳，改善内环境，调整免疫功能；又改善心肌代谢，抗心律紊乱。从几方面综合发挥作用是中医药学治疗本病的优势。本案病程已长，营亏气滞，故从基本治则，又佐以和营理气之品，取得较好疗效。

高血压病的证治研讨

一、问题的提出

高血压过去一直以动脉血压的数值作为辨病诊断的依据，而临床则相应地致力于降压治疗，按照服药后的血压升降情况来判别疗效。

但是单纯采用降压治疗，长年累月无限期地依靠给药降压，往往只能缓解或稳定一时，如果减药，停药，血压仍会波动或反跳，甚至加剧高血压的恶性循环引起心脑血管病变的严重后果。显然，直接降压是一种不理想的疗法。

二、一个新的认识

现在已有许多医学家认识到，引起血压升高的原始动因是血流供求关系的不平衡。其中心脑肾的血流尤为重要，这三个器官的血流量很大。因此，心脑肾的血流供求不平衡，对血压升高的发生和维持起着重要作用。血压升高的不良预后，也主要表现在这三个重要器官血流供求矛盾的激化。

由此可见，高血压病的深一层本质，是血流供求的不平衡，而血压升高本身又是体内为着克服此种不平衡的代偿反

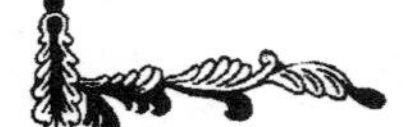

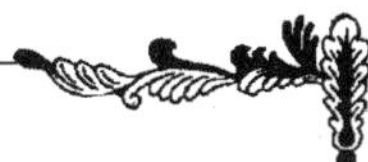

应。于是就形成了血压升高的血管反应等持续存在。治疗若从帮助改善血流供求关系，帮助血压升高所要去实现的调节机制，因势利导，促其成功，则可稳定高血压的反复激起，所以高血压病的治疗研究，应当放在全面地谋求关系的改善，应当放在扶持机体的自稳调节能力上。这一认识，无疑是和中医学的理论与辨证论治思想相一致的。

中医辨证论治的症状疗效，可能接触到高血压的深一层本质，即临床症状的改善，是和重要器官血流供求关系的改善密切联系的。它比之单求降压的治疗，更具有实际的意义。

三、中医辨证论治的优越性

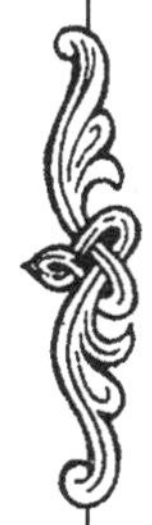

中医辨证论治的中心思想是“谨守病机，各守其属，疏其血气，令其调达”。血气的功能：不外是提供各部位物质、能量、信息的来源，保证各部分和整体正常的生理活动和防卫功能，从而实现人体阴阳自稳调节的平衡。

中医治疗八法的汗、吐、下、和、温、清、消、补，无不可视为谋求全面改善血流供求不平衡的手段。通过一个时期的辨证治疗，最终目的是实现自稳调节的正常化。

辨证论治的范例

我个人体会，高血压病之本在阴阳气血失调，其证候与治法可分肝火上炎、阴虚阳亢、阴阳两虚、风痰内扰等四类。

1. 肝火上炎证

多由将息失宜，肝火暴张所致。症见血压突高，头痛目赤，面红如醉，口干，常易躁怒，大便干结，脉弦动而数，

舌质红，苔黄或干糙。

治宜清肝泻火，凉血泄热，方用龙胆泻肝汤加减：龙胆草 10 克、夏枯草 10 克、磁石 30 克（先煎）、黄芩 10 克、赤芍 10 克、杭菊花 10 克、槐花 10 克、丹皮 10 克、莲子心 3 克。

2. 阴虚阳亢证

多由肝肾阴虚，阳亢不潜所致。症见血压增高，头晕目眩，周围景物如旋，心烦，惊悸，夜寐不安，脉细弦，舌质红绛，苔黄。

治宜育阴潜阳，宁心安神。方用杞菊地黄丸加减：大熟地 10 克、山萸肉 10 克、怀山药 10 克、茯苓 10 克、丹皮 10 克、泽泻 10 克、滁菊花 10 克、白蒺藜 10 克、羚羊角粉 0.6 克（分二次送服）。

3. 阴阳两虚证

多由肾阴虚失于濡养，肾阳虚失于温煦，浮阳上僭，少阴气厥不至所致。症见血压升高，头晕耳鸣，舌强音謇，气促，下肢偏瘫，舌质红，苔花剥，脉细带弦，重按较弱。

治宜滋阴助阳，宣窍清上。方用地黄饮子加减：熟地 10 克、巴戟肉 10 克、山萸肉 10 克、肉苁蓉 10 克、熟附块 5 克、上肉桂 1.5 克、金石斛 10 克、麦冬 10 克、茯苓 10 克、石菖蒲 3 克、远志 3 克、五味子 3 克、沙苑子 10 克。

附注：张秉成说："治中风舌喑不能言，足废不能行，此少阴气厥不至，名曰风痱，急当温之。……方中以熟地、巴戟、山萸、苁蓉大补肾脏之不足，而以桂附之辛热，协四味以温养真阳。但真阳下虚，必有浮阳上僭，故以石斛、麦冬清上；火载痰升，故以茯苓渗之。然痰火上浮，必多填塞窍道，菖蒲、远志能交通上下而宣窍辟邪，五味以收其耗散

之气，使正有攸归，薄荷以搜其不尽之邪，使风无留着，用姜枣者，和其营卫，匡正除邪耳。”

4. 风痰内扰证

多由内风夹痰，扰及清窍所致，症见血压时高，头目眩晕，胸闷痰多，上肢及手指麻木，肉瞤，两足重滞，脉弦滑，舌苔白腻。

治宜息风化痰，和营通络。方用天麻钩藤饮加减：天麻10克、钩藤10克（后下）、生石决30克（先煎）、竹沥半夏10克、炒陈皮10克、陈胆星3克、川牛膝10克、炒归身10克、桑寄生15克、桑枝15克、指迷茯苓丸10克（包煎）。

四、医案选录

虞某　男　61岁

初诊　1984年12月31日

主诉　眩晕，心悸加重一周。

病史　素有高血压，冠心病等病史。一周来头晕，目眩，心悸，寐差，平素大便略干，偶有衄血。

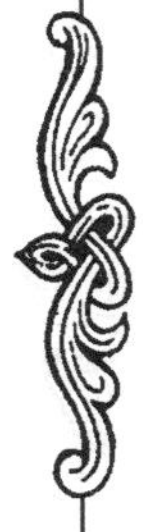

舌脉　苔薄腻，脉细弦。

检查　血压170/100mmHg。

辨证　肝阳偏亢，心神少宁。

诊断　高血压病，冠心病。

眩晕，心悸。

治法　平肝潜阳，养心安神。

方药　丹参9克、赤白芍各9克、水炙甘草3克、罗布麻叶15克（后下）、炒黄芩9克、钩藤9克（后下）、白蒺藜9克、生石决15克（先煎）、水炙远志3克、炒滁菊9克、淮小麦30克、生香附9克、广郁金9克、香谷芽12克。

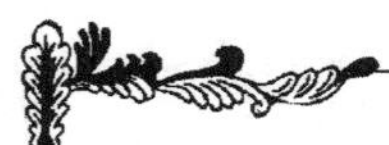

（14 剂）

二诊　1985 年 1 月 14 日

药后头晕，心悸略平，血压 150/90mmHg，近日略有鼻衄，脉细弦，苔薄腻，前法加减。

处方　丹参 9 克、仙鹤草 30 克、赤白芍各 9 克、水炙甘草 3 克、罗布麻叶 15 克（后下）、苦参片 9 克、钩藤 9 克（后下）、生石决 15 克（先煎）、白蒺藜 9 克、水炙远志 3 克、炒藕节 15 克、炒滁菊 9 克、淮小麦 30 克、广郁金 9 克、生香附 9 克、香谷芽 12 克、白茅根 15 克（去心）。（14 剂）

随访　药后衄血即止，诸症均平，乃减仙鹤草、藕节等继续服药巩固治疗。病情一直稳定。

按语　高血压的治疗从中医认识主要应协调其阴阳，阴阳平衡则升降有度。临床上辨证，以肝阳上亢为最多见，故平肝镇潜是治高血压常法。本例兼有大便干结，衄血，火热上冲之症明显，故尚应配合黄芩、滁菊、罗布麻叶以清肝降火，则肝阳平，热邪退，衄血安，眩晕宁，血压亦趋向正常。

宁脂制剂降脂减肥疗效的观察

近年来高脂血症及肥胖症患者日益增多，为治疗需要，自拟处方，定名宁脂，于 1981~1986 年间，对 90 例高脂血症患者进行降脂及减肥的临床观察，现总结报道如下。

一、临床资料

1. 选择对象　90 例均为高脂血症患者（血胆固醇＞240mg 或甘油三酯＞150mg），其中男性 76 例，女性 14 例；年龄 30~65 岁，平均 51.23 岁；体重 54~88.5kg，平均

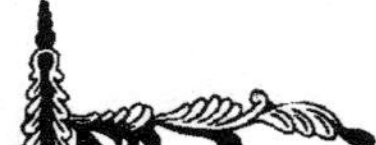

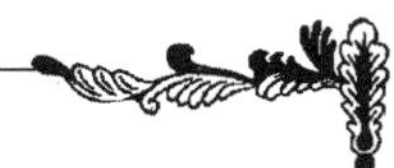

68.9kg。

2. 治疗方法 宁脂制剂由白术、陈皮、半夏、丹参等药组成（由上海中药一厂配制，剂型为片剂和口服液两种）。片剂日服 3 次，每次 8 片；口服液（每支 10ml，每次 10ml，日服 2 次。疗程 2~4 个月，服药期间，停服其他降脂、减肥药物，饮食照旧。

3. 观察方法 治疗前后分别测体重、血胆固醇（TC）、甘油三酯（TG）、高密度脂蛋白－胆固醇（HDL–C）及血尿常规、肝肾功能、血液流变性等，以观察该药的降脂、减肥效果及副作用。

二、结果

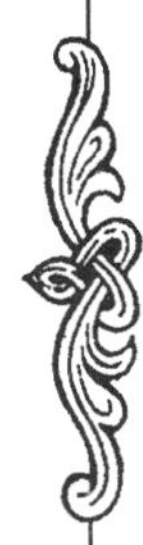

1. 减肥疗效评定标准 治疗后体重下降≥ 3kg 为显效，下降≥ 1.5kg 为有效，下降≤ 1.5kg 为无变化，增高≥ 0.5kg 为无效。

2. 疗效分析

（1）减肥疗效：90 例患者中显效 25 例（27.8%），有效 40 例（44.4%），无变化 16 例（17.7%），无效 9 例（10.0%）。90 例患者体重治疗前为 68.88 ± 8.17kg（M ± SD，下同），治疗后降为 67.17 ± 7.86kg，平均下降 1.71kg，治疗前后对比 $P < 0.01$。

（2）降脂疗效：高脂血症患者用宁脂治疗 2~4 个月，观察血脂变化，其治疗前后各项血脂变化对比，见附表。

（3）血液流变性观察：通过 44 例患者治疗前后血液流变性观察，其中全血黏度及还原黏度下降，治疗前均值分别为 4.57（比，下同），1.81；治疗后分别为 4.22、1.72，经统计学处理差异有显著性意义（$P < 0.05$），说明该药尚有改

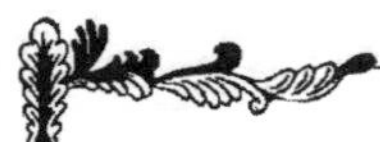

善血液黏稠状态的作用。

附表：患者治疗前后血脂变化比较（M ± SD，mg%）

	例数	TC	例数	TG	例数	HDL-C
治前	35	289.4 ± 46.6	82	307.7 ± 182.8	41	32.8 ± 7.7
治后		224.8 ± 62.3		227.2 ± 116.2		44.8 ± 13.8
t 值	35	6.11	82	4.14	41	6.48
P 值		< 0.01		< 0.01		< 0.01

3. 副作用 90 例患者治疗过程中，仅 4 例大便次数略增，每天 2~3 次，不影响服药，停药后则正常；治疗前后实验室检查结果（血尿常规、肝肾功能、心电图等）均无变化，说明本药对心、肝、肾、造血系统无明显毒性反应。

典型病例 陈某，女，39 岁，工人，专卡号 75。患者体型肥胖，1986 年 7 月初体检时发现高脂血症，TC875mg%，HDL-C2lmg%，体重 80kg，主诉胸闷乏力。7 月 15 日用宁脂口服液，治疗 2 个月后，体重 75kg，4 个月后体重为 74kg，复查血脂，TG234mg%，HDL-C35mg%，自觉症状改善，体重减轻 6kg。

三、讨论

减肥、降脂治疗日益受到国内外医学界关注，中医学认为肥胖之症，内因脾肾虚弱，气机失调，外因嗜食肥甘厚味，外源性脂质摄入过多，二者互为因果，导致运化失司，影响水谷精微的代谢，于是痰湿瘀浊滋生，脂质沉积，形成

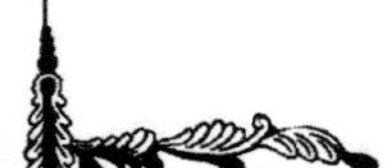

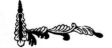

肥胖及血脂增高。

减肥的治疗，一般习用通腑泻下，利水消导等法，药后排便次数增多，体重暂减，然久服必损脾胃正气，徒治其标，难获远期疗效。我们宗“痰之化无不在脾”之旨，立足于治本，用以改善脂质代谢，而收减肥降脂之效。方中白术、陈皮、半夏等药，补脾气之不足，化痰湿之有余，再配丹参以通瘀滞，使脾运健旺，痰消瘀化，脉道畅利，脂质代谢改善，减少脂肪积聚，故临床有减肥降脂之功。部分患者停药数月后随访，体重有减无增，血脂未见增高，提示尚有远期疗效。该药药性平和，寓通于补，疗效较好而无副作用，不仅给临床提供了降脂兼具减肥较理想的中成药，并为探索高脂血症与肥胖病的病理开拓了新的思路。

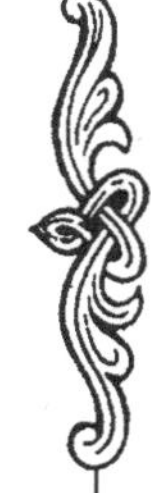

四、医案选录

陈某　女　61 岁

初诊　1981 年 7 月 8 日

主诉　胸闷、胁痛伴高血脂两年余。

病史　患者于近两年来自感胸闷乏力，喜叹息，右胁胀痛不适，胃纳一般。查血脂：胆固醇 325mg%，甘油三酯 650mg%，β 脂蛋白 1170mg%，肝功能：TTT10.9u。TFT（+），肾功能：尿素氮 22mg%，EKG 示窦房阻滞，文氏现象。形体较胖，体重 65kg。

舌脉　苔薄腻，舌质略暗，脉细弦滑。

诊断　高脂血症，冠心病。

　　　痰饮。

治法　除湿化痰，理气通络。

方药　党参 9 克、丹参 9 克、白术 9 克、茯苓 9 克、水

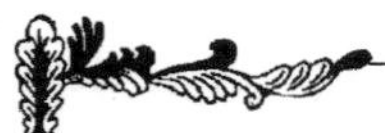

炙甘草3克、制半夏6克、炒陈皮6克、广木香3克、生香附3克、炒枳壳9克、泽泻15克、玄明粉5克（冲）、炒六曲9克。（14剂）

二诊　7月22日

药后胸闷见减，右胁胀痛亦轻，胃纳二便正常，脉细滑，苔薄腻，上法再进。

处方　上方加荷叶9克。（14剂）

随访　坚持服药四月余，自觉症状消失，寐食均安。11月30日复查：胆固醇200mg%，甘油三酯189mg%，β脂蛋白770mg%。肝肾功能已在正常范围。EKG检查亦有所好转。体重减轻为62kg。以后停药观察数月后复查血脂仍较平稳，未见明显回升。

按语　高脂血症及肥胖是冠心病等的危险因子。本病内因脾肾虚弱，气机失调，外因嗜食肥甘，摄入过多，互为因果，运化功能失司，于是痰湿瘀浊内停，脂质沉积乃成。现宗“痰之化无不在脾”之旨，立足于健脾理气，除湿化痰，脾运得健，痰浊自蠲。以香砂六君子丸及指迷茯苓丸为主，少佐丹参活血通滞，在临床上取得较好效果。而且由于从本图治，改善脂质代谢，因此作用比较稳定。

读《金匮要略·胸痹心痛短气病脉证治》有感

胸痹是指胸膈痞塞胀满，心痛是指心中疼痛，二证常相互联系。而短气则每与胸痹或心痛兼见。故《金匮要略》综合胸痹、心痛、短气病脉证治为一篇。现从温习仲景原著结合临床，谈谈个人的体会。

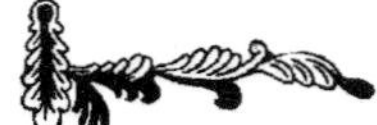

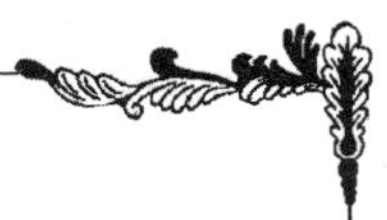

一、认识

胸痹与心痛均由上焦阳虚，阴乘阳位所致。如本论所说："夫脉当取太过不及，阳微阴弦，即胸痹而痛，所以然者，责其极虚也，今阳虚知在上焦，所以胸痹、心痛者，以其阴弦故也。"

"阳微阴弦"的解释，以《医宗金鉴》最为透彻。它说："阳微，寸口脉微也（关前为阳），阳得阴脉，为阳不及，上焦阳虚也；阴弦，尺中脉弦也（关后为阴），阴得阴脉，为阴太过，下焦阴实也。凡阴实之邪，皆得以上乘阳虚之胸，所以病胸痹、心痛。胸痹之病轻者，即今之胸满，重者即今之胸痛也。"

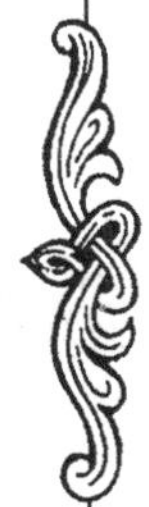

本论又提到："平人无寒热，短气不足以息者，实也。"《金匮心典》注："平人，素无疾之人也。无寒热，无新邪也，而仍短气不足以息，当是里气暴实，或痰或食或饮碍其升降之气而然。"

前条说"极虚"，着眼于本，后条说"实也"，着眼于标。前后参看，显然，胸痹与心痛，应属本虚标实的证候。上焦阳虚，阴邪始得乘袭阳位，《医门法律》说："胸痹总因阳虚，故阴得乘之。"阳虚温运无能，于是寒湿内生，阴霾气滞，痰饮停留，自必进一步壅遏胸阳。其本在阳气的虚弱，其标则在寒湿痰饮的蕴结。所以说："寸口脉沉而迟，关上小紧数。"

但需指出，痰是病理性的产物。脾运少健，精微不化，虽易产湿酿痰。然肝胆热盛，煎熬津液而成者亦颇多。且寒邪痰湿久郁又往往转趋热化，湿与痰瘀阻，痰与热胶固。胸中失旷，心肺气滞的进一步发展，必然不可避免地引起血液

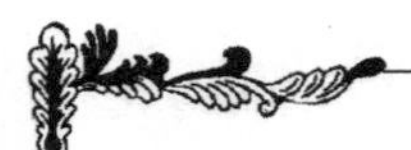

的瘀涩。

《诸病源候论》说："心与小肠合为表里，俱象于火，而火为阳气也。心为诸脏主，故正经不受邪，若为邪所伤而痛，即死。若支别络为风邪所乘而痛，则经久成瘀，其痛悬急懊者，是邪迫于阳气不得宣畅，壅瘀生热，故心如悬而急烦懊痛也。"

巢氏继承了仲景的理论，不仅补充了心痛的病因病机，也使胸痹与心痛的辨证施治获得了新的启迪。

二、探讨

胸痹的主证是胸痛彻背，短气，喘息咳唾。为胸阳不振，痰饮上乘，肺气失其肃降。治宜宣痹开结。方用栝楼薤白白酒汤。

本论："胸痹之病，喘息咳唾，胸背痛，短气，寸口脉沉而迟，关上小紧数，栝楼薤白白酒汤主之。"

《张氏医通》云："寸口脉沉迟者，阳气衰微也，关上小紧者，胃以上有阴寒结聚，所以胸中喘息咳唾，胸背痛而短气。栝楼性润，专以涤垢腻之痰，薤白臭秽，用以通秽浊之气，同气相求也。白酒熟谷之液，色白上通于胸中，使佐药力，上行极而下耳。"

由于病邪偏胜及患者体质不同，还可表现以下诸证。

（1）胸痹（称胸痹已概括主证），不得卧，心痛彻背，为痰涎壅塞胸中。治宜通阳逐饮。用栝楼薤白半夏汤。

本论："胸痹不得卧，心痛彻背者，栝楼薤白半夏汤主之。"

《金匮心典》云："胸痹不得卧，是肺气上而不下也，心痛彻背，是心气塞而不和也，其痹为尤甚矣，所以然者，有

痰饮以为之援也，故于胸痹药中，加半夏以逐痰饮。”

（2）胸痹，心中痞气，气结在胸，胸满，胁下逆抢心。为停痰蓄饮，阴气上逆。实证，治宜泄满降逆，方用枳实薤白桂枝汤；虚证，治宜补中助阳，方用人参汤。

本论：“胸痹心中痞气，气结在胸，胸满，胁下逆抢心，枳实薤白桂枝汤主之。人参汤亦主之。”

《医宗金鉴》云：“心中即心下也，胸痹病心下痞气，闷而不通者，虚也。若不在心下而气结在胸，胸满连胁下，气逆撞心者，实也。实者用枳实薤白桂枝汤主之，倍用枳朴者，是以破气降逆为主也。虚者用人参汤主之，即理中汤，是以温中补气为主也。由此可知痛有补法，塞因塞用之义也。”

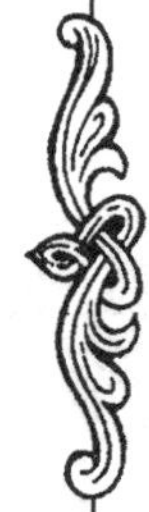

（3）胸痹，胸中气塞，短气。胸痹原有胸背痛及短气，今重点突出“气塞，短气”。其疼痛必不甚，为水饮与积气交阻，乃胸痹轻证。先积水而致气结不通者，治宜宣肺化饮。方用茯苓杏仁甘草汤。先气结而致水饮不行者，治宜行气散水。方用橘枳姜汤。

本论：“胸痹，胸中气塞，短气，茯苓杏仁甘草汤主之；橘枳姜汤亦主之。”

《医宗金鉴》云：“胸痹，胸中急痛，胸痹之重者也。胸中气塞，胸痹之轻者也。”

《金匮直解》云：“膻中为气之海，痹在胸中，则气塞短气也。神农经曰：茯苓主胸胁逆气，杏仁主下气，甘草主寒热邪气，为治胸痹之轻剂。”又“气塞气短，作辛温之药，不足以行之，橘皮枳实生姜辛温，同为下气药也。《内经》曰：病有缓急，方有大小，此胸痹之缓者，故用君一臣二之小方也。”

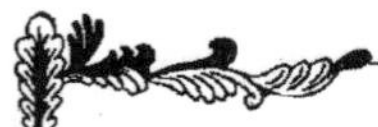

（4）胸痹缓急，缓急指时缓时急，为寒湿客于上焦。治宜散寒除湿。方用薏苡附子散。

本论："胸痹缓急者，薏苡附子散主之。"

《金匮直解》云："寒邪客于上焦则痛急，痛急则神归之，神归之则气聚，气聚则寒邪散，寒邪散则痛缓，此胸痹之所有缓急者，亦心痛去来之意也。薏苡仁以除痹下气，大附子以温中散寒。"

按："缓急"的原义，注家颇不一致。有认为"缓"系绞字之讹（见《金匮玉函要略辑义》）。有认为筋脉时见缓急（见《金匮要略浅注》）。有认为缓是治法，急是病态，急者则病，而使其急缓焉（见赵锡武《金匮·胸痹篇》的讲述与临床应用）。但据《圣惠方》薏苡仁散，治胸痹心下坚痞缓急，及《金匮直解》所说，当为时缓时急。

心痛的主症是心中疼痛。

（1）心中痞，诸逆心悬痛，为寒饮内停，气逆于上。治宜温阳下气。方用桂枝生姜枳实汤。

本论："心中痞，诸逆心悬痛，桂枝生姜枳实汤主之。"

《金匮心典》云："诸逆，赅痰饮客气而言，心悬痛谓如悬物动摇而痛，逆气使然也。"

《医宗金鉴》云："心悬而空痛，如空中悬物，动摇而痛也，用桂枝生姜枳实汤通阳气，破逆气，痛止痞开矣。"

（2）心痛彻背，背痛彻心，为阴寒痼结。治宜逐寒止痛。方用乌头赤石脂丸。

本论："心痛彻背，背痛彻心，乌头赤石脂丸主之。"

《医宗金鉴》云："心痛彻背，背痛彻心，是连连痛而不休，则为阴寒邪盛，浸浸乎阳光欲熄，非薤白白酒之所能治也。故以乌头赤石脂丸主之。方中乌附椒姜，一派大辛大

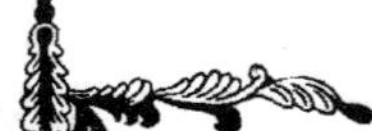

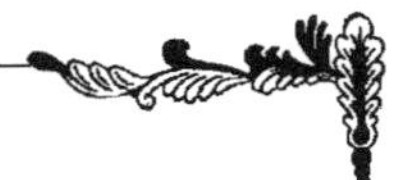

热，别无他顾，峻逐阴邪而已。”

《金匮》治胸痹、心痛诸法，归纳起来不外温阳益气，散寒除湿，化痰蠲饮，这些治法均围绕宣通胸阳痹闭的要求，临床上的确行之有效。篇中共载九方，合药物二十味。

三、领悟

从处方体会：栝楼和薤白相配，专治胸痹。栝楼、薤白和桂枝、枳实、生姜相配，兼治胸痹与心痛或伴短气。乌、附则适应沉寒痼冷的胸痛、心痛。

以药物的功效分析：桂枝、薤白、附子、乌头、蜀椒、干姜、生姜、白酒温阳散寒。栝楼、厚朴、枳实、橘皮行气破结。半夏、杏仁、茯苓化痰蠲饮。人参、白术、甘草益气补虚。薏苡仁祛除水湿。赤石脂收敛阳气。

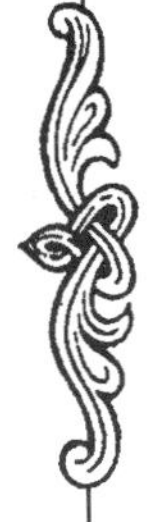

很明显，仲景论胸痹、心痛，十分重视寒邪痰湿的因素。方药多温，诚如《千金方衍义》说：“胸痹多由寒痰之邪痹着心下，故《金匮》咸以辛温散结，涤除痰垢为务。”其倾向，即是偏于气而忽于血，详于寒而略于热。

实践证明，胸阳痹阻，久必累及宗气，影响血液运行，造成脉络瘀阻。同时湿生痰，痰生热的病理转归，也逐渐被临床所认识。因而后世医家倡议气血并治，提供了不少验方，如颠倒木金散、丹参饮等。

《医宗金鉴》：“胸痛之证，须分属气，属血，属热饮，属老痰，颠倒木金散，即木香郁金也。属气郁痛者，以倍木香君之。属血郁痛者，以倍郁金君之。为末，每服二钱，老酒调下。虚者加人参更效。”

《时方歌括》丹参饮：“治心痛胃脘诸痛。”丹参一两、檀香一钱、砂仁一钱，水煎服。功能和营化瘀，行气止痛。

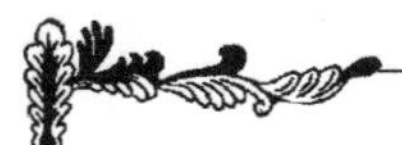

治气滞血瘀，脘腹疼痛。

气血并治，丝毫不贬低或否定通阳宣痹，豁痰散结对寒湿痰浊凝滞的疗效价值。但如辅以活血化瘀，那么，当可相得益彰。这就发展了仲景的经验。胸痹、心痛的辨证施治内容于焉大备。

胸痹、心痛的名称，出自《内经》。

《灵枢·本藏》："肺大则多饮，善病胸痹喉痹。"又《五邪》："邪在心，则病心痛喜悲。"殊嫌简约。

《金匮要略》始列举这二种证候进行了详细的阐述。隋唐以降的方书，代有记叙。我们应该认真地继承发掘，整理总结，为改善和提高胸痹、心痛的临床辨证施治水平作出贡献。

肝胆病门

慢性肝炎探赜

病毒性肝炎，大部分都经急性期而恢复正常，若因病毒株、病毒量和体质的差异，或饮食、将息失宜，不注意治疗，乃转变成慢性肝炎。其主症为黄疸，胁痛，低热，纳呆，腹胀，疲乏，肝功能损害。临床防治，尚是当前应当重视的课题。

本文试图从中医药学对慢性肝炎的病因病机认识，辨证论治经验，作一综合性的探讨。

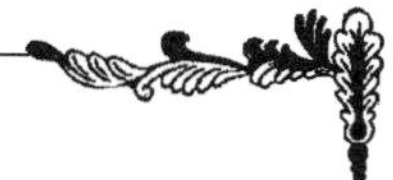

一、病因病机

病毒性肝炎的病因，概括地说，是湿与热合。薛生白尝谓："湿热之邪，从表伤者，十之一二，由口鼻而入者，十之八九。阳明为水谷之海，太阴为湿土之脏，故多阳明太阴受病。"盖湿土之气，同类相召。所以湿邪夹热，始虽外受，终归脾胃，脾胃湿热蕴结，必然会熏蒸肝胆，胆热液泄，与胃之浊气共并，侵染巩膜及肌肤，遂发为黄疸。《素问·玉机真脏论》"湿热相交，民当病瘅。"《平人气象论》："溺黄赤安卧者，黄疸，目黄者，曰黄疸。"无黄疸型肝炎尽管无黄疸表现，但亦常见胁痛，食欲减退，腹胀，神疲肢怠等湿热阻滞，肝脾同病的证候。湿留热郁，迁延日久，累及肝阴，血瘀脉络，肝功能明显损害，进而导致肝硬化，产生颜面黧黑，胁下癥积，臌胀等症状。

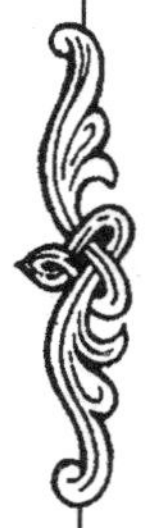

二、辨证论治

1. 肝气失疏，脾运少健

主症：胁肋胀痛，纳减，腹满，肢软疲倦，大便时溏，脉细弦，舌苔薄，质淡红。

分析：湿热内犯肝脾，胁乃肝之分野，大腹属脾，厥阴疏泄不及，太阴运化乏权，故症见胁胀疼痛，纳食减少，腹满便溏。湿胜脾弱，四肢无以禀气，则肢软疲倦，热邪侵里，则脉细弦而舌质淡红。

治则：疏肝理气，健脾化湿。

方药：柴胡疏肝散加减。

柴胡 5 克、川芎 5 克、白术 10 克、白芍药 10 克、薏苡仁 10 克、香附 10 克、枳壳 5 克、炒黄芩 10 克、茯苓 10 克、

炙甘草3克。

方义：柴胡、川芎疏肝和营，白术、茯苓健脾助运，香附、枳壳理气散滞，白芍、甘草缓急止痛，苡仁甘淡渗湿，黄芩苦寒清热。

2. 湿郁化热，热扰肝经

主症：胁胀掣痛，胸闷不舒，随情志变化而增减，心烦失眠，小溲黄赤，脉弦数，舌苔薄黄，尖红。

分析：湿邪久郁化热，进扰厥阴，肝气自郁于本经，故症见胁胀掣痛，胸闷不舒而脉弦数，心阴受烁，则心烦失眠而舌尖红，热流膀胱，则小溲黄赤。

治则：柔肝解郁，清火泄热。

方药：丹栀逍遥散加减。

柴胡5克、当归10克、白芍药10克、白术10克、茯苓10克、炙甘草3克、牡丹皮10克、山栀10克、广郁金10克、合欢皮15克。

方义：当归、白芍养血调营，丹皮、山栀清火泄热，柴胡疏土畅肝，白术安脾御木，茯苓、炙甘草化湿和中，郁金、合欢皮解郁安寐。

3. 肝脾两虚，气血不足

主症：胁痛隐隐，时作时已，面色萎黄，头晕目眩，心悸少寐，脉细软，舌苔薄，质淡。

分析：脾虚者气必弱，肝虚者血不藏，察其脉细软而舌质色淡，自可确诊，气血衰少，既不能煦濡络脉，又无以上荣头面，故症见胁痛隐隐，面色萎黄，头晕目眩。心神失养，则心悸少寐。

治则：益气健脾，养血调肝。

方药：归芍六君煎加减。

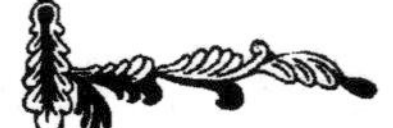

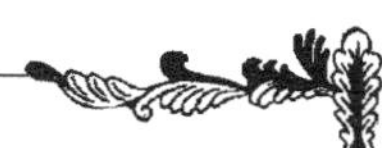

党参10克、白术10克、当归10克、白芍药10克、茯苓10克、枸杞子10克、半夏5克、陈皮5克、远志3克、酸枣仁10克。

方义：党参、白术、茯苓益气以健脾，当归、白芍、杞子养血以调肝，半夏、陈皮和胃化湿，枣仁、远志宁心安神。

4. 肾阴下耗，水不涵木

主症：右胁灼热疼痛，目糊耳鸣，夜寐盗汗，腰脊酸楚，下肢乏力，脉细弦数，舌呈花剥或光红。

分析：肾水亏不能涵木，木火窜扰络脉，灼伤胃津，故症见右胁灼热疼痛，脉象细弦而数，舌花剥或光红。肝阳升动，阴液不敛，则目糊耳鸣，夜寐盗汗。腰为肾府，肾虚髓减，则腰脊酸楚，腿膝软弱。

治则：滋水育阴，泄肝清热。

方药：一贯煎加减。

大生地15克、北沙参10克、麦冬10克、枸杞子10克、山萸肉10克、赤芍药10克、川续断10克、厚杜仲10克、小青皮5克、甘菊花10克、桑寄生10克、川楝子10克。

方义：生地、沙参、麦冬滋水育阴，川楝子、赤芍、青皮泄木理气，桑寄生、川断、杜仲益肾固腰，枸杞子、萸肉、菊花养肝清热。

5. 气滞血瘀，肝脾癥积

主症：两胁扪及癥积，胀痛或刺痛，肤色晦暗，面部与颈、胸部出现红缕赤痕，形体消瘦，腹满膨隆，脉细涩，舌质紫绛而有瘀斑。

分析：气机失调，凝血蕴里，津液涩渗，着而不去，故症见两胁扪及癥积，胀痛或刺痛，肤色晦暗，面部与颈、胸

部出现红缕赤痕，脉细涩，舌质紫绛而有瘀斑，水谷精微失于充养，则形体消瘦。血结者必蓄水，水气内停，则腹满膨隆。

治则：活血化瘀，软坚消积。

方药：桃红四物汤加减。

当归10克、桃仁5克、红花3克、川芎5克、赤芍药10克、丹皮10克、石见穿10克、八月札15克、生牡蛎15克（先煎）、大生地10克、炙鳖甲15克、香附10克、大腹皮10克、陈葫芦30克。

方义：当归、川芎、桃仁、藏红花活血化瘀，牡蛎、鳖甲、石见穿、八月札软坚消积，生地、赤芍、丹皮凉营清热，大腹皮、香附、葫芦理气行水。

6. 脾土衰败，肝肾亏损

主症：面色黧黑，肌肤晦黄，胁下癥积刺痛，固定不移，胸脘痞闷，形瘦肉削，纳呆便溏，神疲乏力，脉沉迟，舌质淡紫，苔少。

分析：湿困中土，邪从寒化，戕伤肝肾，阳气不宣，寒湿阻遏，胆液浸淫肌肉，故症见面色黧黑，肌肤晦黄，脉沉迟，舌质淡紫。属“阴黄”危重之候。气血结聚胁下，则癥积刺痛，清阳当升不升，浊阴当降不降，清浊相混，水湿潴留，则腹膨胀满，精微不摄，则纳呆便溏，形瘦肉削，精神疲惫。

治则：温运脾阳，补益肝肾。

方药：茵陈附子干姜汤加减。

茵陈10克、附子10克、干姜5克、白术10克、广陈皮5克、制半夏5克、肉桂3克、菟丝子10克、巴戟肉10克、枳实5克。

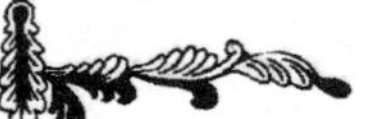

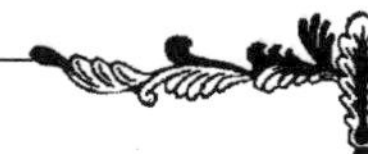

方义：附子、肉桂、干姜温脾肾之阳，白术、茯苓、泽泻祛中州之湿，茵陈退黄，枳实消痞，巴戟肉、菟丝子养肝益肾，半夏、陈皮和胃理气。

三、体征与实验室检查

实践体会，在辨证论治的基础上，还需结合主症及实验室检查所见某些肝功能阳性指标，选加有关方药，往往能获得满意的疗效。分述如下：

1. 黄疸　黄疸是病毒性肝炎的主要症状，可见于急性期或慢性期，但慢性期的黄疸较浅，或仅从实验室检查发现黄疸指数与胆红质偏高，巩膜和皮肤黄染不明显，山栀、大黄的苦泄，已非所宜，应选加萱草花和茵陈同用。《日华子本草》谓："萱草花治小便赤涩，身体烦热，除酒疸。"众所周知，黄疸的消长和湿热的进退相关。萱草花性凉味甘，虽利湿热而不伤正。对慢性肝炎的黄疸，最称合辙。

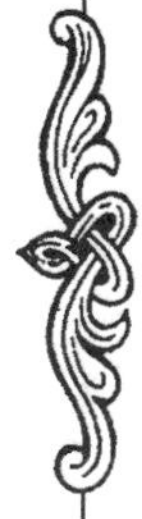

2. 胁痛　《素问·藏器法时论》："肝病者，两胁下痛引少腹。"《灵枢·五邪》："邪在肝，则两胁中痛。"无疑治胁痛当着眼于肝，但尤须明辨气血。

病在气分，疼痛常伴胀满，或攻撑走窜。应疏肝理气，选加川楝子 10 克、延胡索 10 克、绿萼梅 5 克。

病在血分，痛如针刺，固定不移，应活血通络，选加归须 5 克，或全瓜蒌 10 克、红花 3 克。

然气为血帅，血随气行。气血之间保持着相互依存又相对独立的生理关系。临床不容拘执。《医宗金鉴·杂病心法要诀》用颠倒木金散疗胸痛，并称"颠倒木金散，即木香、郁金也。属气郁痛者，以倍木香君之。属血郁痛者，以倍郁金君之。"气血双调，有所侧重，提供了很好的启发。

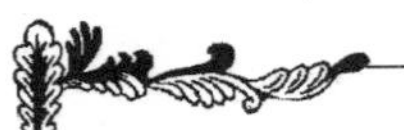

此外，肝虚胁痛，多系阴亏血燥，络脉失濡，特征为痛处喜按，过劳则甚。应选加枸杞子 10 克、制首乌 10 克，以补血养阴，柔肝和络。

3. 低热　慢性肝炎出现低热：多属正虚而湿热逗留，如低热伴烦躁失眠，应选加银柴胡 6 克，或胡黄连 3 克、当归 9 克、川芎 5 克。《本草求真》谓银柴胡“功用等于石斛，皆能入胃而除虚热，但石斛则兼入肾，清气固筋骨，此则入肾凉血之为异耳。故《和剂局方》用此治上下诸血，及于虚痨方中参入同治，如肝痨之必用此为主。”《药品化义》谓胡黄连“独入血分而清热，丹溪云，骨蒸发热，皆积所成，此能凉血益阴，其功独胜，若夜则发热，昼则明了，是热在血分，以此佐芎归为二连汤除热神妙。”如早凉暮热，兼手足心热，盗汗，舌质红，应选加青蒿 10 克、鳖甲 15 克、知母 10 克、丹皮 10 克。

4. 癥积　慢性肝炎引起肝脾肿大，则两胁下发生癥积，法当活血化瘀，软坚消积，切忌攻逐峻剂，应选加桃仁 10 克、红花 3 克、生牡蛎 30 克（先煎）、八月札 15 克，或鳖甲煎丸 10 克，分 2 次，早晚药汁送服。

5. 臌胀　湿热互结，土壅木郁，邪气侵凌，正气消残，血瘀成积：三焦决渎失司，则渐成臌胀。《医门法律·胀病论》：“凡有癥瘕，积块，痞块，即是胀病之根，日积月累，腹大如箕，腹大如瓮，是名单腹胀。”应选加川椒目 3 克、陈葫芦 30 克。《长沙药解》谓：“椒目，泄水消满，金匮己椒苈黄丸用之治肠间有水气腹满者，以其泄水而消胀也。”《本草纲目》谓：“陈葫芦，消胀杀虫。”

6. 谷－丙转氨酶高　慢性肝炎病程，由于湿热的影响，损害肝功能，因此，血清中谷－丙转氨酶含量增多，应注重

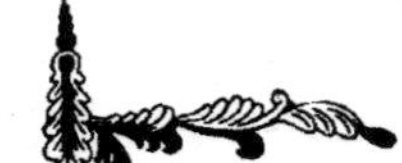

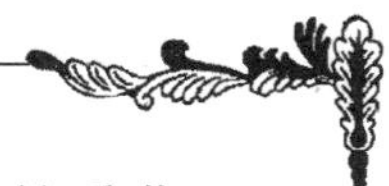

清热解毒，选加连翘30克、半枝莲15克、白花蛇舌草30克。《本草经百种录》：“连翘气芳烈而性清凉，故凡气分之郁热，皆能已之。又味兼苦辛，故又能治肝家留滞之邪毒也。”半枝莲、白花蛇舌草性味苦寒，用于降低谷－丙转氨酶含量，屡试屡验。

7. 絮浊试验阳性　肝炎进入慢性期，絮浊试验持续阳性，辨证则多属肝肾阴虚。应选加菟丝子10克、制首乌10克。《本草求真》谓：“菟丝子为补肝肾脾气要剂。”《本草正义》谓：“首乌专入肝肾，补养真阴，且味固甚厚，稍兼苦涩，性则温和，皆与下焦封藏之理符合，故能填益精气，具有阴阳平秘作用。”

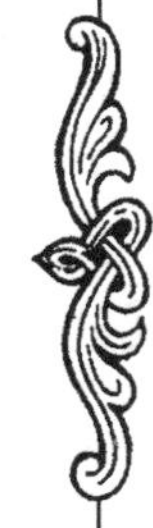

四、医案选录

1. 方某　男　26岁

初诊　1979年8月22日

主诉　反复肝区隐痛，乏力。

病史　慢性迁延性肝炎二年来曾反复三次出现急性活动，现SGPT正常但感肝区疼痛，神疲乏力，略有衄血，大便带溏。

舌脉　苔白腻，脉象濡细。

检查　HBsAg（+），TTT9u，ZnTT15u，TFT（++），SB（－）。

辨证　肝脾不调，气机失和。

诊断　慢性肝炎。

　　　胁痛。

治法　调肝健脾。

方药　丹参9克、生白术9克、炒白芍9克、清炙草3克、生米仁12克、广郁金9克、岗稔根15克、平地木15克、

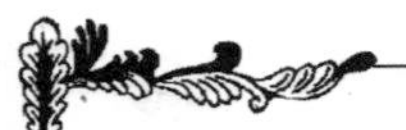

青陈皮5克（各）、仙鹤草30克、八月札15克、炙延胡9克、川楝子9克、半枝莲15克、白花蛇舌草30克、炒楂曲9克（各）、香谷芽12克、逍遥丸9克（包）。（30剂）

二诊　9月26日

肝区略感胀痛，大便有时溏薄，鼻衄已止，脉濡细，苔薄白腻，仍拟调理肝脾。

处方　上方去仙鹤草、川楝子，加炒山药9克。

随访　服药二月余，肝区疼痛，便溏明显好转，复查肝功能：TTT6U，TFT（+），ZnTT13U，SGPT40U以下

按语　景岳云："内伤胁痛者十居八九，外感胁痛则间有之耳。"但现在随着疾病谱的变化，认识当不断更新。慢性迁延性肝炎或慢性活动性肝炎为临床常见病。本病亦常以胁痛为主要表现，探讨其病因乃由疫毒与湿热交感。进一步导致肝脾失和，气血郁滞。所以治疗时疏肝健脾当兼清湿热，解疫毒才能取得较好效果。

2. 肝硬化腹水（臌胀）

薛某　男　24岁

初诊　1981年2月9日

主诉　脘腹胀满，黄疸进行性加深半个月。

病史　慢性肝炎、肝硬化病史多年，近半月来出现腹水，黄疸进行性加深，腹部胀满，进一步出现肝昏迷而入院，经抢救，现神志虽清，面目全身发黄，脘腹胀满疼痛，小溲欠利，腹部膨隆，形体消瘦，口唇干燥。

舌脉　舌质红，苔黄，脉弦数。

检查　巩膜肌肤黄染，腹部膨满，有移动性浊音。

辨证　肝经湿热壅阻，气机失调，疏泄失司。

诊断　肝硬化腹水，黄疸，脾亢。

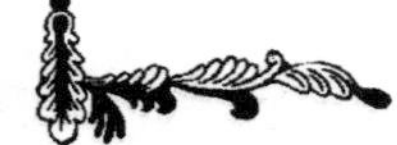

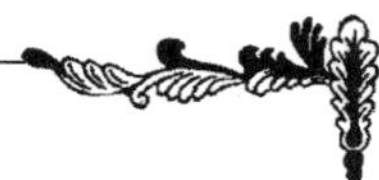

膨胀，黄疸。

治法　清肝泄热，理气行水。

方药　茵陈15克、金钱草30克、鸡骨草30克、炒赤芍15克、炒丹皮9克、大腹皮9克、炒枳壳9克、赤猪苓9克（各）、广郁金9克、炙远志5克、八月札15克、腹水草15克。（10剂）

另：陈葫芦30克、陈麦柴30克、冬瓜皮15克三味煎汤代水煎药。

二诊　2月19日

黄疸未见加深，左胁疼痛，面色晦暗，腹胀溲少，大便泄泻稀水，脉细滑数，苔薄黄腻。肝肾阴虚，三焦气化失调，仍拟清泄调肝，而化水湿。

处方　茵陈30克、金钱草30克、海金沙藤30克、八月札15克、生牡蛎30克（先煎）、广郁金9克、平地木15克、大腹皮9克、广木香9克、生白术9克、赤猪苓9克（各）、泽泻15克、炒楂曲9克（各）、香谷芽12克。（20剂）

另：陈葫芦30克、陈麦柴30克、萱草根30克三味煎汤代水煎药。

三诊　3月12日

神志尚清，鼻衄较少，但黄疸未见减退，萎靡无力，上肢震颤，腹胀膨满，两胁隐痛，溲便均少，脉弦滑数，苔黄腻，边红，湿热熏蒸，肝胆络脉瘀滞，三焦气化不利，正虚邪实，再拟清泄湿热，利水退黄，仍防昏迷之变。

处方　茵陈30克、金钱草30克、八月札15克、炒赤芍15克、炒丹皮9克、赤猪苓9克（各）、葶苈子9克（包）大腹皮子9克（各）、广木香9克、广郁金9克、炒黄芩9克、水炙远志3克、泽泻15克、干荷叶9克、生蒲黄9克（包）、

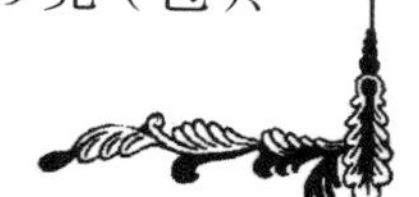

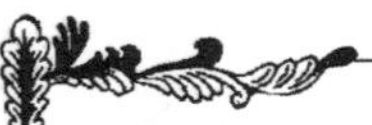

绛矾丸9克（包）、牛黄清心丸一粒（吞）。（7剂）

另：陈葫芦30克、陈麦柴30克、半枝莲15克三味煎汤代水煎药。

随访　住院治疗一月余，病情好转，神志清晰，黄疸，腹水有所改善，但尚未稳定，三月下旬自动出院。

按语　臌胀属中医内科“风、痨、臌、膈”四大难治痼疾之一。此时湿、热、毒、气、血、水胶结在一起，而肝脾、肾俱损。本虚标实，症情错杂。治疗时宜参照病因，结合症情、病程以及体质之异而分别对待之。本案已是肝脏损害晚期，随时有生命之虞。从理气行水化瘀解毒着手，使病情暂时获得缓解。尚须修身养性，注意生活宜忌，或可带病延年。

3. 肝硬化腹水（臌胀）

王某　女　36岁

初诊　1982年4月20日

主诉　腹胀，纳差，腹部渐大七八个月。

病史　素有慢性肝病史。近七八个月来，腹部渐渐膨隆，腹胀，纳食少馨，时有泛恶，头晕，口燥，胸闷，有时右胁少舒，小溲少利，下肢可见凹陷性水肿，腰酸。

舌脉　舌苔薄腻少润，脉细滑。

检查　超声波示：肝进波前见液平1.5cm，肝区前较密微小波，腹侧见液平波3cm。肝功能：TTT6.8U，TFT（+++）。血白蛋白3.7克，球蛋白2.0克，血蛋白电泳：A46.0%，γ28.9%。尿常规：蛋白（+），红细胞（+++），WBC2～3/HP。血小板7.5万。凝血酶原时间71%。食道钡透：轻度食道静脉曲张。查体：腹部有移动性浊音，肝未及，脾胁下2～3cm。腹围76cm。

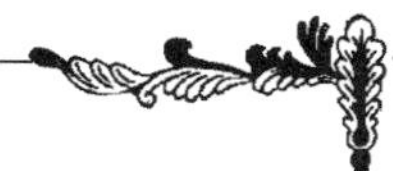

辨证　肝脾失和，水湿滞留。

诊断　肝硬化腹水，脾亢，血尿待查。

臌胀。

治法　健脾利水，养血柔肝，清热益肾。

方药　炒白术 9 克、茯苓皮 15 克、丹参 12 克、赤白芍 9 克（各）、炒山药 9 克、米仁根 30 克、石韦 15 克、大小蓟 30 克（各）、八月札 15 克、青陈皮 5 克（各）、制半夏 5 克、陈葫芦 15 克、川椒目 5 克、旱莲草 15 克。（14 剂）

二诊　5 月 4 日

小溲增加，腹胀肢肿减轻，低热，头晕，右胁胀满，脉细滑，苔薄腻，上法再进。

处方　上方加水炙银柴胡 5 克、炒蒿梗 9 克、仙鹤草 30 克、生蒲黄 9 克（包）。（14 剂）

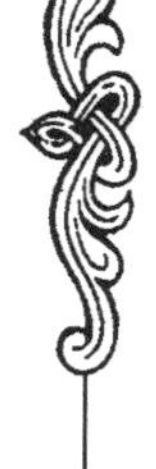

随访　前后服药二月余，症情减轻。超声波检查未见明显液平段。腹围缩至 70cm。血蛋白电泳：A54.9%，γ25.9%。血白蛋白 4.7 克，球蛋白 2.8 克，血小板 9.3 万。凝血酶原时间 100%。尿常规：蛋白（+），红细胞（++）。以后转门诊治疗。

按语　肝脏病变进一步又出现肾脏损害，即所谓广义的“肝肾综合征”，治疗是十分棘手的。此时抓住中州，健脾利水兼顾肝肾，终于使病证获得转机。

胆病验案四则

胆囊炎、胆石症是现代医学临床的常见疾病。胆囊炎有急性、慢性之分；胆石症有胆囊、胆总管及肝内胆管结石之别。两者常互为因果，同时存在。急性发作时主要表现为右上腹绞痛，寒战高热或伴有黄疸；慢性病例则可见上腹不适

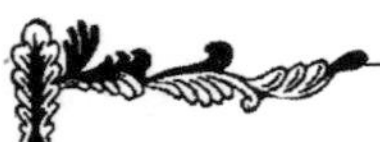

或疼痛，腹胀，嗳气，厌食油腻等症。

中医学虽无胆囊炎、胆石症的名称，但对其证治经验已有较丰富的认识，分散记载于“结胸”“胁痛”“黄疸”“胆痹”“胆热”诸门。如《灵枢·胀论》曰：“胆胀者，胁下痛胀，口中苦，善太息。”《伤寒论·辨太阳病脉证并治下》描述“结胸”时指出：心下部坚硬胀满，疼痛，拒按，气短等。

现选择诊治胆病的部分验案，录供参考。

1. 结肠癌术后黄疸

杨某　女　69岁

初诊　1986年9月30日

主诉　面目全身黄疸3天。

病史　患者结肠癌术后一年半。身热一周，午后热甚（T38.5℃）。近3天来肌肤及巩膜黄染，形体消瘦，口苦且干，溲黄。

舌脉　舌质红，无苔，脉细而带数。

检查　B超：肝胆未见明显异常，肝功能检查：SB8.65mg，TTT5.3u，TFT（+），SGPT<40U。

辨证　肝胆湿热蕴阻，疏泄失司。

诊断　结肠癌术后，黄疸待查。

　　　黄疸。

治法　清热化湿，利胆退黄。

方药　水炙银柴胡6克、茵陈30克、金钱草30克、炒山栀9克、连翘15克、田基黄15克、鸡骨草15克、广郁金9克、黄柏9克、八月札30克、川石斛9克、香谷芽12克、白花蛇舌草30克。（7剂）

二诊　10月8日

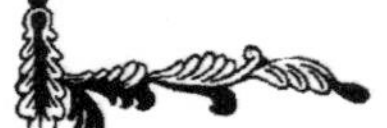

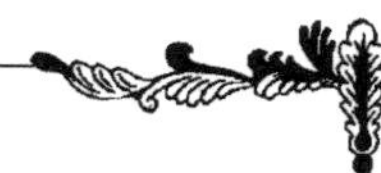

身热退而未净，巩膜及皮肤黄染略见减退。小溲色黄，胃纳转佳，口渴引饮，脉细，舌质尖红，肝胆湿热未清，再拟清泄肝胆。

处方　茵陈 30 克、金钱草 30 克、炒山栀 9 克、连翘 15 克、田基黄 15 克、鸡骨草 15 克、八月札 30 克、广郁金 9 克、炒黄柏 9 克、川石斛 9 克、干芦根 30 克、炒六曲 9 克、香谷芽 12 克、白花蛇舌草 30 克。（7 剂）

随访　药后身热渐退，黄疸亦退，肝功能及胆红素检查均恢复正常。前法巩固治疗。

按语　黄疸原因不明且来势凶急。虽高年体弱，舌红无苔，脉细，但阳黄总由湿热熏蒸所致。故治法不离清热化湿，利胆退黄。但宜佐以石斛、芦根生津保液以护其阴。药后黄疸消退较快，正气尚未损伤。足见中药茵陈、金钱草、鸡骨草、田基黄等均有较好的退黄效果。

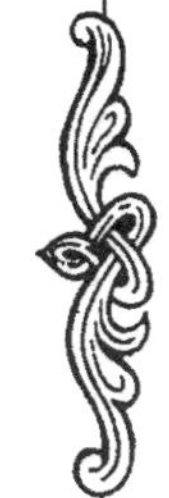

2. 阻塞性黄疸

徐某　男　62 岁

初诊　1981 年 1 月 16 日

主诉　身黄、目黄二月余。

病史　患者既往无肝胆病史，近二月来，右上腹略感胀满，继之面目及全身肌肤黄染，日渐加深，溲赤如红茶，皮肤瘙痒，大便呈绿色，无发热，外科确诊为阻塞性黄疸，从常州来沪就诊。

舌脉　舌苔黄腻，质暗红，脉弦。

检查　中上腹及右上腹略有压痛，未及肿块，面目及全身肌肤黄染，小溲黄赤。肝功能检查：SGPT86u，AKP132u，SB7.2mg。

辨证　肝胆湿热蕴结。

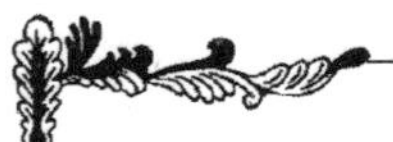

诊断　黄疸待查（阻塞性黄疸）。

黄疸。

治法　清化湿热，利胆退黄。

方药　绵茵陈 30 克（后下）、山栀 9 克、炒黄芩 9 克、柴胡 9 克、金钱草 30 克、广郁金 9 克、鸡骨草 15 克、赤猪苓 9 克（各）、制香附 9 克、香谷芽 12 克、青宁丸 9 克（包）、赤白芍 9 克（各）。

随访　服 7 剂后，大便日行 2~3 次，黄疸未见加深，右上腹胀满渐减，舌苔黄腻较化。1 月 30 日复诊时，肌肤及巩膜黄染明显消退，皮肤瘙痒轻减，小溲色淡，大便日行 2 次，色已转黄。复查肝功能，SGPT45U，AKP40U，SB3.3mg。肝扫描已排除恶性病变，因病情好转，回当地继续治疗。

按语　患者面目肌肤黄染，症属“黄疸”。《景岳全书·黄疸》：“盖胆伤则胆气败而胆液泄，故为此证。”明确了黄疸的发病与胆汁外泄相关。此证乃肝胆瘀热夹湿交阻，木郁而不达，肝胆互为表里，胆依附于肝，胆液不循常道，泛滥于肌肤所致。治疗以茵陈蒿汤加味，清化湿热，疏利肝胆。茵陈、山栀合金钱草、鸡骨草倍增利胆退黄之功；青宁丸即大黄炮制而成，下而不猛，配赤芍泻血分瘀热，赤猪苓淡渗利湿，使湿热从二便分利，肝胆郁热渐清，小溲由黄赤转清长，胆汁得循道而不外泄，则肌肤黄染，皮肤瘙痒自然消退，治疗半个月，虽黄疸尚未退尽，从病情及实验室检查分析，病已愈大半。

3. 胆囊炎、胆结石

陆某　女　56 岁

初诊　1985 年 7 月 29 日

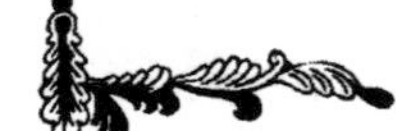

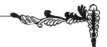

主诉　右上腹胀满疼痛。

病史　近来右上腹胀满疼痛，牵掣不舒，口苦，曾在外院检查，诊断为“胆囊炎，胆石症”。

舌脉　舌苔根部薄黄腻，脉细。

辨证　肝胆湿热壅结。

诊断　胆囊炎，胆石症。

　　　胁痛。

治法　疏泄肝胆，清化湿热。

方药　软柴胡 6 克、炒黄芩 9 克、广郁金 9 克、炙延胡 9 克、川楝子 9 克、八月札 15 克、青陈皮 6 克（各）、炒枳壳 6 克、赤白芍 9 克（各）、水炙甘草 3 克、制香附 9 克、连翘 9 克、炙鸡内金 6 克、金钱草 30 克、海金沙 9 克（包）香谷芽 12 克。（14 剂）

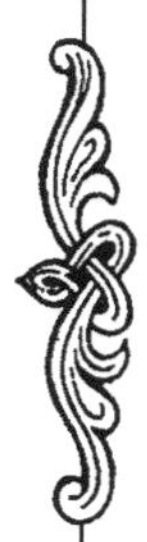

随访　服药二周症状消失自行停药。1986 年 7 月再次胁痛发作，仍予上方，药后症状又较快缓解。1987 年 5 月又一次症状加重，再服上方，症状消失后，嘱服用成药金胆片、保和片巩固治疗。

按语　胆囊炎、胆石症之治疗目前大同小异。大同者病机认识一致，治疗原则类同。

小异者用药习惯各有所长。实践体会除常用的三金（金钱草、郁金、鸡内金）外，海金沙亦是利胆排石良药。方中配合应用常能取得更好疗效。

4. 胆囊炎、胆结石兼口腔溃疡

杨某　男　58 岁

初诊　1984 年 7 月 22 日

主诉　脘胁胀痛伴口腔溃疡多年。

病史　多年来反复胃脘及右胁胀满疼痛，曾在外院检查

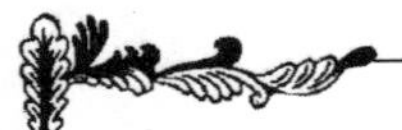

诊断为“胆囊炎，多发性胆结石”。且经常口腔及舌面出现溃疡，疼痛较明显，平素头晕，口燥，便行欠畅。

舌脉　舌苔黄腻，脉象弦滑。

辨证　肝胆失于疏泄，湿热交阻蕴结。

诊断　胆囊炎，胆石症，口腔溃疡。

胁痛，口疮。

治法　疏理肝胆，清化湿热。

方药　金钱草30克、炒黄芩9克、广郁金12克、知母5克、夏枯草9克、炒赤芍12克、连翘9克、炒苡仁12克、炒枳壳5克、桑叶9克、菊花9克、川楝子9克、银花12克、干芦根30克、香谷芽12克、甘露消毒丹12克（包）。（14剂）

二诊　8月5日

药后诸症均减，右腹略有隐痛，脉弦滑，苔薄黄腻，再守前法。

处方　金钱草30克、黄芩9克、广郁金12克、炒赤芍12克、夏枯草9克、炒枳壳6克、瓜蒌皮9克、川楝子9克、知母5克、炙延胡5克、炒苡仁12克、干芦根30克、香谷芽12克、银花12克、炙远志5克、甘露消毒丹12克（包）。

随访　以后根据原方加减，服药经年，有时仍感右胁不舒，或口腔溃疡举发，但整个病情比较稳定。

按语　胆囊炎、胆石症兼口腔溃疡，此湿热蕴结上蒸所致。苔黄腻正是湿热之征。故常法外加用甘露消毒丹、薏苡仁清热解毒，化湿泄浊。亦常法外之一变法。

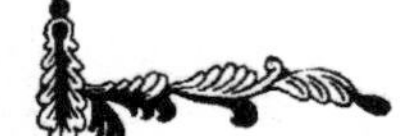

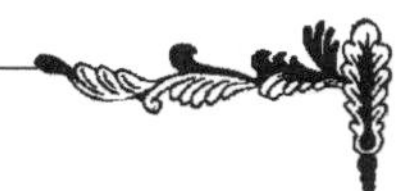

脾胃病门

祖国医学对消化系统生理的认识

人需要饮食以维持生命，饮食物摄入后，必须通过消化，分解，吸收，化生精微，转变成气血津液等物质，供全身脏腑组织利用。剩余的糟粕、废液则向下传送而排泄。祖国医学认为这一系列“化糟粕，转味而入出”的消化过程主要是在消化系统器官胃肠内完成的。但消化的生理还离不开脾与肝的功能配合，脾的运化作用于精微的化生和输布，肝的疏泄作用于胆汁的分泌，并调节脾胃气机的升降。特别应该指出，胃属腑，脾属脏，二者表里相配，保证了消化过程中的升清和降浊。所以，祖国医学通常把脾与胃并举，称为“后天之本”。

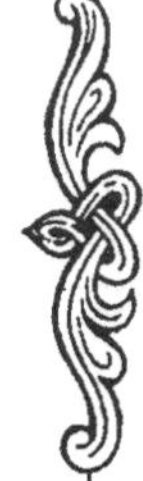

消化道的生理是上述各个脏腑器官的功能综合，它包括以下几个方面：

一、受纳腐熟与通降

胃为六腑之一，亦称胃脘。上口贲门与食管相衔接，属上脘；下口幽门与小肠相毗连，属下脘；上下脘之间则属中脘。它是一个囊状的器官，能适应饮食的摄入，产生舒张而受谷纳食。

《素问·五脏别论》说：“胃者水谷之海。”《灵枢·玉版》篇说：“谷之所注者，胃也。”

饮食物都要通过并暂时储存在胃内进行消化，然后向小

肠推送。胃的生理在于胃阳和胃阴。

胃阳可以提供温运的热量，还可以引起胃壁肌肉的舒张、收缩和蠕动，借助前者，有利于腐熟水谷，成为食糜。《医贯》说："饮食入胃，犹水谷在釜中，非火不熟。"借助后者，有利于饮食物的受纳，混和与移行。《素问·五脏别论》说："水谷入口，则胃实而肠虚，食下，则肠实而胃虚。"虚实交替，反映了胃的排空功能。当饮食物刚进入胃的阶段，幽门还关闭着，未经腐熟的饮食物留阻胃中，此时，胃充实而肠尚空虚，待腐熟成较多的食糜，胃内压增高，促使幽门开放，部分食糜被压入小肠，此时，胃就空虚而肠则充实了。这种功能也就是胃阳作用于胃壁肌肉收缩和蠕动的结果。

胃阴可以制约胃阳的偏亢，还可以濡润胃腑，胃壁肌肉黏膜得到胃阴的濡润和胃阳的温运，才能促使胃内容物的通降。《临证指南医案》说："胃宜降则和。"显而易见，通降的概念近似现代医学所谓的排空。

临床上胃的病理如胃气不和、胃气上逆或胃气虚弱而导致的不纳、少纳、嗳气、呃逆、呕吐等症，实际是胃阳和胃阴失调的病理表现。

二、运化水谷

运化水谷，乃脾的功能，其生理意义有二。

运化精微　腐熟后的饮食物，由胃逐步通降入小肠的时候，脾必须紧密地协同进行消化、吸收，将水谷的精微转运至全身组织，首先要经过心肺输出，为化生气血津液提供物质来源。

《灵枢·五味》篇说："谷始入于胃，其精微者，先出于

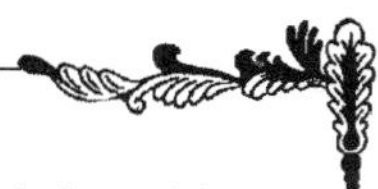

胃之两焦，以溉五脏。”《素问·经脉别论》说：“食气入胃，浊气归心，淫精于脉，脉气流经，经气归于肺；肺朝百脉，输精于皮毛。”

这里所说的浊气是指从饮食物摄取的浓厚营养成分。淫精是指运送精微，精微能“出于胃之两焦，以溉五脏”，浊气能“归心”而“淫精于脉”，都应归功于脾的运化。因此，《素问·太阴阳明论》说：“必因于脾，乃得禀。”《脾胃论》也说：“脾禀气于胃而浇灌四旁，营养气血者也。”

脾在运化水谷精微方面的作用，意味着胰脏生理的参与，有人认为胰体邻近胃而胰尾又接触脾门。《难经》曾提到脾的附属组织为“散膏”，根据它的部位看来，很可能是古代解剖观察到的胰腺，果真如此，那么祖国医学中的脾应该是概括脾胰而言，所以，胰的生理，也就纳入脾的生理范畴，这是中西医结合研究脾本质值得重视和探讨的问题。

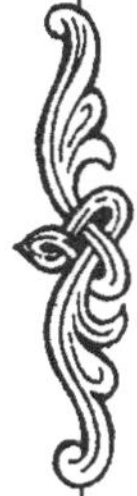

运化水湿　水谷精微的运化过程，无疑是和体液代谢相联系的。

《素问·经脉别论》说：“饮入于胃，游溢精气，上输于脾，脾气散精，上归于肺，通调水道，下输膀胱，水精四布，五经并行。”清楚地说明，体液代谢的关键在脾。

祖国医学将人体的体液称作“水”。“水精”即含有营养的体液，体液依赖脾气的布散，并行于全身的经脉。

由病理而形成的体液潴留，则称作“湿”。体液代谢正常决不会出现潴留的现象，所以脾还有运化水湿的功能。反之，代谢障碍，积液内停，导致浮肿胀满等症，定是脾的运化失健，因此，《素问·至真要大论》说：“诸湿肿满，皆属于脾。”

五脏的内在因素，以阴为主，但阴阳是互根的，无阴则

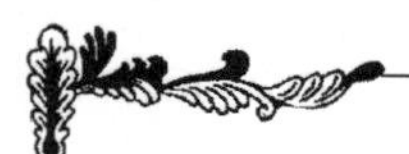

阳无以生，无阳则阴无以化，脾也毫不例外，必须“得阳始运”。从脾阳化生脾气，在阳气的升散力量鼓动下，水谷精微得以向上输送，这一种“升清”的作用，是运化功能的重要组成部分。“脾宜升则健”，升清的作用减退，势必损害运化功能。

尤其是阳气的特性，最善运行和外达，脾气不仅自里达外转输水谷精微，而且还把肾阳赋予的能量带给全身肌肉和四肢，满足了肌肉和四肢的生理需要。

《素问·痿论》说：“脾主身之肌肉。”《素问·阴阳应象大论》说：“清阳实四肢。”《灵枢·本神》篇说：“脾气虚，则四肢不用。”

倘若脾衰气弱，“筋骨肌肉皆无气以生”，可引起肌肉萎缩，四肢疲乏，阳气不能畅达四肢，则可引起手足清冷。

三、化物与分清泌浊

小肠起于胃的幽门，迂回下接大肠，分界处叫作阑门，阑门即关阑分隔的意思。

食糜由胃移行达小肠后，停留的时间较长，便于充分的消化吸收，因此，《内经》称它有“受盛”和“化物”的作用。

在小肠内的这一段消化过程相当复杂，它一方面受盛自胃中转来的食糜，进一步完成化物的任务，并配合脾的运化功能，将经过消化而被吸收的精微，输送给各个器官组织。

《杂病源流犀烛》说，“惟小肠与大肠皆为胃化物之器。”

按照现代医学的生理学说，小肠内的消化任务，是靠胰液、胆汁和小肠液的化学因素及小肠的机械运动来完成的。前者对糖类、蛋白质和脂肪的分解尤属必不可少，祖国医学

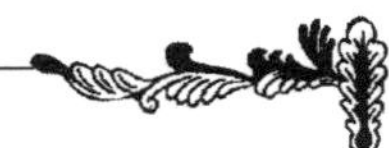

虽然无法具体地区别出各种消化液，但从“小肠主液”的理论，不难想象，古人已注意到小肠内的液体的生理意义。

另一方面，小肠还必须通过肠壁的蠕动，把剩余的食物残渣推进大肠，废液则借助肾的气化渗入膀胱，这就是所谓“分清泌浊”。分清泌浊是小肠化物的重要生理内容，“清”指的是尿液，“浊”指的是食物渣滓。

《医学入门》说：“凡胃中腐熟水谷，其滓秽自胃之下口，传入于小肠上口，自小肠下口，分别清浊，水液入膀胱上口，滓秽入大肠上口。”《医宗必读》说：“小肠下口至是而泌别清浊，水液渗入膀胱，滓秽流入大肠。”

应该指出，水分的吸收主要在小肠，而尿是体液代谢的最终产物，所以“小肠主液”的说法，也包含了小肠和体液代谢相关的概念。

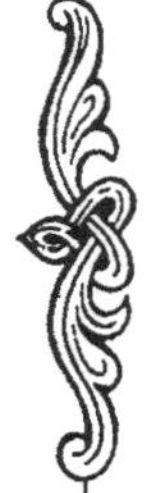

四、传导糟粕

小肠内容物进入大肠，已是残余渣滓，不含有多少可被利用的物质了。

《灵枢·营卫生会》篇说：“故水谷者，常并居于胃中，成糟粕而俱下于大肠。”

大肠不过是消化后产物的暂时储存场所和糟粕的传导途径。它的主要功能在于吸收水分，使渣滓变成固体状态的粪便，从而通过传导作用推动粪便排出体外。

为了适应传导的功能，大肠必须吸收去残余渣滓中的水分，同时也需分泌一定的体液。保护黏膜，湿润粪便，滑利肠道，让粪便获得移动和排泄畅通，所以说“大肠主津”。

综上所述，胃的受纳，腐熟与通降，脾的运化水谷，小肠的分清泌浊，大肠的传导糟粕，一环扣着一环，联络成一

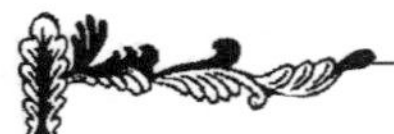

个完整的消化过程，其生理核心则为升清和降浊。

《脾胃论》说："饮食入胃，而精气先输脾归肺……以滋养周身，乃清气……升已而下输膀胱……为传化糟粕，转味而出，乃浊阴……"

脾主升，升清是指脾气的运化与小肠的化物功能相结合，摄取饮食物的精微，向上焦的心肺输送，化生气血津液，营养全身。《素问·奇病论》说："五味入口，藏于胃，脾为之行其精气。"《脾胃论》说："大肠主津，小肠主液，大肠小肠受胃之营气，乃能行津液于上焦，灌溉皮毛，充实腠理。"《景岳全书》说："脾胃既和，谷气上升。"

升清全赖阳气的蒸腾，湿易伤阳，影响升清，所以脾性喜燥而恶湿。升运失调，消化与吸收障碍，粪便滋润在肠内，运行过速，其病理为清气不升，常形成大便稀薄。故《素问·阴阳应象大论》说："清气在下，则生飧泄。"

胃主降，降浊是指胃气的通降与小肠的分清泌浊，大肠的传导功能相结合，将代谢后的产物移行推进变成粪便和尿液向外排泄。

《素问·阴阳应象大论》说："浊阴出下窍。"《素问·五脏别论》说："夫胃、大肠、小肠、三焦、膀胱此五者……此受五脏浊气，名曰传化之腑，此不能久留，输泻者也。"

降浊全赖阴液的润滑，燥易伤阴，影响降浊，所以，胃性喜润而恶燥。通降失调，肠中食物残渣滞留，腐败发酵，气体增多，其病理为浊气不降，常形成脘腹胀满。正如《素问·阴阳应象大论》说："浊气在上，则生䐜胀。"

升和降之间既相互依存，又相互制约，是一种气的功能状态，祖国医学称之为气机，它受到肝的疏泄功能支配。疏泄的功能，除了分泌胆汁，直接参加消化活动以外，还兼有

调整消化系统生理的作用。临床上结肠功能紊乱，中医辨证多属肝脾不协。消化性溃疡，中医辨证多属肝胃不和，都是疏泄的病理，因此，疏泄的生理基础可以理解为管制消化系统的神经体液功能的一部分。

总之，消化过程是一个完整的过程，脾胃与肠虽有一定的分工，但又必须维持很好的协调。消化道上部和下部的彼此影响和联系，就是凭借气机的升降作为人体新陈代谢的枢纽。

因此，祖国医学十分强调脾胃在消化系统中的地位，认为清升浊降，才能保证消化生理的完成。

“脾阴虚”证治再议

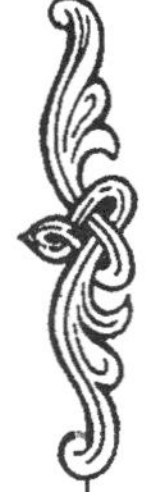

中医学称脾胃的功能为脾气与胃气。脾气主升，胃气主降，升降调，脏腑和，于是气（宗气，营气，卫气）、血、津液得以生化、煦濡，水液、糟粕得以分泌输泄。然而脾的生理内涵，则是脾阴和脾阳；胃的生理内涵，则是胃阴和胃阳。脾气合脾阴、脾阳，胃气合胃阴、胃阳，是形成脾胃升降机能的物质基础。其任何一方的偏胜偏衰，均会引起病变，这是不言可喻的。

最近，读了日本神户中医学研究会伊藤良先生以“脾阴虚的初步认识和临床经验”命题的鸿文，启发很深。

诚如伊藤良先生所说：“脾阴虚”是脾虚的主要病症，其重要性不亚于“脾气虚”、“脾阳虚”。但何以中医文献及临床报道阐述“脾气虚”或“脾阳虚”的证治颇多，而涉及“脾阴虚”者较少，我认为这一问题，应该联系历史条件对中医学术思想的影响来讨论。

从汉至唐宋时期，伤寒学派持本寒而标热的观点，辨证

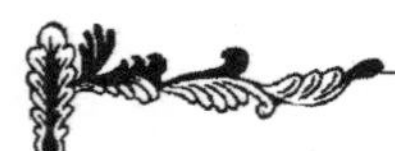

详于风寒而略于湿热，论治重于温阳而忽于救阴。脾胃虚证，多主理中汤、薯蓣丸或吴萸汤，大、小建中汤。

其实《伤寒论》方，芍药甘草汤的甘酸化阴，甲己化土，即所以安脾阴而益脾气；麻仁丸的滋柔润下，即所以润脾燥而治脾约；麦门冬汤的生津救燥，即所以养胃液而平火逆。盖仲景自临床实践出发，固未尝偏废疗脾胃阴虚之法也。

南宋时期，战乱频仍，疾病丛生，每由饮食失节，寒温不适，劳倦过度而起。李东垣按脾胃内伤立论，主张“以辛甘温之剂补其中，升其阳，甘寒以泻其火”，创补中益气、升阳益胃等方，独树一帜，确具卓效。唯只求升发脾胃之阳气，不顾维护脾胃之阴液，其失也偏。因此，缪仲淳针对性地指出：“胃气弱则不能纳，脾阴虚则不能消。世人徒知香燥温补为治脾胃虚之法，而不知甘凉滋润益阴之有益于脾也。”

张景岳与罗周彦，亦均发现这一点，而思有以弥补东垣之不逮。如张氏制补阴益气煎，方用人参、当归、山药、熟地、陈皮、炙甘草、升麻、柴胡。并说：“此补中益气汤之变方也。治劳倦伤阴，精不化气，或阴精内乏，以致外感不解，寒热痎疟，阴虚便结不通等症。凡属阴气不足，而虚邪外侵者，用此升散，无不神效。”罗氏制补中益阴汤，方用当归、甘草、芍药、人参、熟地、升麻、柴胡、粳米、大枣。并说：“夫过食辛热之物，以致脾胃中阴气耗散而不能运化饮食，此亦为脾胃受伤。”元气不足之病，诚万世不易之法，但用之脾胃中元阳之气不足极当，若用之于脾胃中元阴之气不足，则恐复有不能相宜。”自注：“补中益气，内伤劳倦之至药，若脾不甚虚而夹阴不足，当更补中以益阴。”

显然，东垣的《脾胃论》，得张、罗之说，遂臻完备。

清代温病学说盛行，在温病宜刻刻顾其津液的思想指导下，更重视养脾胃之阴。如叶天士订养胃汤，方用麦冬、扁豆、玉竹、甘草、沙参、桑叶。吴鞠通订益胃汤，方用沙参、麦冬、冰糖、细生地、玉竹。

吴澄著《不居集》，曾专立理脾阴总论及理脾阴之法。如说："脾乃胃之刚，胃乃脾之柔。东垣脾胃论，谓脾为死阴，受胃之阳气，方能上升水谷之气于肺，若脾无所禀，则不能行气于脏腑，故专重以胃气为主。又曰，饮食不节，则胃先受病，劳倦者，则脾先受病，脾受病则不能为胃行其津液，则脾病必及胃，胃病亦必及脾，一腑一脏，恒相因而为表里也。古方理脾健胃，多偏补胃中之阳，而不及脾中之阴，然虚损之人多为阴火所烁，津液不足，筋脉皮骨，皆无所养，而精神亦渐羸弱，百症丛生矣。今以芬香甘平之品，培补中宫而不燥其津液，虽曰理脾，其实健胃，虽曰补阴，其实扶阳，则乾资大始，坤作成物，中土安和，天地位育矣。"

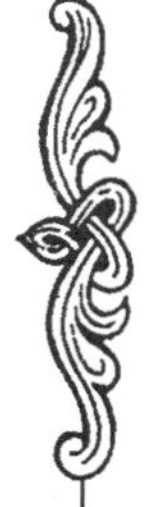

书中列举诸方，如：

中和理阴汤，方用人参、燕窝、山药、扁豆、莲肉、老米。云治中气虚弱，脾胃大亏，饮食短少，痰嗽失血，泄泻腹胀，不任芪术归地者，此方主之。

理脾阴正方，方用人参、河车、白芍、山药、扁豆、茯苓、橘红、甘草。云治食少泄泻，痰嗽失血，遗精等症。虚劳不任芪术者，此方主之。

升补中和汤，方用人参、谷芽、山药、茯神、甘草、陈皮、扁豆、钩藤、荷鼻（荷叶蒂）、老米、红枣。云治虚劳寒热，食少泄泻，不任升柴者，此方主之。

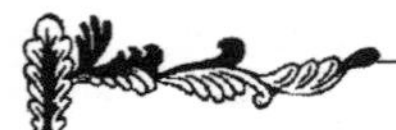

其子宏格注释说："升补中和，为清阳下陷而设也。盖阴亏火泛，法不宜升，而肝肾空虚，更不宜升。惟是泄泻食少之人，清阳不升，则浊阴不降，于法不可以不升，而又非升柴之辈所能升者，故以人参、钩藤、荷鼻升胃中之阳，以谷芽、山药、老米补脾中之阴，陈皮快气，甘草和中，红枣助脾，虽非升、柴、芪、术之品，而功效实同补中益气之立法矣"。

唐容川亦说："但调治脾胃，须分阴阳，李东垣后，重脾胃者，但知宜补脾阳，而不知滋养脾阴，脾阳不足，水谷固不化，脾阴不足，水谷仍不化也。譬釜中煮饭，釜底无火固不熟，釜中无水亦不熟也。……是故宜补脾阳者，虽干姜附子转能生津，宜补脾阴者，虽知母石膏反能开胃。补脾阳法，前人已备言之，独于补脾阴，古少发明者，予特标出，俾知一阴一阳，未可偏废。"又说："脾统血，血之运行上下，全赖乎脾，脾阳虚则不能统血，脾阴虚又不能滋生血脉。"

综上所述，中医学对"脾阴虚"的证治内容，虽受历史条件的影响，没有像"脾气虚"，"脾阳虚"那样丰富，但其临床认识，仍可溯流寻源，体现了它的一脉相承与不断发展。

当前，我国医学家正开展中医脏象学说的研究，脾胃升降的契机以及脾虚（包括脾气，脾阴，脾阳）的生理与病理基础，必将逐步深入而获得阐明。

慢性胃炎的研究思路和实践

慢性胃炎是内科的常见病，多发病，尤其是由胃黏膜炎症引起的腺体萎缩，兼伴肠上皮化生或异形增生细胞者，预

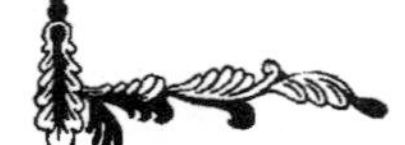

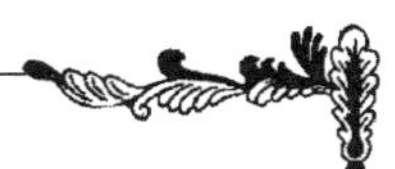

后较差，且与胃癌的发生密切相关。目前缺少有效治法，腺体萎缩的病理，可否逆转，亦无定论。据此，我院中医科于1977年开设慢性胃炎专病门诊，确立了重点研究课题，要求遵循中医学理论，参照胃脘痛及痞满等证的临床经验，配合现代医学的检测手段，深入探索慢性胃炎的病因，病机及治疗方药。

1983年又重点开展了慢性萎缩性胃炎的临床研究。研究过程中，贯彻以理论与临床实践相结合为指导思想，宏观与微观相结合为观察方法，取得良好成效。这里扼要谈一谈自己的体会。

一、着眼于理论　立足于临床

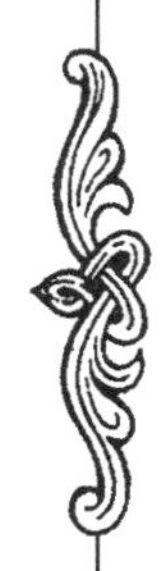

中医药学理论丰富多彩，虽由时代的迁移与社会的影响，难以避免地掺杂了一些不合理或糟粕的部分，但它毕竟来源于实践升华，已自成体系，瑕不掩瑜，经得起实践的检验。不少理论，尚有待更好地继承整理，赋予临床验证，以阐发其精义微旨。毋庸置疑，中医药学的研究，倘若违背了理论，脱离了临床，好比鱼水不谐，势难保持和发挥中医药学的特色。我院慢性胃炎的临床研究选题，便是按照理论与临床实践相结合的指导思想，反复论证而确立的。

慢性胃炎的病变在胃，但从中医药学的病机理论，则局部的病灶，常是整体功能失调所投射的一个焦点。临床体会，慢性胃炎多表现为脘部胀满而痛，口苦嘈杂，纳减形瘦，脉细弦，舌苔黄腻或薄白腻，质偏红等，显系肝失条达，少阳清气不展，郁热犯胃侵脾，升降乖常，气机阻滞所致。日久气虚血瘀，遂进一步引起胃黏膜腺体的萎缩。其病机至少涉及肝脾二脏与胆腑的功能失调，而和气滞热郁有

关。因此，见胃之病，徒知治胃，将毫无俾益。治疗时，清热安胃应同疏泄肝胆，健脾理气之法结合。慢性萎缩性胃炎，还需酌入活血和营之品，这样才臻完善。

多年来，我院对慢性胃炎的临床研究，倡导升降并调，寒温相配的基本治则，喜获效应。如：1983 年通过 122 例慢性胃炎（包括慢性浅表性胃炎 47 例；慢性浅表性胃窦炎 60 例；慢性萎缩性胃炎 15 例）的临床观察总结，症状消失 40 例；好转 67 例；无效 15 例；临床有效率为 87.7%。其中 77 例治疗前后有病理对照者，好转 45 例；无变化 23 例；加重 9 例，病理有效率为 58.4%。1985 年通过 52 例慢性萎缩性胃炎的临床观察总结，症状消失 30 例；好转 16 例；无效 6 例；临床有效率为 88.46%。治疗前后病理对照，胃黏膜腺体恢复 17 例；好转 21 例；无变化 12 例；加重 2 例；病理有效率为 73.08%。研究结果，证实了中医方药的可信疗效，提示了胃黏膜腺体萎缩仍有逆转的可能，打破了胃黏膜腺体萎缩不可逆转的陈旧观点，同时也充分体现了中医药学理论应用于临床的实践意义。

随着理论的不断升华，在研制开发新药的过程中，疗效得到进一步提高。近年来临床资料总结，病理疗效为 82.35%，症状有效率为 92.16%。

二、辨证于宏观　借鉴于微观

中医药学注重整体，辨证论治从整体出发，它凭借望、闻、问、切四诊的直观感觉和思维逻辑，力图透过现象去探求本质，并且把生理与病理变化的征兆连锁到周围环境的影响，这就是通常所谓的宏观辨证。宏观辨证，显示了中医药学的优越性，不仅是对人体病变所表现的证候，如症状、体

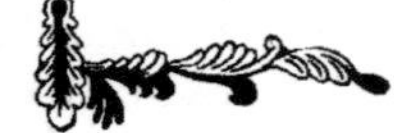

征、病因、病位、病性和邪正虚实等病机转归，能够进行全盘的观察，而且还善于联系天人相应的观点来分析疾病发生和发展的规律。其优越性是非常之宝贵的。

然而有诸内者，未必尽形诸外，隐匿的、疑似的征象，就无法依靠宏观辨证洞悉一切。因此，中医药临床和中医药学的研究，尚应借鉴微观检测方法，积极运用现代科学技术，仪器及理化实验手段。这样做，一方面可弥补直观、宏观之不足；另一方面，也有利于充实四诊内涵，给整理研究、继承发扬中医药学开拓新的境界。

我院的慢性胃炎研究课题，得到西医内科、胃镜室、病理科的齐心协作。患者治疗前后均经纤维内窥镜检查、胃黏膜病理活检及胃液分析作微观的检测比较。这固然是慢性胃炎的确诊与疗效评价，必须据胃黏膜病理改变为准的需要。但是我们借鉴微观辨证，通过内窥镜发现黏膜肌层的肥厚与糜烂；黏膜色泽的或红或白；血管显露、胆汁返流的情况；病理活检发现的腺体萎缩、肠上皮化生、异形增生等，见所未见，大大扩展了望诊的视野。

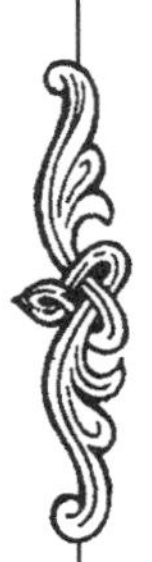

微观检测的指标，补充和深化了我们对慢性胃炎病机的认识，使慢性浅表性胃炎多属气滞热郁，慢性萎缩性胃炎多属气虚血瘀的辨证，获得有力的支持和客观的判断。论治处方，放矢有的，从而提高了临床疗效水平。

我院治疗慢性萎缩性胃炎的经验总结，已荣获 1986 年全国（部级）中医药重大科技成果甲级奖。课题亦列入国家“七五”重点攻关项目。这是党和人民对我们工作的鼓励和鞭策，我们将继续遵循中医药学的理论体系，紧密联系临床，运用先进的科学技术、仪器设备和现代化实验手段，宏观结合微观，为探索慢性萎缩性胃炎的疗效机制作出贡献。

三、病起于肝胆　症见于脾胃

慢性胃炎应属中医学胃脘胀满或疼痛的病症范畴，其病因大多主寒邪外客，所谓寒凝则气滞，遂为胀为痛，故张景岳尝提到“三焦痛证因寒者十居八九，因热者十惟一二。”

然慢性胃炎之患，每表现为脘部胀满疼痛，口苦嘈杂，脉见细弦带数，舌苔黄腻或薄白腻，质色偏红，辨证显系肝失条达，少阳清气不展，郁热犯胃侵脾，升降乖逆，气机阻滞而形成，病起于内因，如《素问·六元正纪大论》：“木郁之发，民病胃脘当心而痛。”《素问·至真要大论》：“少阳之胜，热客于胃。”《杂病源流犀烛》：“胃痛，邪干胃脘病也……惟肝气相乘为尤甚，以木性暴，且正克也。”《张聿青医案》：“木郁土中，中脘作痛，胃脘之间，时有烘热之象，脉细关弦，肝经之火，冲侮胃土。”诸家记载的病因，病机和症状，联系临床辨证，颇与现代医学诊断的慢性胃炎相符合。

从122例慢性胃炎患者的症状统计，疼痛占95%，久痛者，可呈刺痛，痛有定处，胃脘胀满占84%，口苦占55%，嗳气占80%，泛酸占48%，伴灼热占28%，嘈杂占54%，脉象可见细、弦、滑、数、舌苔可见薄黄、黄腻，若向薄黄、薄白转化，则为向愈之兆。

分析122例病史，有31例曾罹肝病，7例曾罹胆道疾患。反映了肝胆病症与慢性胃炎之间存在一定的病理关系，尚需指出，胃与脾相表里，肝胆郁热犯胃，每易侵及太阴脾家。

临床观察，慢性胃炎的证候，或偏重肝胃失调，或偏重脾胃不和，而肝胃失调者，脾运必弱，脾胃不和者，肝气亦滞。因此，肝脾两脏和胃腑会产生连锁的病机影响，初起病

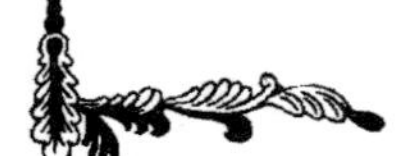

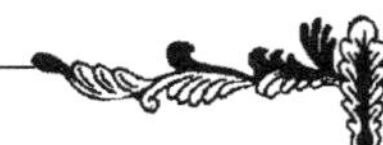

情较轻，若不加摄养，则厥阴疏泄无能，少阳失其通降，胆汁返流上逆，出现嗳气及泛吐酸苦等症。

不言自喻，慢性胃炎的病位，虽在于胃，然其病机，却涉及肝胆与脾，见胃之病，徒知治胃，将毫无裨益，必须审因辨证，综合治理。

实践体会，慢性浅表性胃炎，多偏重肝胃失调，而呈气滞热郁的证候。气滞热郁日久必致络损血瘀，加之病情迁延，伤戕中气，气血俱累，呴濡无能，引起胃黏膜腺体萎缩，故慢性萎缩性胃炎，偏重脾胃不和，而呈气虚血瘀的证候，气愈滞则热愈郁，气愈虚则血愈瘀，还可互为因果，而气滞热郁与气虚血瘀的病机转归，又总是逐步地转变，构成虚实错杂的临床表现。

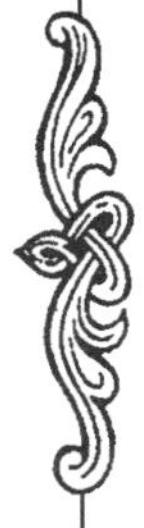

四、浅表性胃炎当从气滞热郁辨治

慢性胃炎有浅表性胃炎和萎缩性胃炎之分，一般病程较长，迁延日久或易反复发作，前者的病理改变主要是胃黏膜充血、水肿、糜烂等；后者的病理改变主要是胃黏膜腺体萎缩。从中医辨证角度出发，二者病机的转化有一定的内在联系，而气滞热郁是不可忽视的重要环节。

胃炎与热郁的关系，一是因热而引起胃黏膜的炎症，如恣食辛辣煎炙，喜饮烈酒，或情志不遂，气滞郁久而化热，肝热夹胆火上乘，以致蕴热炽盛，内扰于胃，或感受六淫之邪，化热内传胃腑，热壅脉络，气血升降失调。胃气不和，炎症日益加重，或湿与热合，或瘀与热结，或病久耗伤胃阴，阴虚内热等因素，从而引起胃黏膜的炎症。二是胃炎的临床表现以热象居多，如胃脘疼痛伴有灼热感，口干、口苦、嗳气泛酸、嘈杂易饥、舌红、苔黄等，辨证属热无疑，

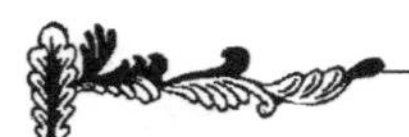

这在胃炎浅表阶段，尤为明显。

历代文献对胃恙的辨证有虚实寒热之异，主张属寒的观点为数不少，有“胃病属寒者十有八九”之说，然而张氏结合临床，认为胃炎当从热郁辨治。如《素问·六元正纪大论》：“诸呕吐酸……皆属于热。”《素问·痿论》曰：“肝气热，则肝泄口苦。”《丹溪心法》则谓：“病得之稍久则成郁，久郁则蒸热，热久必蒸火。”清代叶天士在《临证指南医案》中也指出“考《内经》诸痛，皆主寒客，但经年累月久痛，寒必化热。”以上诸家的论述，对胃炎从气滞热郁辨治提供了一定依据。

通过临床实践，对 122 例慢性胃炎的症状进行分析，其中口苦占 55%，泛酸占 48%，伴烧灼感占 28%，黄苔（薄黄苔，黄腻苔）占 50%，红舌占 48%。对 113 例慢性萎缩性胃炎患者的舌象分析，其中红舌（淡红舌，暗红舌）占 42%，黄苔占 52%。以上资料为慢性胃炎从热辨治，提供了客观体征，反映了机体气郁化火，瘀热互结的病理变化。

值得提出的是中医辨证属“热”与现代医学的“炎症”，不能完全等同看待，热证的出现是多种病理变化的反映，如体质因素的影响，气候的变化，饮食的不节以及气郁化火，邪热犯胃，湿热交阻，瘀热相合等病机的转化等，并非纯属因感染而引起的炎症，因此在治疗时，也非纯用寒凉清热药物均能收效，尚须区别证情，予以治疗。

五、萎缩性胃炎应从气虚血瘀论治

脾胃之气乃中气，中气健旺，谷气能消，精微能运，后天得以充养。《景岳全书·脾胃》曰：“正以人之胃气即土气也，万物无土皆不可，故土居五行之中而王于四季，即此

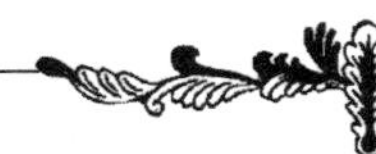

义也。由此推之，则凡胃气之关于人者，无所不至，即脏腑，声色，脉候，形体无不皆由胃气，胃气若失，便是凶候……”又云：“土为万物之源，胃气为养生之主，胃强则强，胃弱则衰”。足见胃气之强盛乃水谷受纳，运化之根本。若脾胃气虚，升降失调，生化无权，气阴营血俱虚，每致胃黏膜腺体萎缩，临床可见患者中脘不适，脘痛隐隐，痞满嘈杂，神疲乏力，形体瘦弱，舌胖（或舌边有齿印），脉来细弱等一派中气虚弱之症，此证在慢性胃炎腺体萎缩阶段表现尤为突出。

由于胃为多气多血之腑，气之运转，血之濡养是维护胃气的基本条件。胃炎初起，往往病在气分居多，若病情迁延日久，每多深入血分，而致瘀阻胃络，即“久病入络”之谓。“气为血之帅”，“气行则血行”，若气滞日久，血行往往受阻；气虚日久，运行无力，气弱则血泣，血行也易阻滞，故从临床观察，萎缩性胃炎患者，瘀阻之象，每多有之，症见胃脘疼痛或刺痛，或痛处固定不移，舌质紫暗或边有瘀点，或舌下静脉曲张、增粗。胃镜及病理可见胃黏膜苍白，血管纹暴露，腺体减少，或伴有肠上皮化生，或伴有不典型增生，而呈瘀热互结于胃络之证。正如叶天士所言：“胃痛久而屡发，必有凝痰聚瘀。”从113例慢性萎缩性胃炎的有关资料分析，暗红舌和瘀紫舌占60%，舌下静脉曲张，增粗者居多，足以表明本病的发生与胃络瘀阻、胃黏膜血供不足等因素有关。

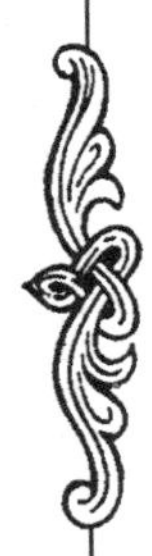

从大量的临床资料分析，认为慢性胃炎在浅表阶段（胃黏膜炎症，糜烂，胆汁返流等），往往肝郁气滞和郁热犯胃并见，故辨证侧重“气滞热郁”为主，而慢性胃炎在胃黏膜腺体萎缩阶段，则脾胃气虚常与胃络瘀阻同见，故辨证

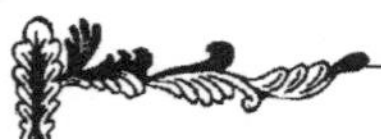

侧重"气虚血瘀"为主，但在病变过程及病机转化中，每兼夹湿阻、阴亏等证候，尚须结合辨证，全面参合，加减用药。

"调气活血"法治疗113例萎缩性胃炎的疗效观察

慢性萎缩性胃炎（简称CAG），是一种常见病，约占胃镜受检者13.8%，在胃癌高发区可达28.1%，尤其是伴有肠上皮化生或不典型增生者，癌变可能性更大，至今尚缺乏特效药，一般认为腺体萎缩的病理改变很难逆转。为此，我们在多年探索慢性胃炎的基础上，进而致力于CAG的临床研究，遵循中医理论指导，借助现代科学诊断手段，创立了"调气活血"法。

一、资料与方法

1. 一般资料　治疗组共113例。其中，男64例，女49例。病程：1～5年者41例，6～10年者43例，11～15年者13例，16年以上者16例。对照组共30例。男19例，女11例。病程：1～5年者10例，6～10年者15例，11～15年者3例，16年以上者2例。

2. 病理改变　治疗组胃黏膜腺体轻度萎缩28例，中度者71例，重度者14例。伴轻度肠化24例，中度46例，重度20例。60例曾作肠化分类，不完全大肠化17例（占28.33%），小肠肠化10例（占16.67%）；完全型大肠化14例（占23.3%），小肠肠化19例（31.67%）。不典型增生轻度者17例，中度者8例。对照组轻度萎缩12例，中度萎缩16例，重度萎缩2例；伴肠化轻度者8例，中度9例，重度2例；伴不典型增生3例。

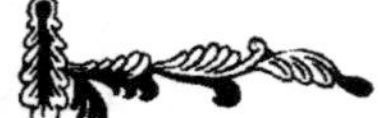

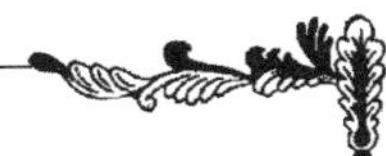

3. 辨证 多属脾胃不和，气虚血瘀。

（1）主症：胃脘隐痛绵绵或刺痛，嘈杂，得食略减，多纳则胀满，精神疲乏，肠鸣便溏，脉细，舌苔薄，质淡红或暗红，微胖或边有齿痕，舌下静脉瘀紫或增粗。

（2）兼症：肝郁，湿阻，里热，阴虚。

4. 检查方法

（1）纤维胃镜及病理活检：两组病例治疗前后均作纤维胃镜检查对照，并分别固定取胃窦、大弯、小弯、前壁、后壁及胃体病变处活检。

（2）胃液分析：治疗组中 98 例患者治疗前后均作五肽胃泌素胃液分析检测，空腹 pH ＞ 3.5 者 24 例，＞ 5 者 26 例；BAO ＜ 1mEg/h 者 45 例；MAO ＜ 6mEg/h 者 37 例；PAO12 ＜ mEg/h 者 48 例，壁细胞数＜ 6×10^9 占 49 例，分别属低酸或无酸。

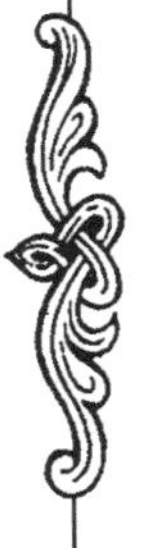

（3）血清胃泌素：治疗组 98 例患者在治疗前应用 DPC，S 双抗体胃泌素法测定血清胃泌素，均值为 63.76 ± 47.19g/nl（正常值为 90 ± 6.69g/nl）明显低于正常值。

5. 治疗方法

（1）治疗组每日服用萎胃安冲剂 2 小包，治六个月为 1 疗程，完成 1 疗程以上列入统计。兼证重者随证加服成药或小复方 3~5 味中药汤剂，对照组不作辨证，单纯服“维酶素片”每日 3 次，每次 2 片，六个月为 1 疗程。萎胃安冲剂组成：太子参、柴胡、炒黄芩、丹参、制香附、徐长卿等。

（2）随时症加减：肝郁加八月札、玉蝴蝶；湿阻加陈佩梗、炒苡仁；里热加连翘、知母；阴亏加南沙参、川石斛；胃脘胀满加炒枳壳、佛手片；胃脘疼痛加延胡、九香虫；纳

呆加焦谷芽；嗳气加旋覆花、代赭石；泛酸加煅瓦楞子、白螺丝壳；低酸加乌梅、木瓜。伴肠化或不典型增生加白英、蛇舌草等。

二、结果

1. 疗效评定标准　见表1

表1　疗效标准

类别	病理			症状	
	腺体萎缩	肠腺化生	不典型增生	主症	兼症
显效	恢复或显著好转	消失或好转	消失或好转	消失	基本消失
有效	好转	好转或无变化	好转或无变化	基本消失或好转	好转或无变化
无效	无变化	无变化	无变化	无变化	无变化
加重	加重	加重	加重	无变化或加重	无变化或加重

注：显著好转：重度减为轻度；好转：重度减为中度或中度减为轻度。

2. 疗效分析

治疗组服药一疗程36例，二疗程59例，一年以上18例，病理及临床症状综合评定，显效32例，有效57例，无效20例，加重4例。

（1）病理疗效 见表2

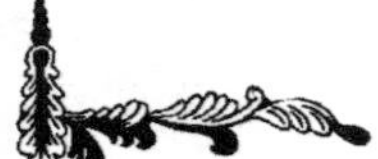

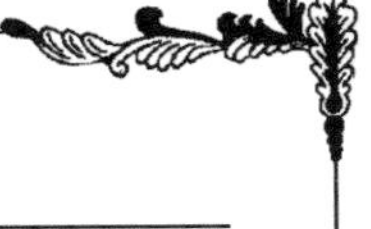

表 2　治疗组病理疗效

疗效	腺体萎缩（113 例）	肠腺化生（90 例）	不典型增生（25 例）
显效	34	38	19
有效	55	31	3
无效	20	18	2
加重	4	3	1
有效率（%）	78.76	76.67	88

（2）症状疗效：113 例患者症状有效率为 89.38%，其中显效 69 例，有效 32 例，无效 12 例。

（3）脉象、舌象的变化：脉象治疗前以细脉和细弦脉为多，治疗后变化不明显，舌象治疗前黄腻苔 43 例，薄白苔 27 例，白腻苔 24 例，薄黄苔 19 例。治疗后大部分转为薄白苔；舌质治疗前瘀紫及暗红 52 例，微胖或有齿痕 33 例，治疗后部分转为淡红舌，舌象的变化反映治疗后中焦湿阻，瘀热互结的病机获得改善。

治疗组与对照组病理疗效比较，见表 3。

表 3　治疗组与对照组病理疗效比较

	腺体萎缩					肠腺化生					不典型增生				
	例数	显效	有效	无效	加重	例数	显效	有效	无效	加重	例数	显效	有效	无效	加重
治疗组	113	34	55	20	4	90	38	31	18	3	25	19	3	2	1
对照组	30	5	9	11	5	19	4	4	6	5	3	2	0	1	0
P 值	＜ 0.01					＜ 0.01					例数少未作统计				

治疗前后胃液分析比较：治疗组 24 例曾用五肽胃泌素作胃液分析，治疗前后对照，见表 4。

表 4　治疗前后胃液分析对照

疗程	pH（$\bar{x}\pm Sx$）	BAO（mEg/h）（$\bar{x}\pm Sx$）	MAO（mEg/h）（$\bar{x}\pm Sx$）	PAO（mEg/h）（$\bar{x}\pm Sx$）	壁细胞数（亿）（$\bar{x}\pm Sx$）
治疗前	4.83 ± 0.39	2.03 ± 0.43	5.78 ± 0.93	7.82 ± 1.06	3.76 ± 0.52
治疗后	3.5 ± 0.34	2.75 ± 0.48	6.66 ± 0.92	9.51 ± 1.15	4.81 ± 0.57
P 值	< 0.01	> 0.05	> 0.05	> 0.05	> 0.05

三、讨论

根据 CAG 的病机认识，见胃之病，徒知治胃，将毫无俾益，必须辨证求因，审因论治。临床主张按照清代吴鞠通“中焦如衡，非平不安”治病法则，这是因为脾胃位居中焦，脾气宜升，胃气宜降，脾性喜燥，胃性喜润，二者的生理相辅相成，犹如称物之“衡”，平则不病，病则不平；而不平的病机，主要是升降的失调，燥润不适。脾胃的生理活动，全赖肝胆的疏泄。所以欲调升降，先疏肝胆，欲和脾胃，需适润燥；中虚应益气，络瘀当活血。因此，创立调气活血法，并拟订“萎胃安冲剂”，既考虑到肝胆与脾胃的病机影响，又考虑到炎症病灶及黏膜病理变化，这样，既有效地促进了脾胃功能的调整，也有利于炎症的控制及黏膜损害的修复。

CAG 为癌前期状态，伴有肠化或不典型增生又被视为

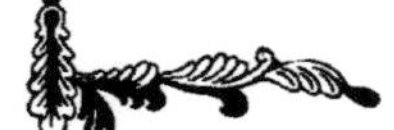

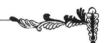

癌前期病变。逆转腺体萎缩，防止肠化或不典型增生的出现，无疑是CAG患者迫切的要求和希望，有学者认为，萎缩病灶呈灶性相嵌性分布。故腺体萎缩的逆转难度很大，目前，仍无有效疗法。停留于每年胃镜随访复查以未癌变为满意的被动状态，这就更加体现了中医辨证论治及“调气活血”法的重要意义。

从治疗组患者治疗前后病理变化分析，113例腺体萎缩有效率78.6%，90例伴肠上皮化生有效率76.67%；25例不典型增生的有效率88%，统计学处理有显著差异（$P < 0.01$），突破了胃黏膜腺体萎缩不可逆的观点，截断了肠化和不典型增生的癌前期病变，为防治胃癌开拓了新的途径。

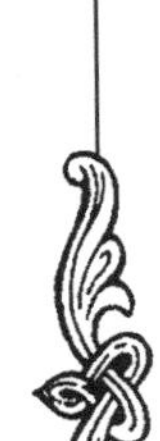

四、医案选录

1. 慢性萎缩性胃炎（胃脘痛）

冯某　女　59岁

初诊　1983年11月30日

主诉　脘痛反复发作，近日加剧。

病史　胃病十余年，胃脘隐痛，缠绵不愈，口苦，嗳气频作，纳谷呆滞。

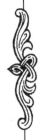

舌脉　舌质红，苔薄腻。

检查　中上腹轻度压痛，1983年11月17日曾在某医院作胃镜检查发现胃窦大弯侧有一黄豆大小息肉，当即电灼。胃窦黏膜粗糙，呈细颗粒状增生，胃体黏膜较薄，见黏膜下网状血管和静脉显现。诊断：慢性萎缩性胃炎。

辨证　肝失条达而气郁，胃失和降而气逆，久病入络而瘀阻，证属肝胃不和，兼夹瘀热。

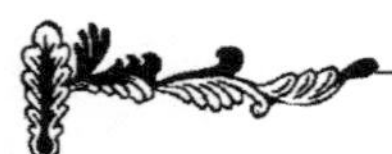

诊断　慢性萎缩性胃炎。

胃脘痛。

治法　调肝和胃，清化瘀热。

方药　软柴胡6克、炒黄芩9克、生白术9克、赤白芍9克（各）、清炙草3克、铁树叶15克、平地木15克、八月札15克、旋覆花9克（包）、代赭石15克、香附9克、佛手片6克、炒枳壳6克、半枝莲30克、炙乌梅5克、白花蛇舌草30克、香谷芽12克。（14剂）

二诊　1984年8月16日

胃脘胀满隐痛已减，嗳气亦平，纳谷增进，但食后二小时有嘈杂感，脉细弦，舌苔薄，肝胃渐调，脾弱气虚，再予疏肝和胃，健脾安中。

处方　软柴胡6克、炒黄芩9克、生白术9克、怀山药9克、香扁豆9克、制香附9克、佛手片6克、赤白芍9克（各）、清炙草3克、铁树叶15克、平地木15克、八月札15克、炒枳壳6克、白花蛇舌草30克、香谷芽12克。（14剂）

随访　患者坚持服药已一年，胃脘胀痛大减，唯饮食不慎时仍稍见胀痛，平时食纳已馨，精神亦振，1984年12月6日某医院胃镜复查诊断为浅表性胃窦炎、萎缩性胃体炎。症状缓解，胃镜及黏膜病理变化观察均见好转。

按语　《杂病源流犀烛》曰："胃痛，邪干胃脘病也……惟肝气相乘为尤甚，以木性暴且正克也。"从本例临床表现的脘痛，胀满，口苦，嗳气等症状分析，均属肝胆郁热犯胃，久痛入络之征，故取四逆散合旋覆代赭石汤疏肝和胃，升降并调，再增入黄芩、赤芍、平地木、白花蛇舌草清热消肿，活血化瘀。尝见《本草纲目拾遗》载铁树叶有"平肝，统治一切肝气痛"的功能，因默志之，并常采用以配芍药、

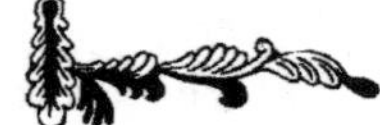

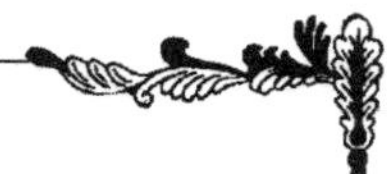

甘草，治肝气相乘而引起的胃脘疼痛，颇获灵验，赵氏之说，洵不诬也。

2. 慢性萎缩性胃炎伴重度肠化（胃痞）

周某　女　38岁

初诊　1991年5月21日

主诉　胃脘胀满伴嗳气，嘈杂。

病史　萎缩性胃炎病史两年，反复中脘胀满，食后更甚，嗳气无泛酸，嘈杂便溏，口干引饮。

舌脉　舌质红少润，苔少，脉细。

检查　胃镜示：浅表性胃炎。病理示：中度萎缩性胃炎，重度。血抗HP抗体阳性，HP涂片阳性，HP快速试验阳性。

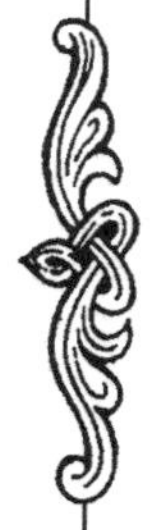

辨证　肝胃不和，气滞热郁，脾气虚弱，胃阴受烁。

诊断　慢性萎缩性胃炎伴重度肠化。

胃痞。

治法　调肝和胃，理气清热，益阴健脾。

方药　川石斛9克、炒山药9克、香扁豆9克、炒白术9克、赤白芍9克（各）、水炙甘草3克、连翘9克、黄芩9克、八月札15克、玉蝴蝶5克、炒枳壳9克、徐长卿15克、白花蛇舌草30克、白英15克、香谷芽12克。（30剂）

二诊　1991年7月24日

胃脘胀满较减，嗳气，嘈杂，便形不实，胃纳较馨，舌红润，苔薄黄，脉细，再拟前法加减。

处方　川石斛9克、炒山药9克、香扁豆9克、赤白芍9克（各）、水炙甘草3克、连翘9克、炒黄芩9克、旋覆花9克（包）、代赭石30克、八月札15克、玉蝴蝶5克、徐长卿15克、白花蛇舌草30克、白英15克、荷叶炭9克、

香谷芽12克。另：保和片，每日2次，每次3片。

随访　患者服药三月余，临床症状消失，体重略增，大便尚调，于9月初胃镜复查：胃窦炎，萎缩性胃炎。病理：轻度萎缩性胃炎，HP涂片阴性，HP快速试验阴性，血HP抗体阴性。疗效显著。继续巩固治疗数月，嘱注意饮食调摄。

按语　幽门螺杆菌（HP）感染与慢性胃炎的发病密切相关，本案治疗前HP检查均为阳性，经治疗数月后，不仅临床症状明显改善，复查HP涂片、培养及血清HP抗体，均已转阴，说明本方立足于清热理气，疏调肝胃，健脾养阴，不仅使脾胃功能得到协调恢复，同时具有清除幽门螺旋杆菌作用，方中黄芩、甘草、旋覆花经实验证实对HP有体外抑菌作用，可见，清除HP是控制胃黏膜炎症活动，使腺体恢复，肠化逆转的重要环节，也为运用中药清除HP的进一步研究，开拓了思路。

3. 慢性萎缩性胃炎伴肠化及不典型增生（胃脘痛）

钱某　男　43岁

初诊　1990年8月4日

主诉　中脘反复隐痛，食后更剧。

病史　患者胃病史20余年，近半年来中脘反复隐痛，胀满，进食后更剧，纳少，体重减轻，曾服三九胃泰、德诺等药，未见改善。

舌脉　舌质暗红，舌根黄腻，舌下静脉瘀紫，脉细弦。

检查　面色少华，中上腹轻压痛，1990年6月15日某医院做胃镜示：慢性萎缩性胃炎；病理：重度萎缩性胃炎，重度肠腺化生，中度不典型增生。胃液分析：正常范围。

辨证　肝胃不和，湿热中阻，脾运少健，胃络瘀阻。

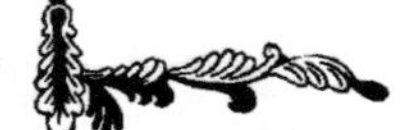

诊断　慢性萎缩性胃炎伴肠化及不典型增生。

胃脘痛。

治法　调气活血，和胃安中，清化湿热。

方药　炒白术 9 克、柴胡 9 克、黄芩 9 克、赤白芍 9 克（各）、丹参 9 克、陈佩梗 9 克、炙延胡 9 克、九香虫 6 克、刺猬皮 9 克、徐长卿 15 克、平地木 15 克、八月札 12 克、白花蛇舌草 30 克、白英 15 克、香谷芽 12 克。（7 剂）

随访　患者因胃脘疼痛入院，经中药治疗，脘痛明显好转。胃纳亦增，苔腻已化，继以上方去陈佩梗、刺猬皮加入太子参、山药，续服 14 剂，病情好转而出院。门诊随访。仍以调气活血法巩固治疗，后又服用成药（萎胃安冲剂）调治，吞服血竭粉胶囊，持续治疗十月余，病情稳定，便溏亦结，体重增加 4kg，症状无反复，于 1991 年 7 月 16 日在某医院复查胃镜：胃窦炎（轻度）；病理：萎缩性胃炎（轻～中度），中度肠化（无不典型增生）。随访至今，病情稳定。

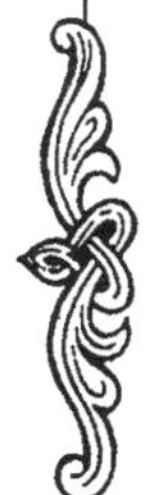

按语　叶天士《临证指南医案·胃脘痛》载："初病在经，久痛入络，以经主气，络主血，则可知其治气治血之当也……辛香理气，辛柔和血之法，实为对待必然之理。"大多治胃之法责之于气，而久病毋忘从血辨治，方中用丹参、赤芍、血竭活血和营，丹参一味功同四物，配血竭、赤芍更倍活血之功。血竭甘咸性平，具活血化瘀，消肿止痛之能；赤芍凉血活血，和营通络，血流通畅使热无所依，又能改善胃黏膜血流，促使胃黏膜腺体修复。由于慢性萎缩性胃炎病程较长，每多从浅表性胃炎发展而成，气滞热郁日久，导致络脉损伤，加之病情迁延，伤戕中气，气血俱累，煦濡不周，遂引起胃黏膜腺体萎缩，瘀热郁久还可导致肠化及不典型增生的病理改变，临床体会，以白花蛇舌草、白英、菝葜

清瘀热，消痈肿，祛热毒，对逆转肠化，不典型增生，确有实效。

消化性溃疡病临床一得

消化性溃疡中医属胃脘痛，当明辨寒热虚实，新病或暂病。本病多属寒属实。寒者热之；实者，饮食所伤消导之，肝气相乘和调之。若久痛不已，寒渐化热，实亦转虚，寒热交错，虚实夹杂，选方遣药，殊费斟酌。盖脾性喜燥，宜升则健，胃性喜润，宜降则和，相反而又相成，其升降之枢机，全赖肝之疏泄，故脘痛虽责之胃，病机却不能不涉及肝脾，论治自需从肝脾胃着眼。临床体会，胃脘痛迁延经年，每有蕴热，辛燥之品万难合辙。然痛必气滞，肆意寒凉，气机更碍，且肝失疏泄，脾胃升降乖常，清无所归，浊无所降，是以脘腹胀满与嗳嗳酸苦等症并见。太仓热扰，甚至耗阴损络，或嘈杂，或燔灼，或便血，虚中夹实，病变蜂起。余于斯证，独宗吴鞠通“中焦如衡，非平不安”之说，主张寒温相适，升降并调，营阴兼顾，虚实同理。适寒温，恒取苏梗之辛香微温，“敛木气横逆，散肝经郁滞”，配黄芩、连翘之苦寒清热，“入胃以和胃阳而与脾阴表里”；调升降，恒取柴胡之轻举畅达，“引脾胃清气行于阳道”，配旋覆、代赭之和胃降逆，“和其阴气，宣发胃阳”；顾营阴，恒取丹参之和营活血，配芍药、甘草之甘酸化阴，缓急止痛，“行营气而泻肝木……和逆气而补脾土”；理虚实，恒取孩儿参之健脾安中，配香附、枳壳之理气除满，“气顺则胸膈利”。上列药物，分之似嫌支离无序，合成汤剂，实为芍药甘草汤、旋覆代赭汤、香苏散、柴胡疏肝散诸方之复合，温凉通补，堪符衡平之旨，庶几缓缓图功。

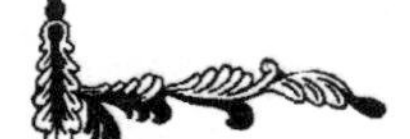

此外，忆昔参加农村卫生工作队时，尝拟订一方，采用炒白术 80 克、炒白芍 30 克、水炙甘草 6 克、浙贝母 30 克、制香附 20 克、炒枳壳 15 克、川楝子 30 克、砂仁 15 克、凤凰衣 9 克、食盐 30 克，十味共研细末为散。遇胃溃疡，疼痛泛酸病人，嘱依方配制，日服二次，每次一汤匙，温开水调送。止痛颇灵速，屡试屡验，爰敢录供医者参考。

医案选录

十二指肠球部溃疡（嘈杂）

朱某　女　38 岁

初诊　1995 年 4 月 6 日

主诉　中脘嘈杂易饥，泛酸。

病史　有十二指肠球部溃疡病史，中脘嘈杂思食，食后则舒，时有泛吐酸水，一年前有上消化道出血史，大便溏薄，精神疲乏。

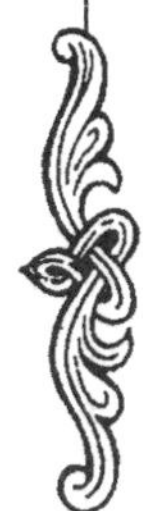

舌脉　舌质偏红，质胖，苔薄，脉细。

检查　1995 年 3 月纤维胃镜提示：十二脂肠球部溃疡，慢性浅表性胃炎。

辨证　肝气失疏，脾胃虚弱。

诊断　十二指肠球部溃疡。

嘈杂。

治法　健脾和胃，止酸安中。

方药　太子参 10 克、炒白术 10 克、杭白芍 10 克、水炙甘草 3 克、怀山药 10 克、香扁豆 10 克、白及片 10 克、凤凰衣 6 克、煅瓦楞 15 克、白螺丝壳 15 克、乌贼骨 15 克、制香附 10 克、苏梗 6 克、徐长卿 15 克、香谷芽 12 克。（15 剂）

随访　患者服药半月后，嘈杂减轻，泛酸亦少，以上方

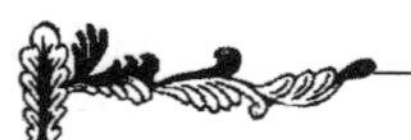

加减治疗。一个半月后，症状缓解，便形亦结，胃纳正常，体重略增，7月份复查胃镜，十二指肠球部溃疡（愈合期），慢性浅表性胃炎。

按语 十二指肠球部溃疡，临床症状以“嘈杂”为主症，嘈杂乃脘中饥嘈，或作或止，景岳曰：“其为病也，腹中空空，若无一物，似饥非饥……或得食暂止，或食已复嘈。”辨证或为胃热，或为胃虚，或为血虚。本案以脾胃虚弱为主，胃失和养则嘈杂思食，故以太子参、白术、山药、扁豆健脾而和胃，杭白芍配炙甘草缓急和中，选用瓦楞、白螺丝壳、乌贼骨中和胃酸，白及、凤凰衣保护胃黏膜，诸药相配，有利于溃疡修复，脾胃气虚得以调整则胃气和而嘈杂一症亦愈矣。

泄泻证治之我见

一、痛责之肝泻责之脾的意义

慢性泄泻的证候每多虚实夹杂，寒热交错。《景岳全书·泄泻》指出：“泄泻之本，无不由于脾胃。”因此，脾胃失调，脾气虚弱，水谷精微运化失司，是泄泻致病的主因。然而影响脾胃运化功能的原因不一，或食滞内积，或外邪侵袭，湿邪内阻，或情志失调，木强侮土，或命门火衰，不能暖土。临床每表现为肠鸣腹痛，大便泄泻，泻伴腹痛，或泻后痛缓，脉弦，苔薄白等证，辨证当责之肝脾不协。盖木失条达，横逆乘脾，则气机失调；脾失健运，清气不升，故痛泻并作，正如吴昆在《医方考》中指出：“泻责之脾，痛责之肝，肝责之实，脾责之虚，脾虚肝实，故令痛泻。”张景岳又云：“凡遇怒气便作泄泻者，必先怒时夹食，致伤脾

胃，故但有所犯，即随触而发，此肝脾二脏之病也，盖以肝木克土，脾气受伤而然。”扼要地阐明了肝实脾虚，肝脾不协而引起泄泻的机理，对临床颇有指导意义，显而易见，腹痛肠鸣，胸闷纳少乃肝木之实；运化失健，大便稀溏乃脾土之虚。因此，慢性泄泻的辨证，重在脾虚，而毋忘肝实，凡属肝脾不协患者，治疗必须着眼抑肝扶脾。此法对慢性结肠炎、肠功能紊乱、肠易激综合征、痉挛性结肠炎等亦均适宜。

二、“痛泻要方”的效验

“痛泻要方”原名白术芍药散，见《景岳全书》引刘草窗方。主治肠鸣腹痛泄泻之证，每因郁怒即发生腹痛泄泻，平时常有胸胁痞闷，嗳气食少，或大便伴有黏液等。“怒”本伤肝而不伤脾，所以会引起泄泻，乃由脾气素虚，肝木横逆乘脾所致。治当抑肝扶土，以泻肝之实，补脾之虚。

“痛泻要方”由白术、白芍、陈皮、防风组成。方中白术健脾燥湿，甘温益脾胃之阳气，苦温燥脾胃之寒湿；白芍养血柔肝，缓急止痛，治腹痛下利，肝柔脾不受侮而痛除，且能泻肝之急；防风味苦辛温，归肝入脾，具祛风除湿，疏达肝气，升发清阳之功。《素问》曰：“肝欲散，急食辛以散之”，防风辛散，可协助白术、白芍舒肝健脾。且风药多燥，燥可胜湿，故曰：“风药能胜湿”，取其燥湿升清，鼓舞胃气上腾，则泄泻自止，临床每多炒炭用之，倍增止泻之效。配合陈皮理气和中，能散气滞，药少力专。对肝强脾弱的腹泻，常表现为脘腹先胀，继而作痛，粪便不多，泻后舒畅，反复发作，投以此方，或加味用之，每收良效。

三、医案选录

1 慢性结肠炎（泄泻）

费某　男　27岁

初诊　1980年1月17日

主诉　腹痛腹泻二年余。

病史　慢性腹痛腹泻两年余，每日6~7次，稀便有白色黏冻，但无脓血，西药治疗有所好转，但仍时有反复，近半月来大便溏薄，伴有黏冻，腹部隐痛。

舌脉　脉细弦，苔薄黄腻。

检查　1979年8月长征医院钡剂灌肠检查：升结肠有局限性痉挛。纤维肠镜示：近盲肠处局限性1cm隆起，活检为炎症性改变。

辨证　肝强脾弱，湿热阻滞，胃肠气机失调。

诊断　慢性结肠炎。

泄泻

治法　健脾调肝，化湿清热而和肠胃。

方药　生白术9克、清炙草3克、杭白芍9克、防风炭9克、陈皮5克、蚂蚁草15克、秦皮9克、条芩炭9克、香扁豆9克、炒楂曲9克（各）、大腹皮9克、广木香5克、香谷芽12克、炮姜炭5克、徐长卿15克。（20剂）

二诊　2月7日

大便次减，便形渐结，黏液亦少，腹痛已缓，脉弦，苔薄腻。再拟抑肝扶脾，益气健运。

方药　太子参9克、生白术9克、炒白芍9克、清炙草3克、煨木香5克、防风炭9克、炮姜炭5克、炒陈皮5克、炒楂曲9克（各）、条芩炭9克、香扁豆9克、蚂蚁草15克、

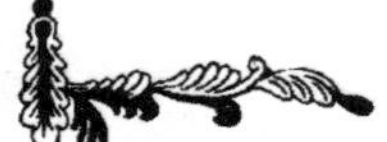

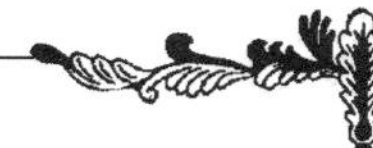

大腹皮 9 克、香谷芽 12 克、香砂六君丸 9 克（包）。

随访　上药治疗两月余，病情稳定，气钡双重灌肠提示：各段结肠均显示良好，结肠袋光正，无狭窄区，黏膜正常，原右升结肠病变已消失，余未见异常。

按语　本案结肠炎患者，证属泄泻范畴，因肝强侮脾，脾土虚弱，水谷精微运化失司，清浊混淆，下注大肠所致，治拟痛泻要方加味抑木而培土，同时以蚂蚁草、秦皮清肠泄热；炮姜合黄芩乃寒热并调之意，药后脾运健，肠胃坚则泄泻止矣。复诊后，症情好转，增以太子参、香砂六君丸，益气健脾而助运化，巩固疗效。治疗后症状好转，气钡双重灌肠检查亦未见器质性病变。

2. 肠功能紊乱（泄泻）

李某　男　40 岁

初诊　1991 年 2 月 19 日

主诉　大便溏泄，腹部阵痛。

病史　大便溏泄已久，每多腹痛阵作，泻后痛减，偶有黏冻便，日行 2～3 次，形瘦，纳呆。

舌脉　舌苔薄腻，脉弦细。

检查　大便常规无异常，大便培养阴性，钡灌肠摄片无异常。

辨证　木旺侮土，胃肠不和，运化失司。

诊断　肠功能紊乱。

泄泻。

治法　抑肝扶脾，健脾助运以和肠胃。

方药　炒白术 9 克、炒白芍 9 克、防风炭 9 克、炒陈皮 6 克、炙甘草 3 克、蚂蚁草 30 克、炮姜炭 6 克、条芩炭 9 克、炒山药 9 克、煨木香 9 克、台乌药 9 克、炒楂曲 9 克（各）、

香谷芽 12 克。

随访　患者以上方加减治疗半月余，大便次减，日行 1~2 次，便形较结，腹痛基本缓解，注意情志调摄，节制饮食，治疗两个月后，泻止痛缓，胃纳渐增。

按语　泄泻之因甚多，或虚或实，或寒或热，本案为肝旺脾虚，木郁乘脾，以致肝脾不协，脾湿不运，腹痛便溏，泄泻反复不已。据《医方考》曰："泻责之脾，痛责之肝，肝责之实，脾责之虚，脾虚肝实，故令痛泻。"故治疗宜抑肝扶脾之法，痛泻要方加味，方中白术健脾燥湿，白芍敛肝兼能缓急，陈皮化湿和中，疏理气机，防风味辛性温归肝入脾，助术、芍以理肝舒脾能散气滞，又取其"风能胜湿"之意，炒炭存性，益增止泻之功。此外，黄芩配炮姜，寒温并用，白术伍楂、曲，消补相参。药后湿化脾运，气调肝达，痛泻止矣。

肾 病 门

水肿的辨证和治疗述要

水肿是指体内水液潴留，引起浮肿的症状，古代称为"水气"或"水胀"。

《素问·评热病论》："诸有水气者，微肿先见于目下也。"《灵枢·水胀》："水始起也，目窠上微肿，如新卧起之状，其颈脉动，时咳，阴股间寒，足胫肿，腹乃大，其水已成矣。以手按其腹，随手而起，如裹水之状，此其候也。"

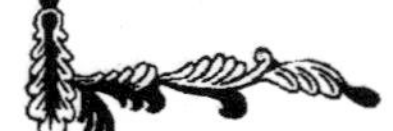

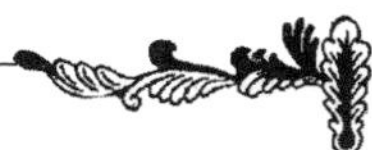

《金匮要略》亦专列水气病篇，并有风水、皮水、正水、石水及五脏水之别。《丹溪心法》始分为阴水与阳水两类。

其病理则以《景岳全书》阐述最详。《杂证谟·肿胀》："凡水肿等证乃肺脾肾三脏相干之病。盖水为至阴，故其本在肾，水化于气，故其标在肺，水惟畏土，故其制在脾。今肺虚则气不化精而化水，脾虚则土不制水而反克，肾虚则水无所主而妄行。水不归经则逆而上泛。故传入于脾，而肌肉浮肿。传入于肺，则气息喘急。虽分而言之，而三脏各有所主。然合而言之，则总由阴胜之害，而病本皆归于肾。《内经》曰：肾为胃关，关门不利，故聚水而从其类也。然关门何以不利也。经曰：膀胱者，州都之官，津液藏焉，气化则能出矣。夫所谓气化者，即肾中之气也，即阴中之火也，阴中无阳则气不能化，所以水道不利，溢而为肿。"

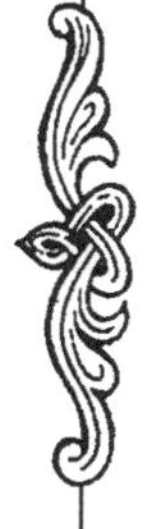

临床辨证施治如下：

一、风水泛滥

多由肾虚汗出逢风，或外感风邪，肺失治节所致。少阴属肾，肾上连肺，劳伤肾气，汗出腠理疏松。风邪乘袭，内合太阴。以及客风犯肺，治节不行，均能影响水道通调。水湿潴留与外风相搏，鼓荡上逆，泛溢肌肤，故临床表现为浮肿起自目睑头面，继而肿势漫延全身。《素问·水热穴论》："勇而劳甚则肾汗出，肾汗出逢于风，内不得入于脏腑，外不得越于皮肤，客于玄府，行于皮里，传为胕肿，本之于肾，名曰风水。"《金匮要略·水气病脉证并治》："视人之目窠上微臃，如蚕新卧起状，其颈脉动，时时咳，按其手足上，陷而不起者，风水。"邪侵肺脏，宣肃失常，卫气壅遏，故恶风发热，咳嗽而喘，或咽喉红痛。舌苔薄白，示表证，

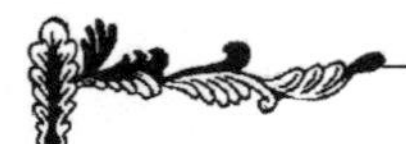

脉浮，示病在卫分。

治法 发表除湿。

处方 越婢汤加减。水炙麻黄5克、生石膏15克（先煎）、生白术9克、水炙甘草3克、生姜2片、大枣3枚。水煎二汁，分服。

“风水”的名称首见于《素问》，因阙治法，后世多宗《金匮要略》，主用越婢加术汤，按《素问》阐述的病机实与《金匮要略》不尽相同。前者是指肾虚汗出遇风，外风夹内湿，客于玄府，行于皮里，传为胕肿。后者乃是指风邪袭肺，通调失常引起水湿潴留，结合脉浮，恶风，骨节疼痛等外证，仅系表部受邪可知。病机虽异，然外感风邪则一，故《金匮玉函要略辑义》引陈氏《证治大还》云：“越婢汤治脉浮在表，及腰以上肿，宜此发汗，兼治勇而劳甚，肾汗出，汗出遇风，内不得入脏腑，外不得越皮肤，客于玄府，行于皮里，传为胕肿，本之于肾，名曰风水。”

临床体会，肾汗出逢风的证候，浮肿每易反复，不似纯属肺经受风所致的风水，症轻易愈。《素问·水热穴论》“勇而劳甚则肾汗出”之说，是值得引起注意的。惟其“本之于肾”，真气亏损，脾运少健，输化无权，风去湿留，常迁延为患，宜取防己黄芪汤酌加山药、扁豆、黑大豆、茯苓皮等补气行水，健脾益肾。

二、水湿浸渍

多由涉水冒雨，居处卑湿所致。湿邪水气内侵，浸淫肌肉，太阴受累，故临床表现为全身水肿，腹部及下肢更甚，按之没指，小便短少，身重倦怠。《金匮要略·水气病脉证并治》云：“脾水者，其腹大，四肢苦重，津液不生，但苦

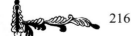

少气，小便难。”浊阴凝滞，胃失和降，故纳呆泛恶。气不化津，故口渴。舌苔白腻，示中焦湿重。脉濡缓，示脾困运弱。

治法　渗湿培土。

处方　四苓散加减。茯苓9克、猪苓9克、泽泻9克、炒白术9克、香扁豆9克、陈皮9克。水煎二汁，分服。

尤怡释《金匮要略》脾水的证候说：“脾主腹而气行四肢，脾受水气则腹大四肢重，津气生于谷，谷气运于脾，脾湿不运则津液不生而少气，小便难者，湿不行也。”这段注解是非常清楚的。盖土能制水，然水盛则反侮其所胜，脾受湿困，水气停聚，浸渍肌肤，形成水肿。大腹属脾，湿性下趋，因此，腹部及下肢的肿胀为甚，治湿宜淡渗。兼以培土者，土强自可胜湿退肿。

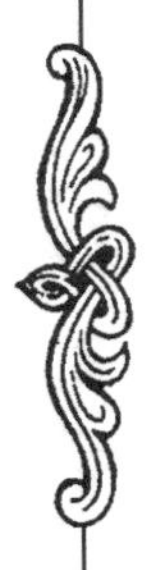

四苓散即五苓去桂，由于外无恶寒发热身痛之表证，故不取桂枝，内无眩悸吐利之里证，故不取肉桂，只用四苓已足。酌加扁豆、陈皮，则旨在提高健脾和中的功效耳。

三、湿热壅盛

多由湿阻气机，三焦决渎不利，聚水郁而化热所致。水湿壅遏经隧，流散肌肤，故临床表现为面身浮肿，证属阳水。《玉机微义》云：“故诸水肿者，湿热之相兼也，如六月湿热太甚，而庶物隆盛，水肿之象明可见矣。”脾胃升降乖常，故脘腹痞闷。膀胱输化无权，故小溲短赤。舌苔黄腻，示湿热。脉沉数，示热蕴水停。

治法　清热利湿。

处方　木通散加减。木通3克、泽泻12克、陈皮9克、陈葫芦30克、瘪竹（枯死的幼竹）15克、猪苓9克、汉防

己9克、白茅根30克。水煎二汁，分服。

《金匮要略》说："脉得诸沉，当责有水。"今见沉数，则必兼郁热，湿热交遏，三焦决渎失司，因而引起水肿，方书多主疏凿饮子。

所谓疏凿，犹神禹疏江凿河之意，故上下内外分消，用药较峻。《济生方》称其"治水气，通身洪肿，喘呼气急，烦躁多渴，大小便不利，服热药不得者。"这与湿热为患，仅见面身浮肿，小溲赤涩的证候，殊有轻重缓急的区别，《圣惠方》的木通散最为适应，可去海蛤加陈皮、鸭跖草、白茅根，湿去热清，水肿自愈。

四、脾肾阳虚

多由真阳虚弱，气不化水所致。阳衰失于温运，水溢泛滥，故临床表现为肢体浮肿，腰以下更甚；按之凹陷不起。《证治汇补·水肿》云："水虽制于脾，实则统于肾，肾本水脏，元阳寓焉，命门火衰不能自制阴寒，温养脾土，则阴不从阳，津化为水，故水肿有属火衰者。"运化少健，饮食难消，故脘闷腹胀，纳减便溏，下焦阴盛，关门常阖，故身半以下浮肿明显，小溲量少。肾气衰惫，转摇不能，故腰膝酸重。命火式微，寒从内生，故四肢厥冷。舌淡白而润，示阳虚水泛。脉沉细，示里寒。

治法　温阳实脾。

处方　真武汤合实脾饮加减。制附子9克、淡干姜3克、茯苓9克、生白术9克、制川朴3克、草豆蔻3克、炙甘草3克、广木香5克、大腹皮9克、泽泻12克。每日一剂，水煎二汁，分服。

脾气得温则运，得寒则滞，肾气从阳则开，从阴则阖。

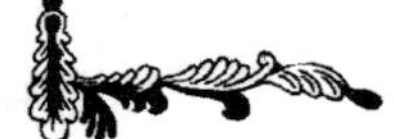

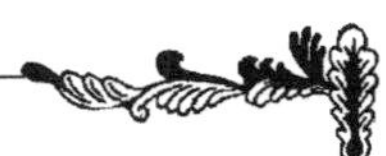

命门火衰，阳虚寒胜，脾舍堙塞，开阖不利，于是水气盈溢，渗泄皮肤，流遍四肢，通身洪肿，即临床所称的阴水。《医宗金鉴》指出："夫人一身制水者，脾也。主水者，肾也。肾为胃关，聚水而从其类者。倘肾中无阳，则脾之机枢虽运，而肾之关门不开，水虽欲行，孰为之主，故水无主制泛溢妄行而有是证也。"治宜温阳崇土，抑遏泛滥，真武当属首选。然必土旺乃得其政，脾实始能制水。严用和的论点，颇具卓识，常据此说，配合实脾饮以实脾土，每获良效。

五、阴虚水溢

多由阴液耗伤，相火溢水所致。命门相火，上寄肝胆，肾阴不足则相火妄动，肺因热灼，治节不行，水受热激而泛滥，故临床表现为腹膨脐突，青筋暴露，四肢浮肿，小便短涩。《证治汇补·水肿》云："肾者，胃之关，关门不利，聚水生病。故水肿有属阴虚者，肺金不降而浮肿，其症腹大脐肿，腰痛足硬，小水短涩，咳嗽有痰，不得卧倒，面赤口渴，但饮食知味，大便反燥，此水附龙起，相火溢水故也。"热扰心神，故烦躁谵妄。络损血瘀，故皮肤出现丝状红缕。《杂病源流犀烛·肿胀源流》云："血肿一证，尤为奇害，其为状，四肢浮肿，皮肉间必有红痕赤缕，皆由血溢离经，留滞于中，与水湿相化，因变为水也。"舌质红绛，示液涸阴亏。脉细弦数，示肝虚热灼。

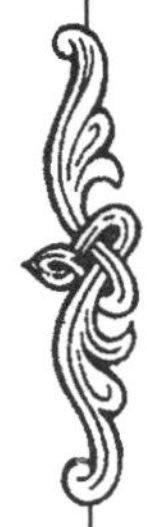

治法　滋阴利水。

处方　猪苓汤合六味地黄丸加减。猪苓12克、茯苓9克、阿胶6克（烊入）、滑石12克、泽泻12克、生地黄9克、炒山药9克、赤芍12克、丹皮9克、麦秆草（小麦干燥去

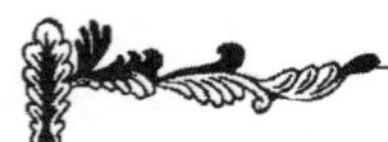

叶的茎）30 克、陈葫芦 30 克（二味煎汤代水煎药）。煎二次分服，每日一剂。

阴虚水肿，病因总属肝肾亏损，其特征为腹大脐肿，正如《金匮要略》所说："肝水者，其腹大，不能自转侧。""肾水者，其腹大，脐肿，腰痛，不得溺。"临床治疗时多顾忌。育阴则碍湿，利湿则伤阴，温则动血，寒则滞气。惟仲景猪苓润剂参以六味，庶几合度。张景岳曾指出："凡辛香燥热等剂，必所不堪，宜用六味地黄汤加牛膝、车前、麦冬之类，大剂与之。"可谓深得此中要旨，民间用麦秆草、陈葫芦，对宽胀消肿，亦有一定效果。单方之功岂容忽视耶。

水肿一症，临床常见。病变虽由于脾肺肾三脏相干，但与心、肝的关系亦很密切。辨证当分虚实，日久虚实交错，每迁延难愈。《素问·汤液醪醴论》说："平治于权衡，去菀陈莝……开鬼门，洁净府。"《金匮要略》水气病篇则提到："诸有水者，腰以下肿，当利小便，腰以上肿，当发汗乃愈。"这是中医治疗水肿的常法。但只从其标，未及其本。因此《杂病源流犀烛》肿胀源流加以补充说："肿在腰以上者，宜发汗，即经所谓开鬼门也（鬼门即腠理）。肿在腰以下者，宜利小便，即经所谓洁净府也（净府即膀胱）。上下分消，使阴阳平治，水气可去，即经所谓去菀陈莝是也（菀者，积也；陈者，久也；莝者，腐也）。然皆治其标而已，尤当理气养脾，以治其本，使脾气实而健运，则水自行，故宜以参术为君，更视水之所属，或为阴，或为阳，加减治之。"

凡水肿先起于腹而后四肢者可治。先起于四肢而后腹者难治。如见唇黑则肝伤，缺盆平则心伤，脐突则脾伤，背平则肺伤，足心平满则肾伤，均属危候。

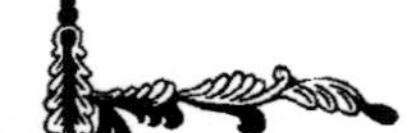

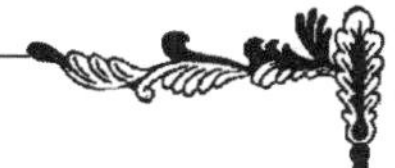

慢性肾小球肾炎证治初议

慢性肾小球肾炎，是由多种原因引起的原发于肾小球的一组疾病，简称慢性肾炎。临床主要表现为蛋白尿，血尿，水肿，高血压和肾功能不全。病程迁延，呈缓慢进行状态。现代医学分普通型、肾病型、高血压型三类。

慢性肾炎的见症，都有不同的颜容皖白，水肿，腰酸，溲溺减少。正如朱丹溪《脉因症治》所说："面色惨白，或肿或退，小便时闭。"按照中医学的生理机制，人体水液的运行，全赖肺气通调，脾气转输与肾气开阖的气化功能。而脾肾二脏对水液的代谢，尤属关键。故水液潴留，导致浮肿，尿少以及腰部酸楚的疾患，首应责之脾肾。然而随着现代科学的进步，观察病理的方法与认识，不断深入。疾病谱的变化，也要求中医学能参考实验所见，扩大四诊领域，探索新的辨证依据和有效方法，从而丰富了慢性肾炎的证治内容。

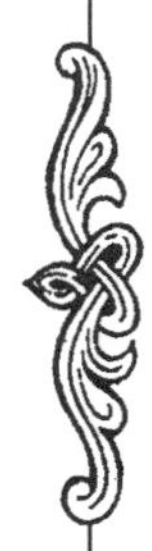

中医学对慢性肾炎的脉证并治。

一、脾失健运　肾气不固　湿邪夹热

主症：面无华色，目睑及下肢浮肿时减时甚，腰酸疲乏，胃纳呆钝，小便少利，色深。脉濡细带数，舌苔薄腻或薄黄腻，质偏红。实验检查，尿蛋白（+～++）。24 小时尿蛋白定量＜ 3.0g，可见少量红细胞及管型。

治法：健脾益肾，化湿清热。

处方：防己黄芪汤合参苓白术散加减。

生黄芪 12～15 克、木防己 9 克、白术 9 克、茯苓皮 15 克、炒山药 9 克、枸杞子 9 克、制狗脊 15 克、川续断 15 克、

厚杜仲9克、泽泻15克、米仁根30克、石韦15克。

服法：每日一剂，水煎二汁，分服。

加减：尿红细胞＞（+），加荠菜花30克、贯众炭9克；管型尿，加扦扦活30克。

讨论：慢性肾炎，部分可由急性肾炎的演变，多数无明显的急性病史，迨发现浮肿，乏力，腰酸，尿液变化，已成慢性。据中医学的辨证观点，急性肾炎应属“风水”范畴，慢性肾炎则属“肾劳”。外邪的反复感染，与肾劳的发病，常是积渐的影响，推究其病因病机不外乎两端。

1. 外邪侵袭。《素问·水热穴论》：“勇而劳甚则肾汗出，肾汗出逢于风，内不得入于脏腑，外不得越于皮肤，客于玄府，行于表里，传为胕肿，本之于肾，名曰风水。”指出风水的病因是“逢风”。部分患者，尽管未诉及风水史，然详询时，亦往往可追溯曾有感染外风与湿热的经历，客风易散，湿热难清，病邪隐匿，戕害脾肾。

2. 脏腑虚损。感染风邪湿热，无疑是引发急性肾炎的外因。唯正气是否充沛，脏腑功能是否健全，则是更为重要的内因。倘先天不足，饮食失节，七情内伤，房劳或其他慢性病，削弱了脾肾之气，再罹外邪，乘虚内舍，遂形成肾脏慢性炎症的病理变化。

脾肾之气既虚，湿热之邪不去，水肿持续存在，每兼见颜面皖白，食欲减退，腰酸乏力，溺少色深等脾运失健，肾气不固，湿热相搏的证候。这与《诸病源候论·疸水候》“水病无不由于脾肾虚所为，脾肾虚则水妄行，盈溢皮肤而令全身肿满”的论述相符。

中医学认为，脾主运化，会从胃纳入的饮食物中摄取精微，包括水液，转输全身，供给营养。所以有“脾主为胃行

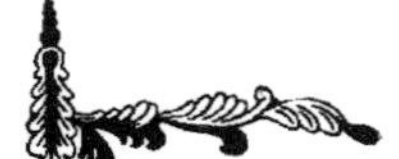

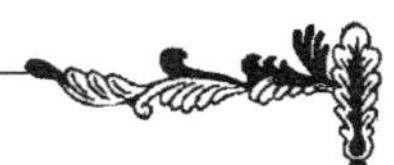

其津液”的说法。肾司开阖，开阖适度，则水液循序代谢，而精气固密，所以有“肾者主水，受五脏六腑之精而藏之”的说法。容易理解，脾肾两虚，势必影响精微的摄取和精气的固密，出现蛋白尿。且“肾为胃关，关门不利，故聚水而从其类。”发生浮肿。临床治疗，宜宗《金匮要略》防己黄芪汤，配合《和剂局方》参苓白术散加减，酌入化湿清热之品。方中生黄芪、白术、扁豆、山药益气健脾；枸杞子、川断、狗脊、杜仲补肾固腰；木防己、茯苓皮、泽泻行水消肿；米仁根、大蓟根、石韦清热利湿。《景岳全书·杂病谟·肿胀》曾云：“水不能化，因气之虚。”气虚得复，水湿乃除，精微可摄，精气能固，愈出自然。

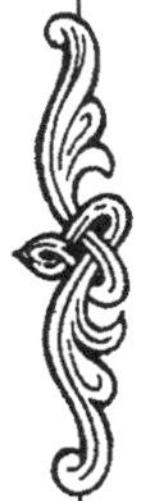

二、热伤气阴　脾肾俱虚　水湿逗留

主症：颜面及肢体浮肿，头晕且胀，血压正常或偏高。腰部酸楚，精神疲怠，溲溺量少。实验检查，尿蛋白（++～+++），24小时尿蛋白定量>3.0g，或见红细胞及管型，血浆白蛋白降低，血胆固醇增高。脉细沉或细滑，舌苔薄腻，质微胖，稍红。

治法：益气养阴，行水利湿。

处方：黄芪人参汤合六味地黄丸加减。

生黄芪12～15克、潞党参9克、苍白术（各）9克、生熟地（各）9克、制首乌9克、山萸肉9克、炒山药9克、赤白芍（各）9克、炒滁菊9克、炒丹皮9克、白莲须5克、芡实12克、黑大豆30克、赤猪苓（各）9克、通草3克、泽泻15克。

服法：每日一剂，水煎二汁，分服。

加减：腰酸较甚，加川续断15克；舌苔黄腻，尿蛋白>

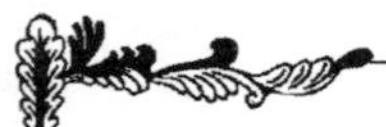

（+++），24小时尿蛋白定量＞4.5克，去熟地、山萸肉，加米仁根30克、大蓟根30克、石韦15克；红细胞＞+，去苍白术，加女贞子9克、旱莲草15克；管型尿，加扦扦活30克。

讨论：慢性肾炎，日久病深，无形之邪热和有形之水湿结合，遏阻三焦，中侵伤脾，下注伤肾，湿愈困则脾愈弱，热愈甚则阴愈耗，脾肾气阴俱虚，导致"升降"、"开阖"乖常，当升不升，当降不降，当藏不藏，当泄不泄，于是大量尿蛋白丢失，血浆蛋白降低。湿浊滞留，引起血胆固醇高。里热烁阴，络脉受灼，虚阳上扰，引起高血压及血尿。肾府失养，故腰部酸楚。临床治疗，宜宗《脾胃论》黄芪人参汤合《小儿药证直诀》六味地黄丸加减，方中黄芪、潞党参、苍白术益气健脾；制首乌、山萸肉、生熟地滋阴补肾；白莲须、南芡实味甘固涩；黑大豆、怀山药性平和养；赤猪苓、通草、泽泻行水利湿；赤白芍、滁菊、丹皮清热凉肝。《证治汇补·水肿》引丹溪云："大法，宜补中健脾，脾气实，自能升降运行，则水湿自除，此治其本也。"坚持调治，庶几缓缓图功。

三、气阴亏损　血不养肝　湿浊下注

主症：面色皖白，两足踝部浮肿，头晕疼痛，血压升高。实验检查，尿蛋白（+~+++），24小时尿蛋白定量1.5~3.5克，或见管型尿。肾功能呈轻度损害。脉细弦，舌苔薄黄，质淡红。

治法：补肾调营。和阴潜阳。

处方：黑地黄丸合五阴煎加减。

生熟地（各）9克、山萸肉9克、枸杞子9克、苍白术

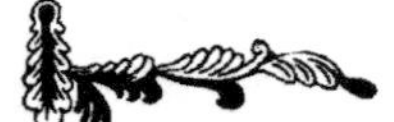

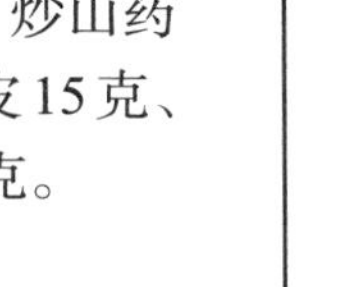

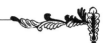

（各）9克、炒党参9克、炒归身9克、生白芍9克、炒山药9克、制首乌9克、炒杜仲9克、制狗脊15克、茯苓皮15克、晚蚕砂9克（包）、生石决30克（先煎）、滁菊花9克。

服法：每日一剂，水煎二汁，分服。

加减：舌苔黄腻，尿蛋白+～++，去熟地，加米仁根30克、大蓟根30克、石韦15克。管型尿，加扦扦活30克。血压较高，加羚羊角粉0.6克，上、下午分2次服。小便不利，加泽泻15克。

讨论：慢性肾炎发展至脾肾气阴亏损，脾之转输与肾之固摄功能，日益衰退。水邪湿浊蕴聚，饮食精微无以升运吸收，下趋外泄，营养匮乏，故面色皖白，小便不利，足胫踝部浮肿，尿蛋白持续不瘥，肾功能轻度损害。阴损及血，血不养肝，故血压增高。临床治疗，宜宗《病机气宜保命集》黑地黄丸合《景岳全书》五阴煎加减。方中生熟地、山萸肉、制首乌补肾滋阴；苍白术、潞党参、怀山药健脾运中；当归、白芍药养血柔肝；狗脊、厚杜仲坚脊固腰；茯苓皮、晚蚕砂行水泄湿浊；滁菊花、生石决清热息风阳。《证治汇补·水肿》引入门云："脾病则津液不化，不特肾精损削，且湿热下注，足跗浮肿者有之，必土强而后肾水收摄，以归隧道。"《临证指南医案·头痛》邹按："如厥阴风木上触，兼内风而为头痛者，用首乌、柏仁、穞豆、甘菊、生芍、杞子辈，熄肝风，滋肾液为主。"临床若能体会斯旨，思过半矣。

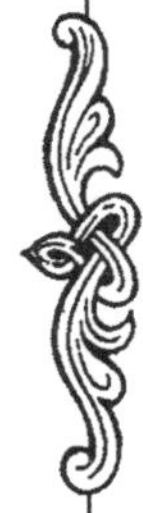

四、微观指标辨治经验

本节试图就慢性肾炎常见的微观指标，提供几点辨证经验。

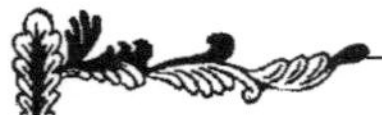

1. 血尿：多由气阴俱虚，湿热伤络所致。治疗可选用补肾养阴的炒生地、旱莲草，结合清热止血的炒赤芍、炒丹皮、荠菜花、乌蔹莓、小蓟草、白茅根、仙鹤草、炒藕节等。

2. 蛋白尿：多由湿热内扰，脾虚不能摄取精微，肾虚不能固密精气所致。治疗可选用健脾固肾的黄芪、山药、山萸肉、莲须、芡实，结合化湿清热的米仁根、大蓟根、石韦等。

3. 管型尿：多由脾肾气阴不足，湿热夹瘀所致。可选用祛瘀利水的扦扦活、益母草等。

4. 低血浆蛋白：多由脾肾两亏，生化乏源，气血虚弱所致。可选用黄芪、党参、山药、黄精、黑大豆等。

5. 高胆固醇血症：多由脾失健运，清不升而浊不降，痰湿夹脂质沉积所致。可选用健脾化湿，除痰泄浊的苍白术、茯苓、制半夏、生米仁、炒陈皮、晚蚕砂、泽泻等。

五、医案选录

1. 任某　男　21岁

初诊　1983年5月16日

主诉　发现小便异常伴浮肿10个月。

病史　患者于去年7月初发现小便色泽变化，呈红茶样。继而见全身轻度浮肿，食欲减退。于8月26日住某人民医院。入院时查神清，心肺（-），腹软，肝脾未及，无明显移动性浊音，下肢浮肿。尿常规：蛋白（+++），红血球（5~6），未见管型。血生化检查：总蛋白2.7g%，白蛋白1.6g%，球蛋白1.1g%，血胆固醇275mg%。结合病史，患者曾出现全身红色皮疹发痒，搔破溃烂化脓。同位素肾图

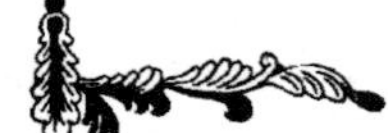

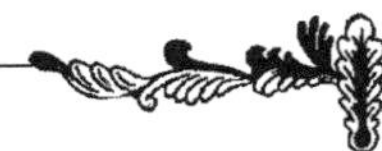

示：二侧肾脏排泄迟缓，分泌段延长。诊断为慢性肾炎。给予激素、抗感染及低盐饮食等治疗，症状未获改善。遂自动出院来中医门诊治疗。症见面部及足胫有浮肿，头晕，口干，腰酸，溲溺量少。

舌脉　舌苔黄腻，质红，脉细滑数。

检查　尿规：蛋白（++）。

辨证　脾肾俱虚，气阴两亏，湿热下注，封藏不固。

诊断　慢性肾炎（普通型）。

水肿。

治法　补脾肾而益气阴，清湿热而助封藏。

方药　生黄芪15克、炒党参9克、炒生地9克、炒山药9克、赤白芍各9克、莲须3克、芡实12克、米仁根30克、大蓟根30克、石韦15克、黑大豆30克、赤猪苓各9克、泽泻15克。

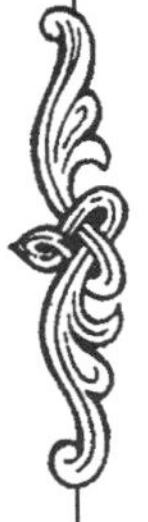

随访　上方加减调治8个月，症情均平，尿蛋白转阴性，或偶见微量蛋白。随访半年，病情一直稳定。

按语　慢性肾炎是一组由多种原因引起的原发于肾小球的免疫性、炎症性疾病。发病年龄多为青壮年，且男性多于女性。多数并非由急性迁延而来。临床特点是病程长，一般呈缓慢进行性。病程中可出现急性发作表现。祖国医学中类似的记载主要是“水气病”。本病病机错综复杂。但长期实践体会主流是脾肾气阴亏虚，湿热停留蕴郁。故以健脾利湿，益肾清热为基本治法。本案正是如此。故以黄芪、党参、生地、山药以健脾益肾，补气养阴。赤白芍凉血和营。米仁根、大蓟根、石韦清利湿热。黑大豆、赤猪苓、泽泻利水渗湿。芡实、莲须固涩封藏。经过数月治疗取得了稳定的疗效。

2. 高某　男　41 岁

初诊　1988 年 3 月 9 日

主诉　腰酸，浮肿，蛋白尿 5 个月。

病史　患者于 1987 年 10 月起腰酸，伴夜尿增多，至 12 月份尿频尿急明显。当地医院查尿常规：蛋白（+），红血球（++）。曾给予吡哌酸、先锋 IV 号等治疗无效。转市某医院，拟诊“肾小球肾炎”住院一个月，曾作肾穿刺示：肾小球局灶性硬化。因症情控制不满意而来中医门诊。目前仍感腰部酸痛，下肢浮肿，夜寐梦多。

舌脉　舌苔薄黄少润，脉细。

检查　血压 160/104mmHg，尿常规：蛋白（++），红血球（10~15），白血球（0~1）。

辨证　脾肾气阴两虚，湿热下注。

诊断　慢性肾小球肾炎（普通型，局灶性硬化）。

水肿。

治法　健脾补气，益肾养阴，兼清湿热。

方药　炒白术 9 克、炒山药 9 克、扁豆衣 9 克、炒生地 12 克、莲须 3 克、芡实 12 克、米仁根 30 克、石韦 15 克、大蓟根 30 克、旱莲草 30 克、贯众炭 9 克、荠菜花 30 克、赤白芍各 9 克、炒川断 15 克、香谷芽 12 克。

二诊　1988 年 5 月 4 日

浮肿已见轻减，腰脊酸楚亦有好转，脉细，舌苔薄黄腻，仍守前法。尿常规：蛋白（+），红血球（3~4），白血球（0~1）。

处方　上方去贯众炭、荠菜花，加杜仲 9 克。

三诊　1988 年 9 月 21 日

尿常规：蛋白（±），红血球（2~3），白血球（0~1）。

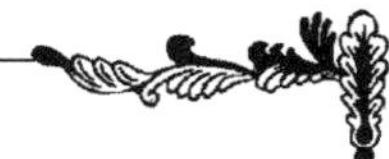

诸症均平，脉细，苔薄腻，前法续进。

处方　炒生地12克、炙黄芪9克、炒白术9克、炒山药9克、芡实12克、莲须3克、米仁根30克、石韦15克、大蓟根30克、荠菜花30克、仙鹤草30克、炒藕节9克、贯众炭9克、炒川断15克、杜仲9克、香谷芽12克。

随访　本案患者一直单纯用中药治疗。病情比较稳定，药后自觉体质增强，不易感冒，其他症状不多，正常参加工作，尿检有时尚有少许蛋白，或少许红血球，随访四年，无明显波动。肾功能一直正常。

按语　慢性肾小球肾炎治当益肾健脾并重，扶正祛邪兼顾，而扶正主要在气、阴，祛邪主要在湿、热、瘀。部分病例临床上尿检一直有较明显的血尿。尿血之因可由阴虚有热，气虚不摄，络脉瘀阻等多方面，但以肾虚阴亏，虚火灼络所致为主，故拟方时对此类患者宜侧重益肾清热，和络止血。方中仙鹤草、干藕节、贯众炭乃安络止血之意。不过尿血较其他部位出血，单纯以止血法难以获效，所以重要的是从根本上图治。

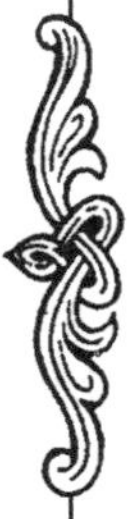

3. 黄某　男　49岁

初诊　1982年3月20日

主诉　慢性肾炎史三年，发现高血压二个月。

病史　三年前发现患慢性肾炎，浮肿时退时现，尿常规检查：蛋白波动在（++~+++）之间。最近二个月来血压偏高，服药未曾获效而来诊。刻下面色皖白，头晕胀痛，两足踝部浮肿，精神疲乏，腰脊酸痛，夜寐少安。

舌脉　舌苔薄黄腻，质淡红，脉弦滑。

检查　血压170/105mmHg，尿常规：蛋白（++），颗粒管型少许。

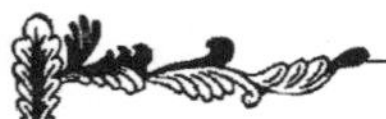

辨证　湿热久羁，脾肾气阴亏损，血虚失养，肝木浮阳上扰。

诊断　慢性肾炎，继发性高血压。

眩晕，水肿。

治法　健脾化湿，补肾清热，养血柔肝。

方药　苍白术（各）9 克、生黄芪 15 克、炒生地 12 克、炒归身 9 克、生白芍 9 克、甘杞子 9 克、制首乌 9 克、炒山药 9 克、炒杜仲 9 克、炒滁菊 9 克、生石决 30 克（先煎）、米仁根 30 克、石韦 15 克、大蓟根 30 克、茯苓皮 15 克、泽泻 15 克。

随访　调治经年，浮肿消退，血压：150/95mmHg，尿蛋白微量或（+），症情平稳，间断服药。

按语　慢性肾小球肾炎高血压型的预后是较差的，容易导致肾功能衰竭，控制血压是治疗的重要一环。现时临床上一般配合西药降压，而益肾平肝的治疗对症状的改善以及降压的稳定有较好的作用。

肾功能不全的证治新析

肾功能不全应分急性与慢性，急性肾功能不全是指各种原因造成的肾实质损害：慢性肾功能不全乃是慢性肾脏病晚期的严重综合证候群，根据肾功能不全的临床表现，颇与祖国医学的“关格”证候相吻合。

“关格”在祖国医学一直被列为险恶重症。从中医辨证看，不论急性或慢性肾功能不全，其病邪离不开湿和热，病位离不开脾和肾。一方面是湿热扰攘，脾肾受累，气阴俱虚，影响了营血的生化与肾阳的蒸腾；另一方面是脾肾衰弱，湿热困聚，清浊蒙混，引起了阴阳的乖乱与开阖的失

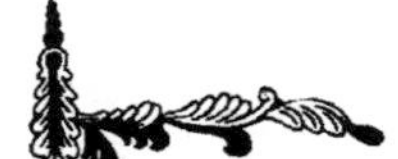

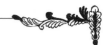

序。这种本虚标实，虚实错综的病理，产生了严重的连锁反应，因而病况危笃，险象环生。

一、重在分析邪正

研究肾功能不全的病理变化，重在分析邪正。本病初起多由湿热蕴阻，耗伤气阴所致，后期则为正气亏损，邪毒内盛。

1. 湿热蕴阻，耗气伤阴

在肾功能不全的病变过程中，内蕴之邪湿久积，渐从热化，无形之邪热和有形之邪湿结合，致湿热逗留三焦，损伤脾肾气阴，“升降”“开阖”失常，当藏不藏，当升不升，当降不降，当泄不泄，精微（蛋白）不摄而漏出，水浊（血中废物）反而滞留；更由于癸损及乙，热灼伤阴，可出现一系列虚阳上扰的高血压及血尿等症。

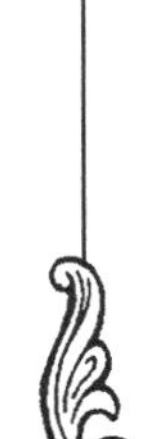

2. 正气亏损，邪毒内盛

病情的迁延不愈和失治误治，脾肾功能严重损害，湿浊得不到排泄，充斥中焦，清浊相干，于是肌酐及尿素氮升高，进一步气损及阳，阴损及血，正气大为耗伤，形成本虚标实，虚实并存的病理状态。

二、分阶段论治

从以上分析的病机，对肾功能不全的治疗原则，应为清化湿热，补益脾肾，标本同治，分阶段论治。

1. 在湿热蕴阻，耗气伤阴的阶段，临床可见头晕耳鸣，口干唇燥，咽嗌疼痛，面目浮肿，腰酸脊楚，夜寐欠安，溲少色赤，舌苔薄黄或黄腻，质偏红，脉象濡数或细弦滑。尿检蛋白增多，尚有管型及红细胞，肾功能检查已有中度减

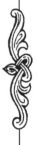

退，部分病人可见血压偏高。治则为补脾益肾，除湿清热，方宗“保真汤”化裁。用生黄芪、党参、白术、大生地、丹参、赤白芍、石斛、知母、黄柏、川断等。如脾气偏虚，去生地、石斛加生晒参。肾阴偏虚，去黄芪、党参，加南沙参、枸杞子、二至丸。尤需注意者，如苔黄垢腻，切忌黄芪，防其壅补助湿，亦忌生地，恐其滋腻碍邪。血尿，选加仙鹤草、贯众炭、乌蔹莓、蒲黄炭、赤石脂等。尿蛋白高，选加米仁根、石韦、大蓟根、蝉衣。出现管型尿，选加莲须、芡实、扦扦活。血压波动较大，可酌加平肝潜阳的羚羊角粉、生石决等。参照本病的病理，现代医学认为系肾小球毛细血管腔阻塞，球囊腔内纤维蛋白沉积，肾组织缺血与缺氧，以及纤维组织增生等改变，同祖国医学所谓“瘀血”的病理基本一致，因而于辨证论治的方药中，可加入活血祛瘀之品，如赤芍、丹参、益母草等，或用丹参注射液 16~20 毫升加入 5% 葡萄糖溶液 500 毫升中静滴，每日一次，以扩张局部血管，祛除瘀滞，改善肾脏有效血循量与肾缺血状态，这不仅有利于促进肾功能的恢复，且对水肿、蛋白尿、高血压等，都有一定疗效，符合“血不行则病水”之说。然则，在肾功能不全的后期见出血倾向，血小板粘附试验低于正常，则不采取此法。

2. 当正气亏损，邪毒内盛阶段，肾脏功能严重损害，临床可见面色晦滞，神情萎靡，呕恶厌食，口气秽臭，浮肿，尿少或尿闭，进而出现头痛嗜睡，甚至昏迷，衄血，肢体抽搐等危象。这一阶段的证候极为复杂，虚实交错，变化迅速，临床用药必须随机应变。在表现有邪浊内盛，上格下关的氮质血症时，治宜益气养营，化湿清热，和胃泄浊，方宗“黄连温胆汤”加减。常用生晒参、生白术、赤白芍、川

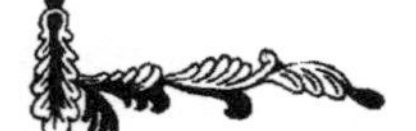

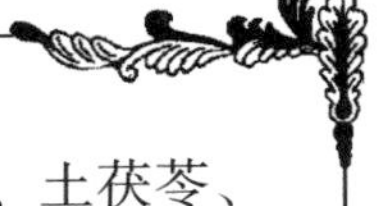

连、半夏、陈皮、竹茹、枳壳、晚蚕砂、黑大豆、土茯苓、六月雪等。此际正气已趋衰惫，而湿浊弥漫中宫，又急待宣化，故选择补而不腻，凉而不润的生晒参另煎代茶，寓扶正于祛邪之中。由于患者严重贫血，方中用人参，亦即遵“精血不能速生，元气所当急固”的旨意。且本病的贫血，总因中虚生化无源，治疗时必须调补脾胃，促其滋生。如湿浊较重，苔腻满布，可少加苍术5~9克，助白术、黄连化湿清热；黄连兼能止呕，最为理想；黑大豆利中带补，与晚蚕砂、土茯苓、六月雪都具有降尿素氮的作用；晚蚕砂和胃化浊，《温病条辨》称其“得蚕之纯清，虽走浊道而清气独全，既能走下焦之浊邪，又能化湿浊而使之归清”；遇呕吐频繁妨碍进食者，加玉枢丹1.5克，温开水调送，或用姜汁少许滴舌；如出现神昏，则仿“菖蒲郁金散”意，酌加干菖蒲、炙远志、广郁金、胆星、竺黄等。与此同时，常配合采用中药生川军9克、生牡蛎30克、六月雪30克、徐长卿15~30克、皂荚子9克浓煎100毫升，保留灌肠，导滞泄浊。对因肾气开阖无权，水湿泛滥，高度浮肿的少数患者，亦可暂投五苓散以入肾启阳，温通阳气。一俟肿退尿利，病还其本，仍宜转入健脾益肾，继续耐心守治。

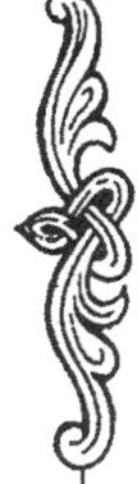

三、慎用两法

对于肾功能不全的治疗，应审慎使用二法：

1. 温法：分析本病的病机，主要是湿热久稽，以致气阴及营血耗竭，气损虽可及阳，然亦处于从属地位，气阴复则阳虚自复。妄投桂、附等刚燥药物，欲期温补，更伤阴血，误助邪火，临床上可见到部分病人出血症状更为加重。即使兼见阳虚证象，而需参用补阳之品，自应效“善补阳者，必

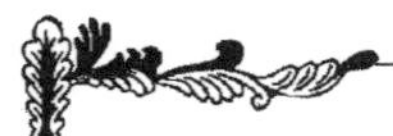

于阴中求阳，则阳得阴助而生化无穷”的法则，选加仙灵脾、巴戟天、苁蓉等药温润两顾。

2. 泻法：尿毒症期，一般主张投温阳祛浊的“温脾汤”，冀从肠道排除氮质代谢产物。应该体会，患者果然湿浊内盛，但中气日益虚陷，阴血已趋衰竭，大黄破气伤正，附子耗阴助邪，愈虚虚，愈实实，非徒无益，抑且有害。惟临床观察，患者进服大黄，必致泻下，开始几天，神清气爽，诸症缓和，每在一周后转入嗜睡状态，旋即昏迷突变。十分清楚，大黄确能导滞解毒，问题是口服峻猛，诛伐过甚，虚体难支。因此，设想改变给药途径，配入灌肠方内，并监以生牡蛎的收涩敛阴。实践证明，大黄与其他四药相合，保留灌肠，峻药缓用，便行一日至多2~3次，溏而不泻，利而不伤，从而可获排泄氮质潴留的功效。

四、医案选录

1. 陈某　男　62岁

初诊　1980年1月31日

主诉　发现尿多四年，一个月来头晕，恶心，浮肿。

病史　患者四年来发现尿次，尿量较多，未予重视，三年前发现高血压。1978年底因头晕加重，腰酸，心悸，面色苍白而检查，发现肾功能不全，在外院治疗。今年初，症状再次加重，头晕，下肢轻度浮肿，恶心呕吐，腰酸痛，心悸，气短乏力而入院。入院后病情继续发展，肾功能继续恶化，出现昏沉，嗜睡而请会诊。

舌脉　舌苔薄黄少润，质偏淡，脉虚弦。

检查　血压200/96mmHg，血色素45g/L，血肌酐11.2mg%，血尿素氮140mg%。

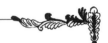

辨证　脾肾两亏，气血暗耗，湿浊内停，胃失和降。

诊断　慢性肾炎，慢性肾功能衰竭，肾性贫血，肾性高血压。

　　肾衰，关格。

治法　益气养营，祛湿化浊，清热开窍。

方药　炒白术9克、丹参9克、黑大豆30克、赤白芍各9克、川连3克、制半夏5克、炒陈皮5克、炒竹茹5克、炒枳壳5克、米仁根30克、晚蚕砂9克（包）、六月雪30克、徐长卿15克、香谷芽12克、罗布麻叶15克（后下）。（7剂）

二诊　2月7日

泛恶已减，口苦，口气秽浊，嗜睡，脉虚弦，苔薄黄，质偏淡，脾肾气虚，营血不足，湿浊中阻，清阳少展，仍守前法。

处方　上方减赤白芍，加干菖蒲9克、水炙远志5克。（7剂）

三诊　2月14日

面浮，口气秽浊，昏沉嗜睡，口干，略有泛恶，脉虚弦数，舌苔黄腻，质色转红，少润泽，脾肾气阴亏损，营血不足，痰热中阻，胃浊上泛，拟益气阴，清湿热，化痰浊，和胃气。

处方　皮尾参9克（另煎）、丹参9克、生白术9克、黑大豆30克、川连3克、干菖蒲9克、炙远志5克、制半夏5克、炒陈皮5克、炒竹茹5克、炒枳壳5克、六月雪30克、徐长卿15克、扦扦活15克、广郁金9克、香谷芽12克。（14剂）

四诊　2月28日

精神较振，泛恶及口气秽浊均减，胃纳尚可，溲时尿道

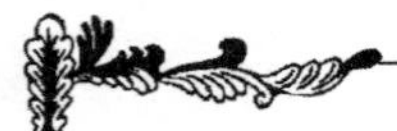

隐痛，脉虚弦数，苔厚黄腻，质淡红，脾肾两虚，气血亏损，三焦气化失调，湿浊中阻，仍拟益气血，化湿浊。

处方　上方去郁金，加苍术5克、甘草梢3克、泽泻12克。

随访　患者因不愿透析治疗，而以服用中药为主，辅以中药灌肠（生牡蛎30克、生大黄9克、六月雪30克、皂荚子9克、徐长卿15克），治疗月余症状逐步减轻，神志好转而出院。在门诊继续治疗。病情稳定，血色素上升，肌酐、尿素氮有所下降。直至1981年底，因饮食不慎而发作，且合并肺炎未能及时控制，病情变化而死亡。

按语　本案病程迁移已久而成关格重症。此时脏腑亏损已极，气营不足。痰湿瘀浊互结，阴阳乖乱。现痰浊上蒙心神，已成险症。故急以化痰开窍，祛湿泄浊以达邪，兼以益气和营顾本。并配合中药灌肠使病情获得改善。实践体会，本病采用中药治疗为主的综合治疗，对延缓肾功能不全的恶化有一定疗效。

2. 周某　男　64岁

初诊　1985年5月6日

主诉　发热伴恶心，呕吐，继而浮肿已1月。

病史　患者初起高热，泛恶，呕吐。经治疗二旬余，身热渐退，但恶心、呕吐未止。继而颜面浮肿，尿少。当地医院仍给庆大霉素治疗。嗣后出现腰酸，肉眼血尿。血沉42mm/h，B超示前列腺炎。于4月下旬来沪治疗。4月29日市某医院查血肌酐5.6mg%，血尿素氮89mg%。拟诊“肾功能不全，尿毒症”。当时，颜面灰滞，精神萎靡，口气秽臭，呕恶厌食，伴低热，咽痛，夜寐不宁。

舌脉　舌苔黄厚而浊腻，质暗，脉细滑。

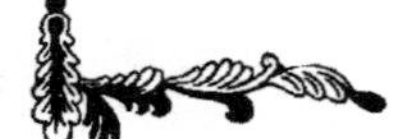

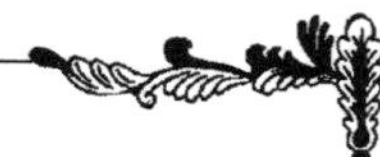

辨证　此外感风热之邪，内犯少阴，肾气受损，开阖失常，水湿潴留，邪毒内盛，充斥中焦，以致清气不升，浊阴不降，形成关格重症。

诊断　肾功能不全。

关格。

治法　急拟和脾胃而化湿浊。

方药　炒白术 9 克、赤白芍 9 克（各）、土茯苓 15 克、六月雪 30 克、川连 3 克、生甘草 3 克、炒陈皮 6 克、制半夏 6 克、银柴胡 6 克、连翘 9 克、晚蚕砂（包）9 克、黑大豆 30 克、米仁根 30 克、石韦 15 克、大蓟根 30 克、白花蛇舌草 30 克。（7 剂）

二诊　5 月 13 日

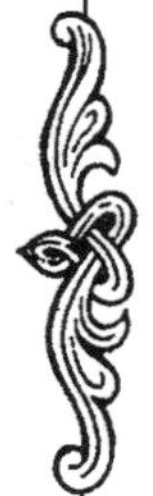

精神略振，呕恶亦止，但颜面发黄，纳谷呆滞。自诉曾口服透析药，因胃脘胀痛，泛酸难受而停用，5 天来仅进中药。诊察舌苔黄腻，脉细滑带数。盖湿遏热伏，气机失调，胆液不循常道，与胃之浊气共并，因而面见黄色。治宜和中化浊，清泄胆热。

处方　炒白术 9 克、赤白芍 9 克（各）、小川连 3 克、土茯苓 15 克、六月雪 30 克、茵陈 30 克、炒黄芩 9 克、旋覆花 9 克（包）、代赭石 15 克（先煎）、制半夏 9 克、米仁根 30 克、石韦 15 克、大蓟根 30 克、晚蚕砂 9 克（包）、黑大豆 30 克、半枝莲 15 克、白花蛇舌草 30 克。（30 剂）

三诊　7 月 1 日

迭进和中化浊，清泄胆热之剂，面黄已退，低热呕恶均除，纳谷转馨，小溲通利，惟觉神疲乏力，脉细，苔薄腻。中州得运，湿浊渐化，少阳瘀热亦获清泄。拟予健脾益肾，兼清湿浊余邪。

处方　孩儿参12克、生白术9克、怀山药9克、香扁豆9克、女贞子9克、旱莲草15克、黑大豆30克、赤白芍各9克、米仁根30克、石韦15克、大蓟根30克、制半夏6克、晚蚕砂9克（包）、香谷芽12克、白花蛇舌草30克。

随访　患者服药期间曾多次检查肾功能，肌酐、尿素氮逐渐下降至正常范围。6月底查肝功能正常，肾功能：肌酐1.2mg%，尿素氮14mg%。临床症状亦逐步缓解。

按语　本案系一过性肾功能损害，此时之治疗尤为关键，成则逆转，败则功能趋于恶化而最终导致肾功能衰竭。此患者病由外感，治疗失宜，内损脾肾，清不升而浊不降，浊邪弥漫而诸证蜂起。治疗从化湿泄浊为主，兼以清热解毒，使症情较快获得转机，转危为安，是一个较有意义的成功经验。

肾病综合征的证治

肾病综合征在实验室检查可发现蛋白尿、血清蛋白总量降低，血胆固醇增高。临床辨证仅见浮肿，乏力，脉常濡细，苔多薄腻，质淡微胖。脉症相参，分析其病机，当属脾肾气虚，湿浊潴留所致。盖脾主运化，作用于精微的摄取与水液的输布；肾司开阖，作用于精气的藏蓄与湿浊的排泄。太阴虚则运化无权，难以摄取精微，又难以输布水液；少阴虚则开阖失常，未能固摄精气，又未能排泄湿浊。清不升而浊不降，渐致血清蛋白偏低，胆固醇反高，蛋白从尿中大量丢失。此虽结合中医学说推论，然《素问·至真要大论》曾谓："诸湿肿满，皆属于脾。"《水热穴论》亦云："肾者，胃之关也，关门不利，故聚水而从其类也。"《太阴阳明论》更明确指出："今脾病不能为胃行其津液，四肢不得禀水谷之

气，气日以衰，脉道不利，筋骨肌肉，皆无气以生，故不用焉。”因知浮肿乏力等证，确与脾肾同病，湿浊中困有关。余医是疾，独崇斯旨，并按“无阴则阳无以化，无阳则阴无以生”及“湿从热化”之说，主张“气阴兼顾，湿热两清”，用保真汤加减。本方出自《证治准绳》由人参、黄芪、白术、甘草、茯苓、五味子、当归、生地、熟地、天冬、麦冬、白芍、柴胡、黄柏、知母、地骨皮、莲心、陈皮、姜、枣等药组成。惟五味子嫌涩敛，熟地嫌腻补，天麦冬嫌润，知柏与地骨皮嫌凉，恐壅滞水湿浊邪，均宜去之。人参易孩儿参，莲子易莲须，再增芡实、山药平补脾肾，薏仁根、石韦、大蓟根、泽泻清化湿热，每获桴应。实践体会，中医升清降浊之理，含义良深，值得重视探讨。

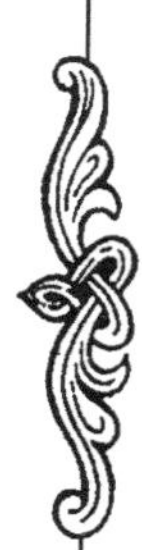

医案选录

张某　男　29岁

初诊　1981年2月7日。

主诉　发热，浮肿，尿少3天。

病史　1976年因浮肿，尿少，尿检异常，诊断为“慢性肾炎，肾病综合征”，经中西药治疗四年而症状消失，尿检正常。3天前感冒，身热，咽痛，遂即面目四肢浮肿，恶心呕吐，小溲量少，来院诊治。拟诊“慢性肾小球肾炎肾病型”，收治中西医结合病房。一方面仍给予强的松等西药，同时采用中药治疗。症见身热，咽痛，面目四肢浮肿，恶心呕吐，纳食少馨，神疲腰酸，小溲少利。

舌脉　脉象细弦，舌苔薄腻。

辨证　脾肾两虚，水湿泛滥。

诊断　慢性肾小球肾炎，肾病型。

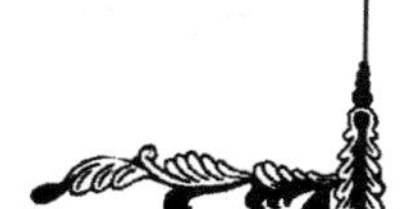

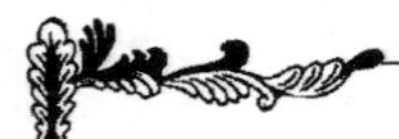

治法　补益脾肾，利水除湿。

处方　生白术9克、赤白芍各9克、炒山药9克、莲须3克、芡实12克、黑大豆30克、泽泻15克、赤猪苓各9克、米仁根30克、石韦15克、大蓟根30克、炒川断15克、桑寄生15克、香谷芽12克。

二诊　2月12日。

浮肿已见消退，纳食亦馨，腰酸乏力，小溲渐利。脉细，苔薄。前方收效，治宜续进。

处方　上方去赤猪苓，加云茯苓9克。

随访　经中西医药结合治疗，病情迅获控制，一周后面目四肢浮肿已见消退，溲量增多，诸症改善，尿检转阴。继续治疗两周，血脂下降，肾功能检查正常而出院。

按语　脾主运化，主摄取精微与输布水液；肾主开阖，主藏蓄精气与排泄湿浊。太阴虚则运化无权，难以摄取精微，又难以输布水液；少阴亏则开阖失常，不能固摄精气，又不能排泄湿浊，于是水湿潴留，肢体浮肿。实验室检查多发现蛋白尿及血中胆固醇升高。临床体会，适当给予激素类药物，有利于控制蛋白尿，但激素应用至1~2周，往往湿从热化，转为湿热偏盛之象，并引起胃脘不舒，而在撤减激素时，蛋白尿又易反复。因此，必须配合中药以化湿清热，扶脾补肾，每能纠正激素所致的弊病，且可稳定病情，达到标本同治，相得益彰的功效。

淋病验案四则

淋之为病，《诸病源候论》指出由“肾虚而膀胱热”所致，历代医家多宗此说。然临床体会，膀胱热必夹湿，因此，若属实证，重在宣通清利，虚实相兼者，则益肾与渗湿

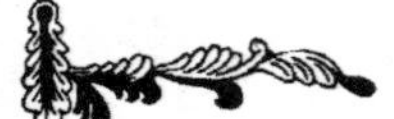

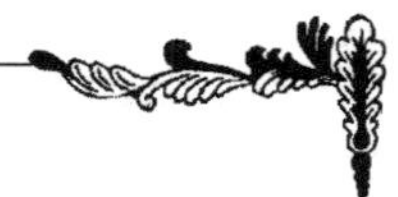

泄热兼顾，每能取效。

1. 左输尿管结石

俞某　女　25岁

初诊　1980年5月27日

主诉　尿频，尿血，伴腰痛月余。

病史　月前突然溲频，尿血，腰酸疼痛，5月13日经静脉肾盂造影检查，诊断为左侧输尿管结石，现尿血虽平，左腰部仍感针刺样疼痛，晨起眼睑浮肿，胃纳尚可，小溲黄赤。

舌脉　舌根黄腻，脉细。

辨证　下焦湿热结聚，膀胱气化失司。

诊断　左输尿管结石。

石淋。

治法　利湿清热，化石通淋。

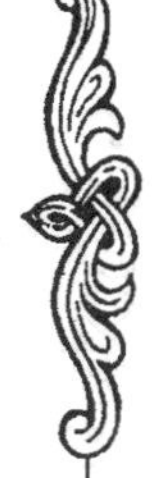

方药　生白术9克、金钱草30克、海金沙藤30克、炒知柏5克（各）、生鸡金5克、虎杖9克、炒川断15克、炒陈皮5克、王不留行9克、冬葵子9克、炒牛膝9克、荆三棱5克、莪术5克、香谷芽12克。（14剂）

二诊　6月10日

腰部刺痛已瘥，小腹酸胀，脉细，舌苔薄腻，治宗上法。

处方　上方去三棱、莪术，加石韦15克、指迷茯苓丸12克（包）。

随访　上方连续服至8月份，排出黄豆大小结石二枚。

按语　石淋多由下焦湿热蕴结煎炼，乃成砂石，清利通淋排石是大法，但结石之成为有形邪实，尚夹痰夹瘀。故尚宜配合三棱、莪术以活血攻坚，指迷茯苓丸以化痰散结，融

攻、冲、松、化、散、溶诸法于一方，乃可取得较好的排石效果。

2. 尿路结石

沈某　男　49岁

初诊　1981年2月14日

主诉　左侧腰痛，呈发作性。

病史　有左输尿管结石病史，近来经常腰痛乏力，以左侧为甚。

舌脉　苔薄黄，脉细而滑。

检查　静脉肾盂造影示：左输尿管下段结石，左肾积水，尿常规：红细胞（+）。

辨证　肝肾两虚，气化失司。

诊断　尿路结石。

　　　腰痛。

治法　益肝肾而助气化。

方药　炒生地9克、赤白芍各9克、炒川断15克、桑寄生15克、茯苓皮15克、泽泻15克、制狗脊15克、生白术9克、制首乌9克、香谷芽12克、滋肾通关丸9克（包煎）。（21剂）

二诊　3月10日

左侧腰酸腰痛略减，乏力，脉细弦，苔薄黄，治守上法。

处方　上方加川萆薢9克、补骨脂9克、菟丝子9克。

随访　持续服药半年。9月10日肾绞痛发作一次。9月18日左腰部剧痛后排出结石一粒，呈多角形，黄豆大。以后诸症均平，尿检亦正常。

按语　尿结石而从益肝肾着手，此增水行舟之意。古人

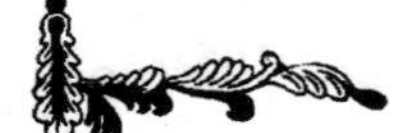

虽云："淋无补法"，此乃指下焦湿热炽盛，小溲涩赤热痛之时。尿结石虽常与石淋混为一谈，但此案患者并无"淋"的表现。仅感腰部酸痛乏力，因此临床不应拘泥，采用扶正以益肝肾，温通以助气化之法，果然取得满意疗效。

3. 乳糜尿

夏某　男　48 岁

初诊　1988 年 10 月 5 日

主诉　小溲混浊一周。

病史　有乳糜尿病史，多年未发，近因进食厚味，一周来小溲混浊欠畅，色如米泔水，下肢酸软乏力，腰脊酸楚。

舌脉　舌苔薄腻，质胖，边有齿印，脉细弦。

检查　尿常规，乙醚试验阳性，红细胞 4~6/HP。

辨证　脾肾两虚，湿热下注。

诊断　乳糜尿。

　　　膏淋。

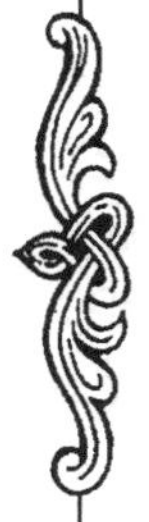

治法　健脾益肾，清热渗湿。

方药　炒白术 9 克、炒山药 9 克、米仁根 30 克、石韦 15 克、炒知柏各 9 克、川萆薢 15 克、泽泻 15 克、大蓟根 30 克、赤白芍各 9 克、生草梢 4.5 克、荠菜花 30 克、仙鹤草 30 克、炒川断 15 克、杜仲 9 克、香谷芽 12 克、补中益气丸 9 克（包）。（7 剂）

二诊　10 月 12 日。

前投益肾健脾，渗湿分利之剂，小溲较畅，稍混浊。尿常规：乳糜尿，红细胞（2~3），脉细弦，舌胖，边有齿痕，苔薄腻，下焦湿热未清，脾肾亏虚已久，再拟上法出入。

处方　上方去赤白芍，加旱莲草 15 克。

随访　持续服药，尿液渐清。而且病情比较稳定。

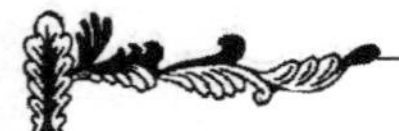

按语 膏淋之发作常由进食厚味而起。可知与湿热有关。但追究其根本乃脾不升清，肾不封藏，脾虚则湿愈盛，肾亏则热更炽。临床上亦每见劳累而发作的。故治宜益脾肾，清湿热并举。

4. 乳糜血尿

蔡某 男 32岁

初诊 1981年3月18日

主诉 小溲混浊带血。

病史 乳糜尿病史8年，一般病情稳定，近因劳累而发，小溲混浊色如米泔，并见带血，腰酸乏力。

舌脉 舌苔黄腻，脉濡细。

检查 尿乙醚试验阳性。尿常规：红细胞满视野，白细胞2~4/HP，蛋白（++）。血检找血丝虫阴性。

辨证 脾肾两虚，下焦湿热逗留，血络受损。

诊断 乳糜血尿。

尿血，膏淋。

治法 健脾益肾而清湿热，佐以宁血。

方药 生白术9克、炒山药9克、当归炭9克、仙鹤草30克、白及片9克、炒川断15克、赤白芍各9克、乌蔹莓30克、川萆薢15克、莲须3克、芡实12克、香谷芽12克、补中益气丸9克（包）。（21剂）

二诊 4月11日

尿血，伴有沉淀，脉细缓，苔薄黄，仍拟补益脾肾而清湿热。

处方 上方加生地炭9克、煅牡蛎30克（先煎），减炒川断。

三诊 5月9日

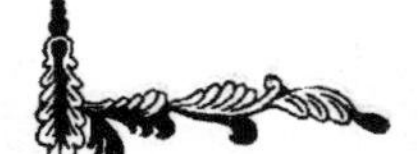

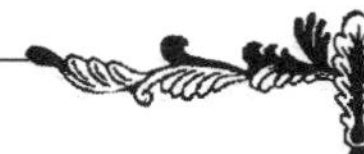

小溲混浊色赤，排尿时有血块排出，无刺痛，腰酸乏力，脉细缓，苔薄黄，再守上法。

处方　当归炭9克、生地9克、炒山药9克、生白术9克、仙鹤草30克、瞿麦12克、石莲肉9克、川萆薢15克、赤石脂9克、菟丝子9克、芡实9克、荠菜花30克、生草梢3克、炒知柏9克（各）、三七粉2克（吞）、琥珀粉1.5克（吞）、补中益气丸12克（包）。

随访　再服14剂，血尿止，尿色清。尿常规检查：蛋白（+），红细胞4~6/HP。加米仁根巩固治疗，三个月后尿常规检查基本正常。乙醚试验转阴性。

按语　乳糜尿而兼血，此下焦络脉为湿热所伤，当用安络止血之品。但尿中带血，而见血块者，不可见血止血，或清热止血，或化瘀止血，或统摄止血，辨证化裁才能获效。

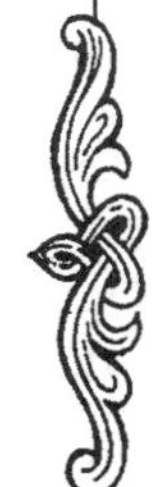

痹 病 门

系统性红斑狼疮证治的研究

系统性红斑狼疮是一个多系统，多脏器损害的自身免疫性结缔组织疾病。好发于青年女性。临床症状变化多端，严重者常影响到心血管、神经、泌尿等系统，迄今尚缺乏有效治疗方法。

一、病名溯源

根据红斑狼疮的临床表现，系统性红斑狼疮，证似古代

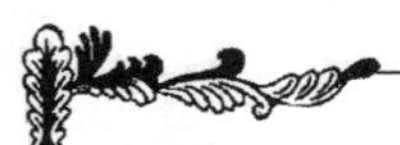

所称的“阴阳毒”，盘状型红斑狼疮可能与祖国医学的“日晒疮”“鬼脸疮”“流皮漏”等有关。

《金匮要略·百合狐惑阴阳毒病脉证治》：“阳毒之为病，面赤斑斑如锦纹，咽喉痛，唾脓血。”“阴毒之为病，面目青，身痛如被杖，咽喉痛。”董氏《医级》谓：“大批亢阳之岁多阳毒，流行之纪多阴毒也。”

其所描述，极似系统性红斑狼疮常见的发热，皮疹，咽喉及关节痛，出血等临床表现。

实践体会，系统性红斑狼疮中医辨证与温病学说的卫气营血辨证及内伤杂病辨证有关。究其病因，主要是湿热侵袭，导致体内阴阳平衡失调，气血运行不畅，瘀凝脉络，若湿从热化，热毒久稽，必然会累及心、脾、肝、肾，损伤气阴，耗血动血，形成“本虚标实”。治疗首应着眼“热”、“毒”、“瘀”。并注意护阴益气，标本兼顾。

二、证治研究

1. 风湿热痹证治

症状　低热，关节游走疼楚，肌肉酸痛，或伴局部关节红肿，渗出。舌苔黄糙，质红，脉滑数，或细数，血沉增快。

治法　祛风通络，清热和营。

方药　独活寄生汤去细辛、地黄、人参、桂心，选加丹参、茅莓根、虎杖、忍冬藤、鬼箭羽、鸡屎藤、川萆薢。

2. 热毒炽盛证治

症状　高热持续不解，面部红斑，其他部位反映亦有损害。全身关节，肌肉疼痛，神昏，谵语，口干欲饮，吐血，衄血，便血，尿血，舌质红或紫暗，苔黄腻或光红如镜。脉

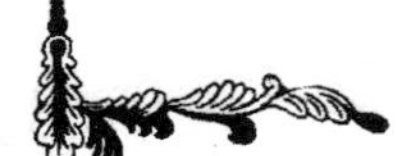

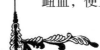

细数或滑数。血沉增快，血中多可找到狼疮细胞。

治法　清热解毒，凉血护阴。

方药　犀角地黄汤合清营场去丹参。选加升麻、龙葵、鹿含草、板蓝根、野葡萄藤、生甘草、紫草、白花蛇舌草。

3. 邪毒攻心证治

症状　胸闷，气短，心悸，怔忡，烦躁失眠，或见面色苍白，四肢厥冷，舌质淡或紫暗，苔薄白，脉细弱或结代，心电图变化包括心肌炎、心包炎等。

治法　益气温阳，镇心利水。

方药　真武汤合桂枝加龙骨牡蛎汤，龙骨易龙齿，去芍药、甘草、生姜、大枣。选加移山参、黄芪、紫石英、麦冬、车前草、猪苓、莲子心。

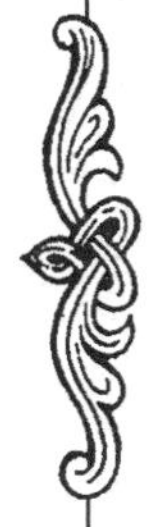

4. 邪蒙清窍，肝风内动证治

症状　癫狂谵语，伴抽搐，面瘫，偏瘫或截瘫，大便秘结，尿失禁或潴留，舌红少苔，脉弦。包括脑或脊髓侵犯。

治法　豁痰开窍，平肝息风。

方药　涤痰汤去人参、甘草。选加羚羊角、天竺黄、远志、广郁金、钩藤、生石决。

5. 脾肾亏损证治

症状　面色少华，面目四肢浮肿，腰膝酸软乏力，足跟痛，肢冷面热，口干咽燥，尿少，舌质淡微胖，苔腻带黄。脉细数。尿常规或肾功能改变，包括狼疮性肾炎、尿毒症等。

治法　健脾益肾，清热化湿。

方药　参苓白术散合知柏八味丸。熟地易生地，去萸肉、莲子、砂仁、桔梗。选加黄芪、生地、苍术、芡实、莲须、米仁根、石韦、大蓟根、扦扦活、六月雪、土茯苓、晚

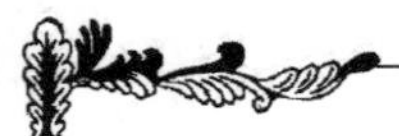

蚕砂，如气损及阳酌加仙灵脾、巴戟肉。

6. 瘀热伤肝证治

症状　黄疸，右胁疼痛，腹胀，纳呆，头晕，失眠，月经不调，肝脾肿大，皮肤有瘀斑，或鼻衄，吐血。舌红，质紫暗，脉细弦。肝功能损害，白血球及血小板减少，γ球蛋白升高。包括狼疮性肝炎。

治法　柔肝理气，活血化瘀。

方药　三黄四物汤去川芎。选加丹参、丹皮、川石斛、紫草、虎杖、茅莓根、黄柏、黄芩、鬼箭羽、漏芦、川楝子、延胡索。

7. 气阴两虚证治

症状　低热神倦，头晕心烦，目糊，口干，盗汗，关节及腰部酸楚。舌质偏红，苔花剥或光剥。脉细数。

治法　益气养阴，凉瘀泄热。

方药　秦艽鳖甲散合五阴煎。柴胡易银胡，熟地易生地，去乌梅、五味。选加黄芪、玄参、川石斛、徐长卿、鬼箭羽。

唯需指出，系统性红斑狼疮的七种证候，并非截然分割，而是互有联系与转化的。初诊发热伴皮疹及关节痛者，占大多数。很明显，风湿热痹的证候，每见于早期。继之可转伤肝或脾肾亏损。在此阶段，病情迁延，又往往会产生两方面倾向，一是转趋热毒炽盛，来势虽凶，治疗尚易取效，一是转趋邪毒攻心，或邪蒙清窍，预后均不佳。若邪退正虚，则呈气阴两虚或脾肾两虚。

三、用药经验拾零

这里想提一提某些“清热”“解毒”“祛瘀”中药的临床

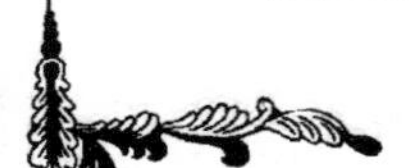

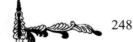

意义。

1. 清热的中药，如鹿含草、野葡萄藤、白花蛇舌草。

鹿含草，性平，味苦涩。能除湿，祛风，止血，退热。治腰酸，关节痛。

野葡萄藤，性平，味甘，能清热，消肿，止血。治红斑皮损。

白花蛇舌草，性寒，味苦，甘。能清热，利湿，解毒。治炎症，抗肿瘤。

2. 解毒的中药，如六月雪、龙葵、漏芦、晚蚕砂、升麻。

六月雪，性凉，味苦辛。能清热解毒，祛风消肿。治关节痛，降尿素氮。

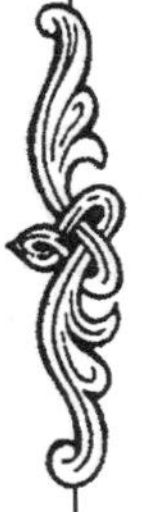

龙葵，性寒，味苦。能清热解毒，活血消肿。治肾炎水肿，抗肿瘤。

漏芦，性寒，味苦咸。能清热解毒，凉血软坚。治红斑皮损。

晚蚕砂，性温，味甘辛。能祛风除湿，化浊解毒。治关节痛，降尿素氮。

升麻，性凉，味辛，微苦。能清热解毒。治阳毒发斑。

3. 祛瘀的中药，如扦扦活、鬼箭羽、茅莓根、鸡屎藤。

扦扦活，性平，味苦。能活血止痛，祛风利湿。治关节痛等。

鬼箭羽，性寒，味苦。能活血祛瘀，通络散结，治关节痛。

茅莓根，性凉，味甘苦。能清热消肿，活血祛瘀。治红斑皮损，降血沉。

鸡屎藤，性平，味甘酸，能祛风活血，消肿止痛。治肌

肉关节疼痛，肝脾肿大，红斑皮损。

上述中药或侧重清热，或侧重解毒，或侧重祛瘀，用之恰当，颇获效验，堪供进一步探索。

四、实践体会

1. 系统性红斑狼疮是一个多系统、多脏器损害的疾病，症状极为复杂，牵涉到中医温病学说的卫气营血辨证与内伤杂病辨证。

从病因病邪来看，属热毒之邪；从脏腑辨证来看，五脏皆能累及；从气血阴阳辨证来看，以阴虚血热者为多见；从标本虚实来看，以本虚标实者为多。故治疗“祛邪”着重清热解毒；热邪易伤阴，处处护阴为要；注意“扶正”与“祛邪”兼顾。

2. 现代医学对系统性红斑狼疮的病因、病理及其多变的临床表现认识较为系统，采用激素及其免疫抑制剂治疗，取得一定疗效，但尚不理想。中医学对本病虽无专门论著，然而辨证施治的理论与方药非常丰富。曾对155例进行临床观察，单纯西药治疗组，有效率为67%，另一组加用中药，有效率提高为84%，P值＜0.05，有统计学意义。两组死亡率，前者是29%，后者是14%，P值＜0.05，亦有显著差异。说明中西医结合治疗，确能提高疗效，降低死亡率。

五、医案选录

1. 张某　女　27岁

初诊　1978年8月9日

主诉　低热伴关节酸楚年余。

病史　患者于1977年在黑龙江因低热，关节酸楚，心

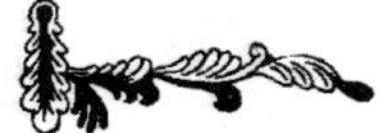

悸气急而在当地医院诊治，经检查发现心包积液，拟诊“结核性心包炎”予抗痨药治疗，但疗效不明显，于是返沪来我院诊治，经检查找到狼疮细胞，诊断为“系统性红斑狼疮”。目前仍低热起伏，关节酸楚，神疲乏力，略有心悸，大便日行二三次。

舌脉　苔黄腻，中剥，脉细。

检查　血沉40mm/h，狼疮细胞阳性，抗核因子阳性，T37.4～37.8℃，血压156/100mmHg，胸片示：心包积液，心脏扩大。

辨证　肾阴亏损，湿热不化，络气失宣。

诊断　系统性红斑狼疮。

痹证。

治法　清热化湿，益肾和络。

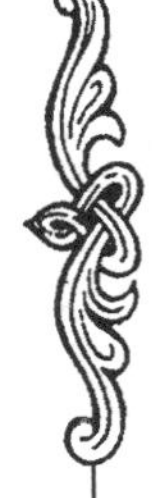

方药　炒生地9克、赤白芍各9克、茅莓根30克、土茯苓15克、生米仁12克、炒桑枝15克、功劳叶9克、独活9克、白蒺藜9克、炒滁菊9克、黄芩9克、水炙银柴胡6克、秦艽9克、川石斛9克、香谷芽12克。

二诊　10月20日

近半月来低热已净，关节仍酸楚，手指青冷紫绀，脉细，苔薄腻，拟予和营清热。

处方　丹参9克、赤白芍各9克、茺蔚子9克、茅莓根30克、秦艽9克、炒牛膝9克、炒桑枝15克、虎杖15克、金雀根30克、鬼箭羽9克、野荞麦根30克、炒白术9克、香谷芽12克、白花蛇舌草30克。（50剂）

三诊　1979年1月10日

关节酸楚尚平，低热已净，手指紫绀，遇寒即发，脉细，舌红，苔薄，治守上法。

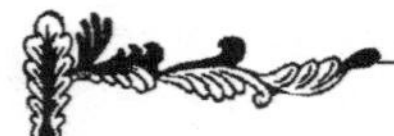

处方　上方去野荞麦根加生黄芪15克、当归9克。

随访　连续治疗半年余，症情获得改善，查血沉29mm/h，以后继续中西医结合治疗，病情较稳定。

按语　本案低热伴关节酸楚已年余，见舌苔黄腻，而中间苔剥，此湿热不化，阴液已亏之象，久病虚实寒热经常错杂，先以清热化湿，益肾和络，邪正兼顾，退热蠲痹，数月之后渐见效验。但天气进入冬令，出现手指青紫，遇寒即发逐渐加重，故转而加入黄芪、当归益气养血和络之品。辨证细微，方能丝丝入扣。

2. 吴某　女　33岁

初诊　1984年8月6日

主诉　四肢关节肿胀疼痛反复四年。

病史　有雷诺氏症病史18年，四年前生育后出现四肢关节红肿疼痛，至今反复发作，近日疼痛明显，尤以腕踝部更加明显，伴胸闷，心悸。

舌脉　苔薄腻，边周紫瘀，脉细。

检查　血中三次找到狼疮细胞，抗核抗体阳性，血沉70mm/h，CH_{50} 133U%，$C_3$100mg%，$C_4$48mg%，LgG2940mg%，LgA420mg%，LgM128mg%。

辨证　风湿痹阻，络气失宣，心血不足，胸宇少畅。

诊断　系统性红斑狼疮。

　　　痹证。

治法　养血和络，补心宽胸。

方药　丹参9克、赤白芍9克（各）、清炙草3克、生香附9克、广郁金9克、炒当归9克、淮小麦30克、茅莓根30克、炒生地9克、鬼箭羽9克、炒白术9克、炒桑枝12克、独活9克、白花蛇舌草30克、香谷芽12克。（14剂）

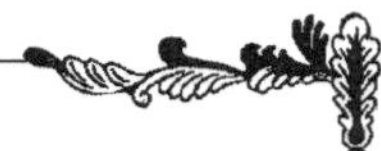

随访　药后症状有所改善，长期门诊随访治疗。1985年4月关节疼痛又有加重，胸闷心悸尚平，查血沉124mm/h，抗dsDNA阳性，心电图正常。乃拟方：炒当归12克、赤白芍各9克、蕲蛇9克、刘寄奴9克、鬼箭羽12克、炒白术9克、茅莓根30克、炒桑枝15克、仙灵脾9克、水炙远志3克、淮小麦30克、生香附9克、炒牛膝9克、秦艽9克、独活9克、菝葜15克、香谷芽12克、白花蛇舌草30克。药后关节痹痛较快改善。

按语　虽说风寒湿三气杂至，合而为痹，但自身免疫性疾病，系统性红斑狼疮之痹痛，从临床辨证看，多由风湿热引起，所以祛风清热化湿蠲痹，养血和络为治，本案兼见胸闷心悸，此内舍于心而成心痹之证，故当养心宽胸兼顾。症繁则用药的面不妨稍广，亦是辨证论治之一。

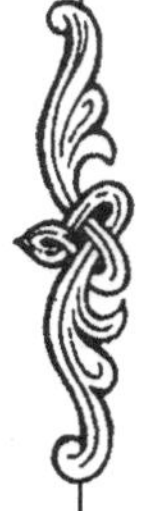

3. 王某　女　37岁

初诊　1981年2月26日

主诉　两颊红斑瘙痒，关节酸楚。

病史　有系统性红斑狼疮病史，近月来两面颊皮损瘙痒，关节酸楚，经常腰酸，头晕乏力。

舌脉　质偏红，苔薄白腻，脉细滑数。

检查　肝肾功能轻度损害，血蛋白电泳：γ 26%。

辨证　气阴两虚，肝肾蕴热。

诊断　系统性红斑狼疮。

　　　皮疹，痹证。

治法　调肝清热，佐以益肾。

方药　赤白芍各9克、野葡萄藤30克、茅莓根30克、炒桑枝12克、秦艽9克、生白术9克、鬼箭羽9克、炒丹皮9克、水炙远志3克、炒川断15克、米仁根30克、石韦

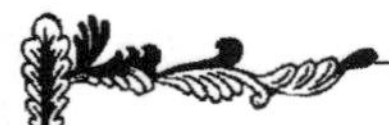

5克、大蓟根30克、香谷芽12克。（7剂）

二诊　3月5日

两颊皮损略见减退，四肢关节仍感酸楚，大便干结，脉细滑数，苔薄腻，质偏红，仍守前法。

处方　上方去远志、川断，加凌霄花9克、绿豆衣15克、白花蛇舌草30克。（7剂）

三诊　3月12日

两颊皮损续有新发，瘙痒滋水，四肢关节酸楚，心悸，大便干结，脉细滑数，舌苔薄腻，质偏红，仍拟和营清热。

处方　丹参9克、赤白芍各9克、生升麻5克、炒丹皮9克、野葡萄藤30克、茅莓根30克、绿豆衣15克、鬼箭羽9克、连翘9克、银花藤30克、米仁根30克、石韦15克、大蓟根30克、牛膝9克、香谷芽12克、白花蛇舌草30克。（7剂）

随访　守法治疗，症情渐渐稳定，皮疹好转。

按语　系统性红斑狼疮颇似《金匮》所论之阳毒病。其本，肝肾阴亏为主；其标，血分热毒较重。本案尤以皮疹为突出表现，故自始至终重用清热凉血解毒之品，且守法治疗，症情乃渐趋好转。

4.肖某　女　19岁

初诊　1981年8月3日

主诉　反复发热年余，伴皮疹，关节酸痛。

病史　一年多以来反复发热，伴面部及四肢皮疹，关节疼痛，且多次癫痫样大发作。用激素治疗，病情仍时有反复，现发热已多日，无汗，头痛，口干，神志时清时昧，醒时神情呆滞，时有肢体抽搐，轻度黄疸。

舌脉　舌质红苔少，脉细数。

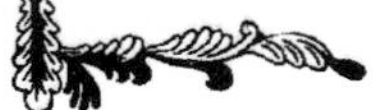

检查　血沉 73mm/h，抗核抗体阳性，抗人球蛋白试验直接阳性，尿常规：蛋白（+）。

辨证　邪热鸱张，热入营血，心营受烁，心神失养，虑其内陷痉厥。

诊断　系统性红斑狼疮，脑部浸润，并发溶血性贫血。

皮疹，癫痫。

治法　泄热达邪，凉营清心。

方药　清水豆卷 12 克、青蒿梗 9 克、炒丹皮 9 克、炒赤芍 15 克、连翘心 9 克、鲜竹叶卷心 30 针、净银花 12 克、西瓜翠衣 15 克、水炙远志 3 克、广郁金 9 克、天竺黄 5 克、碧玉散 12 克（包）、活芦根一支、鲜荷叶一角、生蒲黄 9 克（包）、钩藤 9 克（后下）、鲜生地 30 克。（3 剂）

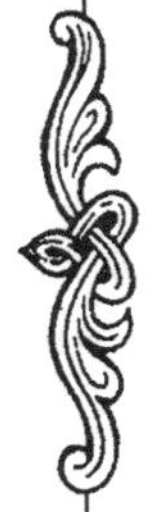

二诊　8 月 6 日

身热渐退，无汗头痛，口干不欲饮，神志转清且呆滞，日来未见抽搐发作，脉细数，重按无力，舌苔少质红，热邪内灼，心神受烁，肝阳鸱张，拟前方续进。

处方　上方减鲜荷叶。（3 剂）

三诊　8 月 10 日

热退神清，稍咳，泛恶，脉细数，苔薄黄质红，虑其病重反复，再防肝阳鸱张，热盛伤正，原意加减。

处方　清水豆卷 9 克、青蒿梗 9 克、炒丹皮 9 克、炒赤芍 15 克、连翘 9 克、银花 12 克、西瓜翠衣 15 克、生石决 15 克（先煎）、钩藤 9 克（后下）、竹叶卷心 30 针、水炙远志 3 克、广郁金 9 克、生蒲黄 9 克（包）、碧玉散 12 克（包）、鲜生地 30 克。（3 剂）

随访　药后症情稳定，不久安然出院。

按语　本案邪热鸱张，逆传心包，内扰神明，营血被

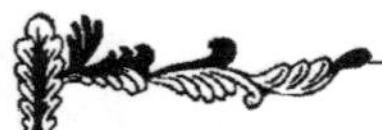

灼，伤肝动风。又值酷暑炎热之季，病势凶险，急投泄热透达，清心凉营之剂，邪热获得透达外泄，从而热势得减，心神安宁，肝风平潜，症情终于获得好转。

中医对类风湿性关节炎的诊治思考及经验

一、症状特点与病机

慢性类风湿性关节炎的病变在骨与关节，日久可引起骨关节僵硬畸形，活动障碍，属中医学《金匮要略》所称的历节痛，乃痹之久者。

1. 风寒湿热之邪入侵

《素问·痹论》："风寒湿三气杂至，合而为痹也。其风气胜者，为行痹；寒气胜者，为痛痹；湿气胜者，为着痹也。"

风邪善行而数变，游行全身，遂使多处关节同时罹患，或数处关节先后接踵发病，故称行痹；寒邪凝滞收引，不仅能使筋骨屈伸困难，并会影响营卫气血的流行，以致疼痛难忍，故称痛痹；湿邪黏滞凝着，阻遏气血，泣涩不畅，致患处肿胀，沉重疼痛，缠绵迁延，不易速愈，故称着痹。

风寒湿痹久病不愈，邪留经络关节，郁而化热，出现关节焮热肿痛，发热等症，形成热痹。《金匮翼·热痹》曰："热痹者，闭热于内也……脏腑经络，先有蓄热，而复遇风寒湿气客之，热为寒郁，气不得通，久之寒亦化热，则瘴痹熻然而闷也。"

若感受热邪，内犯经络血脉，漫及全身，灼津成痰，热痰夹瘀互结，引起关节红肿热痛，亦为痹之属于热者。

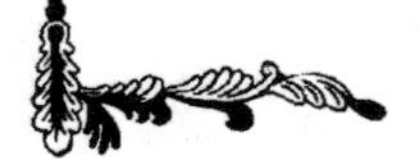

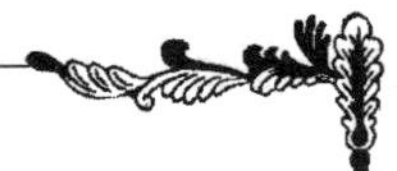

2. 肝肾亏损

肝主筋，肾主骨，筋骨既赖肝肾精血充养，又赖肝肾阳气温煦，如先天禀赋不足，或房室不节，或饮食偏嗜酸咸，以及惊恐，郁怒，病后失调等，皆可损伤肝肾精血及阳气，于是气血痹阻，壅遏骨节之间而化热、酿痰、留瘀，令关节疼痛，肿大变形，甚至僵硬不得屈伸。还由于体虚卫外不固，风寒湿热之邪更易乘袭，促使病症反复发作而加剧。

二、稳定期证治

1. 阳气虚衰

症状　关节疼痛反复发作，病变骨节强硬，活动受限，屈伸不利，疼痛隐隐，或不痛而木重，并见面色淡白，头昏耳鸣，畏寒，恶风，自汗出，常罹感冒，小便清长，溺有余沥，夜尿多，脉沉细弱，舌淡，苔薄白。

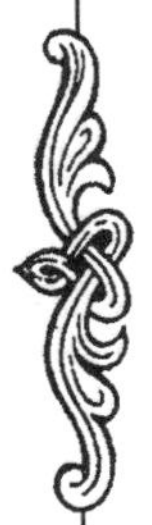

辨证　素体阳虚或寒湿久羁，或病深阴损及阳，则阳气虚衰，皮毛不固，腠理空疏，外邪易侵，故形寒，畏风，多汗，常罹感冒。阳气式微，不能升清，故头晕，面白。腰为肾府而主封藏，肾虚失于温养固摄，则尿频而清长，溺有余沥。脉沉细弱，舌质淡，苔薄白，示阳气虚弱。

治法　扶阳益气，和营止痛。

方药　附子汤，方用附子、人参扶阳益气，白芍和营止痛，白术、茯苓健脾运中。寒甚湿胜，关节疼痛剧烈，加苍术、苡仁、细辛、制川乌。血瘀加桃仁、红花。关节僵硬变形加桑枝、独活、威灵仙、菝葜。

阳虚日久，湿邪流注关节为痰，关节肿大，皮肤苍白，疼痛而冷者，宜阳和汤。方用鹿角胶或鹿角霜、熟地大补精血；麻黄、炮姜、肉桂温阳开痹；炒白芥子祛痰；甘草和中

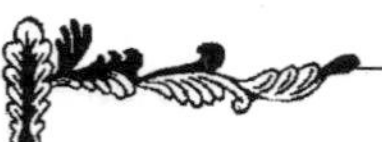

解毒。气血俱虚加黄芪、当归；经脉瘀滞加乳香、没药、桃仁、红花、全蝎、蜂房。

2. 阴血亏损

症状　慢性类风湿性关节炎反复不愈，关节拘挛，局部常有轻度红肿，疼痛多以夜间为甚，或无明显关节症状；但见头晕目眩，耳鸣，咽干，心烦，手足心热，少寐多梦，腰膝酸软，脉细数，舌质光红。

辨证　病症久延，复感热邪，湿热留连，或风寒湿郁久化热，耗伤阴血，无以濡养筋骨，故肢体活动不利，腰膝酸软。邪热燔烁，故关节局部红肿，疼痛夜剧而昼轻，热炎于上，则头晕目眩，耳鸣，咽干，心烦，多梦，脉细数，示阴虚里热。舌光红，示津液不足。

治法　滋阴泄热，养血除痹。

方药　六味地黄汤合四物汤，方用熟地、山萸肉、山药补肾滋阴；泽泻、茯苓、丹皮渗湿泄热；当归、川芎、白芍养血调营。肢体活动不利加桑枝、独活、僵蚕、伸筋草、豨莶草、功劳叶；腰膝酸软加菟丝子、续断、杜仲、枸杞子；关节红肿加苍术、黄柏、知母、苡仁、淮牛膝、川萆薢、地龙。

三、发作期证治

1. 寒证

症状　恶寒，发热，无汗或汗出而热不退，关节疼痛剧烈，痛处此起彼伏，或遍历百节，屈伸不利，遇风冷而疼痛愈甚，得热熨可获暂安，脉浮紧，舌质淡，苔薄白。

辨证　慢性类风湿性关节炎，因感受风寒湿邪而诱发，风寒湿三气相合，性质偏寒，初起其邪在表，故见恶寒发热

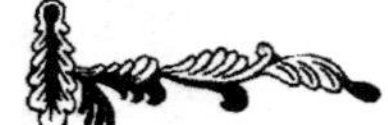

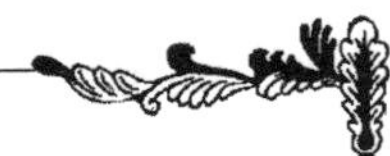

等表证。风寒相兼者，热盛而无汗，风湿相兼者，发热不高而有汗不解，淹缠难退，外邪入侵，由浅及深，触动宿邪，风性游走，风多则汗出。寒性收引，寒多则其痛如掣。湿性重浊，湿多则肿满如脱。三气杂至，壅于关节，阻遏气血，故关节剧痛，屈伸不利，喜温暖而畏风冷。脉浮紧，示表寒而主疼痛。舌质淡，苔薄白，示风寒夹湿。

治法　温经散寒，祛风胜湿。

方药　蠲痹汤，方用桂心、羌活、独活祛风散寒；当归、川芎、秦艽调营活血；乳香、木香理气止痛；海风藤、嫩桑枝舒筋通络；炙甘草和中缓急。寒邪偏重加麻黄、细辛、制川草乌；风邪偏重加防风、荆芥；湿邪偏重加苍术、蚕砂、防己、米仁；痛在上肢者加威灵仙、桑枝；痛在下肢者加淮牛膝、木瓜、五加皮。

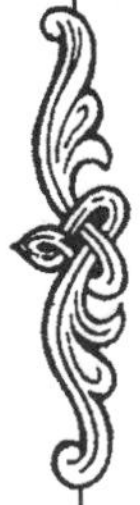

2. 热证

症状　恶风发热，有汗不解，关节焮红肿痛，手不可近，烦躁不安，口渴喜饮，小便黄赤，热甚则关节灼热疼痛，犹如刀割虎啮，夜重昼轻，形体消瘦或肌肤甲错。脉细数，舌质红，苔薄黄。

辨证　感受热邪，或风寒湿邪郁久化热，病在初起，邪留于表，故恶风发热，热性燔灼，故关节红肿，疼痛剧烈，夜重昼轻，津液受烁，故口渴，烦躁，尿赤，饮食不化精微，故形体消瘦，瘀热交阻，故肌肤甲错，脉细数，示热甚伤阴，舌质红，苔黄示湿与热合。

治法　凉血解毒，清热通络。

方药　犀角汤，方用水牛角（代犀牛角）、鳖甲、羚羊角、升麻、射干凉血解毒；大黄、黄芩、栀子、豆豉、前胡清热泄邪。关节疼痛加秦艽、桑枝、威灵仙、地龙、蚕砂；

热甚加石膏、知母、忍冬藤；血瘀加桃仁、红花；阴伤加生地、玄参、麦冬。

慢性类风湿性关节炎的稳定期或发作期，是可以互相转化而交替出现的。若因营卫不利，再感外邪，则可由稳定期转化为发作期。经过及时而恰当的治疗，外邪被除，则疾病常转化为原来的状态。如果说，慢性类风湿性关节炎的稳定期以虚为本，病缓；发作期以实为标，病急。则上述二种转化的实质，也就是虚实，标本，缓急的相互转变。前一种转化，以外邪入侵为条件，后一种转化，以正确治疗为条件。故在稳定期，当注意改善症状，增强体质，扶正祛邪，杜御外邪入侵，让疾病不致反复或恶化。在发作期，则应采取有效措施，积极治疗，使之向缓解的方面转变。

慢性类风湿性关节炎的证候之间，亦可互相转化。一般而言，热证危害较大，临床上防范风寒湿邪郁积化热，实为要务。

四、慢性类风湿性关节炎的晚期病变与治疗

病症久延或反复发作，骨与关节僵硬变形，其周围皮肤黯黑，渐至手指、腕、膝、肘部都固定在屈部，弯腰驼背，生活不能自理，在辨证论治的基础上，还可选加动物或虫类药，如乌梢蛇、白花蛇、蜈蚣、全蝎、地龙、蚕蛾、蝉衣、蜣螂、地鳖虫、蜂房等。叶天士曾谓“久病入络”，常倡用活血化瘀及虫蚁搜剔，宣通络脉。这一经验值得重视。

五、医案选录

1. 赵某　男　52岁

初诊　1993年10月25日

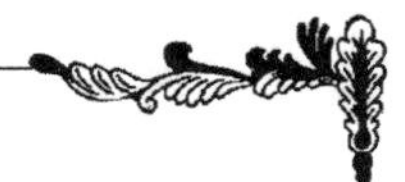

主诉　多关节肿胀疼痛三周，伴有晨僵。

病史　三周前，出现右膝关节肿痛，继即累及双踝关节内侧，双肩、左肘与双手指、掌关节疼痛，喜热恶寒，伴有晨僵，约活动一小时缓解。同时双足背肿胀，不红，活动稍受限。在某医院查血常规：血色素 7.4×10^9/L，中性 70%，淋巴 24%，血沉 32mm/h，抗“O”500U，黏蛋白 65.4mg/L，类风湿因子（–），诊为“风湿病”，予以青霉素肌注，症状改善不明显，加用肠溶阿司匹林后，关节疼痛轻减，拟“风湿性关节炎，类风关待排”而来我院门诊。目前见关节疼痛而无红肿，伴有晨僵。乃类风湿性关节炎之寒证。双足背肿胀，则知兼夹湿邪为患。凡寒湿相合，其性偏寒。痛处一般较固定。得热熨疼痛可暂减。

舌脉　舌苔薄白，脉浮紧。

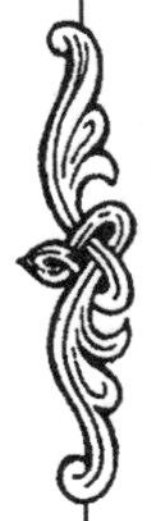

检查　血常规：血色素：182g/L，白细胞 8.4×10^9/L，中性 81%，淋巴 19%，血小板 323×10^9/L，血沉 40mm/h。

免疫球蛋白：IgG9.4g/L，IgA3.4g/L，IgM0.9g/L。

类风湿因子：（+）

补体：$C_3$1.22g/L，$C_4$0.4g/L，CH_{50}134g/L。

黏蛋白：80mg/L。

X 线检查：双手正位片示：双侧月骨改变，符合类风关表现。

辨证　风寒夹湿，痹阻经脉。

诊断　类风湿性关节炎。

　　　痹证。

治法　温经散寒，祛风胜湿。

方药　桂心 1.5 克、细辛 3 克、羌活 10 克、独活 10 克、秦艽 10 克、当归 10 克、白芍 10 克、嫩桑枝 15 克、海风藤

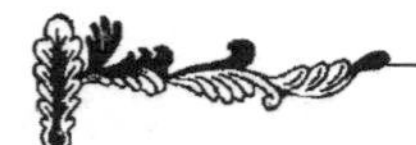

15克、炒白术10克、生苡仁10克、汉防己10克。

二诊　1993年11月10日

关节疼痛已减，活动稍利，双足背肿消退，脉紧象渐和，仍守前法。

处方　上方桂心易桂枝5克，去细辛、防己，加桃仁10克、红花3克。

随访　患者初发病，症状尚轻，故服药四周，即获好转。但根株未除，应防微杜渐于初起，以期稳定。

按语　风寒湿三气杂至合而成痹，今寒湿偏重，故关节疼痛，喜热恶寒，而双足背肿胀，这是辨证的要点。因其病程较短，病情亦浅，蠲痹汤自属首选。

2. 叶某　女　42岁

初诊　1994年9月16日

主诉　多关节反复肿痛7年，加重1个月。

病史　患者在1987年时无明显诱因下，出现双肩、双肘、双腕、双膝、双踝关节红肿发热，去医院检查发现血沉增快，治疗给予青霉素，当时上述症状好转，但4个月后，双膝关节红热肿痛又作，身热亦起，体温在38~39℃之间，一月后病情加重，累及双肩、双肘、双腕、双手指、双膝、双踝关节，均见灼热及剧烈疼痛，昼轻夜重，左右手食指，中指及右肘关节轻度畸形，伴有晨僵，约活动3小时缓解。

舌脉　舌苔黄，质红，脉象细数。

检查　血常规：血色素89g/L，白细胞4.5×10^9/L，中性78%，淋巴22%，血小板179×10^9/L，血沉25mm/h。

类风湿因子：（+）

免疫球蛋白：IgG11.8g/L，IgA1.0g/L，IgM0.7g/L。

补体：$C_3$1.03g/L，$C_4$0.2g/L，CH_{50}68g/L。

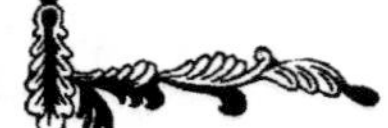

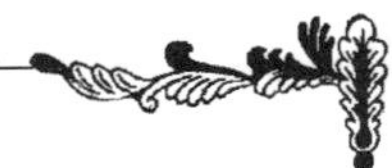

X线检查：双手正位片示：类风关手部X线表现，符合类风关诊断。

辨证　风寒湿邪郁而化热，邪热壅遏骨节之间，络脉阻滞，此痹之热者。

诊断　类风湿性关节炎。

　　　痹证。

治法　清热解毒，活血通络。

方药　水牛角30克、生石膏30克、知母15克、赤芍15克、丹皮10克、桂枝3克、升麻3克、桃仁10克、秦艽10克、银花藤30克、徐长卿15克、淮牛膝10克。

二诊　9月30日

前进清热解毒，活血通络之剂，关节红肿已见轻减，疼痛之势亦缓，脉仍细数，舌苔黄腻略化，质红较淡。再宗原方出入。

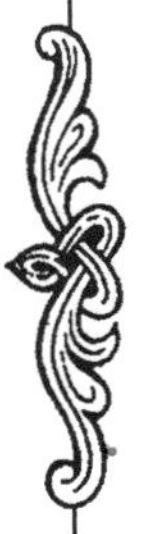

处方　上方去升麻，加大地龙15克、嫩桑枝15克、威灵仙10克。

随访　患者采用上方，连服二个月，关节红肿逐步消退，疼痛轻减，嘱门诊继续随访。

按语　类风湿性关节炎发作期之热证，临床上并不罕见，且热证的治愈率与有效率均高于寒证。但应迅速控制病情，防止进展及反复发作。

脂膜炎的中医证治新探

脂膜炎又名回归型发热性结节性非化脓性皮下脂炎，以脂肪组织的非化脓性炎症及发热、皮下结节为主症，临床较少见，病程较长，可损及肝，脾，肾，胸膜，心包等脏器，现代医学用皮质激素，或加用免疫抑制剂，但仅能暂时控

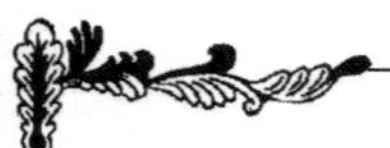

制，且发热、结节易于反复。

中医学对本病虽无明确记载，惟从历代医书提到的“恶核”,“皮中结核”等描述，已表露着脂膜炎的某些症状迹象。如《诸病源候论》:“恶核者，肉里忽有核，累累如梅李，小如豆粒，皮肉燥痛，左右走身中，卒然而起，此风邪夹毒所成。”《丹溪心法》亦指出:“结核或在项，在颈，在臂，在身如肿毒者，在皮里膜外，多是湿痰流注作核不散。”

由此体会，脂膜炎的形成，显系正气虚弱，卫外不固，气血凝滞，或以脾虚失运，痰湿孳生，复夹瘀热郁阻于皮下之络脉，聚而为结节。

参考现代医学对脂膜炎皮下结节病理变化的三期区分，结合中医学辨证治疗，常会缓解与稳定恙情。

一、急性炎症期

中医临床观察，大多属热毒蕴盛络脉，症见结节初起，红肿，触痛，伴有高热，舌质红，苔黄腻，脉滑数。法当清热化湿，凉血解毒。药用大生地 15 克、连翘 15 克、银花藤 30 克、黄芩 10 克、黄柏 10 克、丹皮 10 克、土茯苓 15 克、川萆薢 10 克、生苡仁 15 克、赤小豆 30 克。

二、巨噬细胞期

中医临床观察，大多属痰核阻滞脉络，症见结节转趋坚硬，触痛不明显，或伴发热，舌苔腻，脉弦滑带数。法当软坚散结，化痰通络。药用生牡蛎（先煎）30 克、象贝母 10 克、海藻 10 克、夏枯草 10 克、制半夏 10 克、茯苓 10 克、远志 3 克、炒桑枝 15 克、丝瓜络 10 克。

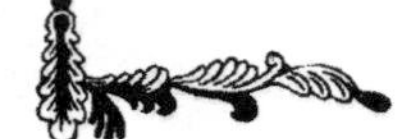

三、纤维化期

中医临床观察，大多属瘀血凝结络脉，症见结节僵硬，无触痛，发热。舌质紫暗或有瘀斑，苔薄，脉细弦或涩。法当活血化瘀，理气通络。药用当归10克、丹参10克、赤芍10克、桃仁10克、红花3克、三棱10克、莪术10克、地鳖虫5克、王不留行10克、大地龙10克。

随症加药：高热选加寒水石15克、石膏30克、知母10克；红肿甚者，选加蒲公英30克、半枝莲30克、蚤休10克；两下肢肿胀，选加茯苓皮30克、车前子（包）10克、泽泻15克、牛膝10克。

脂膜炎前期宜注重清热解毒，中期宜注重化痰软坚，后期宜注重活血化瘀。然脂膜炎的发热往往反复不愈，持续时期较长，日久可不同程度地损伤阴分，而见口干，舌红，脉细数等症。用药必须顾护阴分，切忌刚燥。若内脏损伤者，则应根据不同的脏腑病变，辨证论治，每获良效。

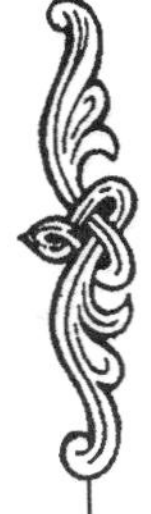

四、医案选录

杨某　男　33岁

初诊　1986年2月21日

主诉　全身反复出现红色肿块，结节，伴发热已近三年。

病史　患者于1983年5月左眼眶周围出现肿块，局部皮肤稍红，经抗过敏治疗无效，改用抗生素和激素治疗后，肿块缩小，但一周后激素减量时肿块又见增大，波及面颊。同年9月肿块病理活检示“脂膜炎”。又出现持续性高热2周（体温39~40℃），采用强的松35~60mg/d，治疗3个

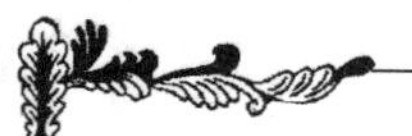

月后体温基本恢复正常，继而又反复发热，面部及双下肢出现结节，伴心悸，气急。1984年1月检查X线胸片和心电图示："胸腔积液"、"房颤"。继续采用强的松55~60mg/日，治疗时间长达9个月。1985年10月体检时又发现肝肿大。近两个月来发热，两下肢浮肿加剧伴局部皮肤红肿热痛，尿常规出现蛋白、红细胞，乃拟诊脂膜炎收入病房。目前患者身热起伏，热前畏寒，晨起略有咳呛，胸闷心悸，嗳气腹胀，肝区疼痛，下肢㿠肿，皮下结节按之略感疼痛。

舌脉　舌质红，苔黄腻，脉滑数。

检查　T38.4℃，P92次/分，BP18.7/10.7KPa，两颌下可扪及数个淋巴结，两肺呼吸音清晰，心率92次/分，律齐，肺动脉瓣区可闻及Ⅱ级收缩期杂音。肝肋下3指，质软，有触痛。脾肋下未及。两下肢浮肿明显，面部、四肢和躯干部，尤以臀部以下大腿处皮下散在结节、红斑，部分融合成片状团块。

辨证　肝主筋膜，脾主肌肉。肝阴不足，无以濡养筋膜，脾运失健，水湿浸淫肌肉。阴分久虚，湿郁化热，夹痰瘀交阻。

诊断　脂膜炎。

恶核。

治法　滋益肝阴，清化湿热。

方药　炒生地12克、地骨皮9克、赤白芍9克（各）、炒丹皮9克、炒知柏9克（各）、银花藤30克、连翘9克、八月札15克、茯苓皮15克、炒牛膝9克、生牡蛎30克（先煎）、香谷芽12克、佛手片6克、白花蛇舌草30克、水炙甘草3克。（7剂）。

二诊　2月28日

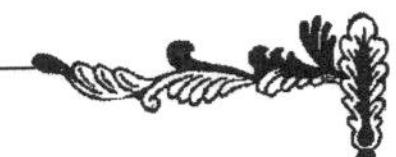

身热减而不解，心悸，肝区痛，下肢红肿沉重。脉滑数，舌苔薄黄腻，仍守前法。

处方　上方减地骨皮、佛手片、炒牛膝、生牡蛎、水炙甘草，加赤小豆30克、水炙远志3克。（7剂）

三诊　3月7日

下肢肿胀已见减轻，苔脉同前，再予滋阴清热化湿。

处方　炒生地12克、炒知柏9克（各）、炒丹皮9克、赤白芍9克（各）、银花藤30克、连翘9克、赤小豆30克、生米仁12克、川萆薢12克、炒牛膝9克、水炙远志3克、八月札15克、茯苓皮15克、香谷芽12克、白花蛇舌草30克。（7剂）

四诊　3月14日

身热已除，下肢肿胀明显消退，苔薄黄腻，脉滑数，治当再守前法。

处方　上方去八月札，加苍白术9克（各）。（7剂）

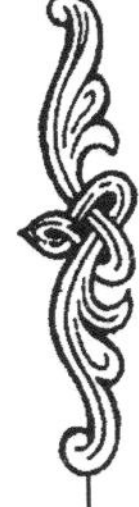

随访　上药加减继续治疗，体温正常，两下肢浮肿消退，皮下结节消失，胃纳尚佳，二便正常，乃出院继续治疗，巩固疗效。

按语　脂膜炎以中医论治，与“恶核”、“皮痹”有相似之处。究其病机，多由正气虚弱，卫外不固，气血失和，外邪痹阻于皮下，脉络不通，营卫不调，又因脾虚失运，痰湿内生，痰瘀交阻，郁而化热，乃成结节。本病可从三期论治，急性炎症期，热毒壅盛，治疗注重清热解毒。巨噬细胞期，痰核阻滞，治疗注重化痰软坚。后期纤维化期，瘀血凝结，治疗注重活血化瘀。本案长期发热，阴液耗损，肝失疏泄，腹胀胁痛。故予清热解毒，凉血和营，利湿化痰同时佐以养阴，疏肝，健运之品，坚持治疗，终于热退肿消，结

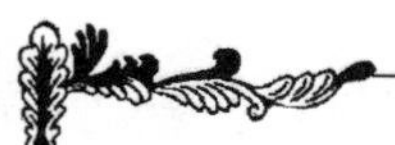

节、红斑亦愈，诸症均安，取得满意效果。

疑难痹证验案三则

1. 韦格肉芽肿

郑某　女　30岁

初诊　1984年2月24日

主诉　反复发热，关节疼痛年余。

病史　1983年起发热，关节疼痛，伴浮肿，胸痛，咳嗽，指趾有少许皮疹，尿检有蛋白尿，曾拟诊慢性肾炎，给予激素治疗。今年2月以来，咳嗽气急加重，两手肿胀，左手尤甚，肤色青紫，自感牵跳疼痛，左足背亦见浮肿，色略青紫。咳嗽严重时，曾咯血，血色鲜红，心悸，汗多。

舌脉　舌苔薄黄腻，质偏红而胖，脉细数。

检查　尿常规：蛋白（++++）。X线胸片示：左上肺浸润，中有空洞，左中下肺亦有大片浸润影，伴胸膜改变，右下肺纹理多，心影增大。

辨证　脾肾不足，湿热夹瘀，留阻络脉，营血痹滞，心气亦虚。

诊断　韦格肉芽肿。

　　　痹证。

治法　和营化瘀，清热通络，佐以养心。

方药　丹参9克、毛冬青15克、炒赤芍15克、炒丹皮9克、连翘9克、银花藤30克、生甘草5克、豨莶草30克、炒桑枝15克、茅莓根30克、炒牛膝9克、水炙远志3克、水炙桑皮15克、浮小麦30克。（3剂）

二诊　2月27日

下肢肿胀略减，两手肿胀红紫，左手指端紫黑，余情如

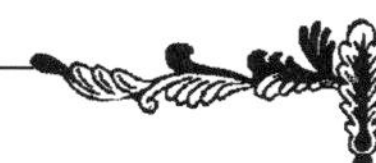

前，脉细滑数，舌苔薄腻，瘀热阻络，络气痹滞，拟化瘀通络。

处方　上方去丹皮、桑枝、浮小麦，加路路通9克。（5剂）

三诊　3月3日

左手红肿见减轻，指端仍紫黑，无名指及小指间有萎缩现象，右手肿胀红紫稍好转，右足肿胀红紫较甚，心悸气急，口干，脉细数，苔薄黄少润，仍守上法。

处方　丹参12克、毛冬青15克、炒赤芍15克、茺蔚子9克、炒丹皮12克、生甘草5克、水炙远志3克、淮小麦30克、炒枣仁9克、茅莓根30克、豨莶草30克、连翘9克、银花藤30克、炒牛膝9克、水炙桑皮15克、干地龙9克。（12剂）

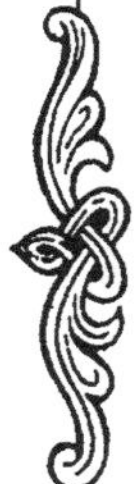

四诊　3月16日

咳嗽气急，痰中带血，心悸，右手背及右足红肿逐见好转，左手紫黑肿胀亦见轻减，但指尖干黑，两颧红赤，脉细数，舌苔薄黄少润，瘀热阻络，肺失清肃，络脉不和，拟益气养阴，肃肺止血，调营和络。

处方　皮尾参9克（另煎代茶）、大麦冬9克、北沙参9克、水炙桑皮15克、甜杏仁9克、黑玄参9克、菝葜30克、紫草15克、紫地丁30克、水炙款冬9克、水炙远志3克、炒桑枝15克、黛蛤散12克（包）、野赤豆30克、炒赤芍12克、茺蔚子9克。（12剂）

随访　药后咳嗽心悸等临床症状逐渐趋于好转，化验指标亦趋于正常，减少激素用量，出院门诊随访治疗，病情比较稳定。

按语　痹证湿热夹瘀，且邪毒内损脏腑，心、肺、肾多

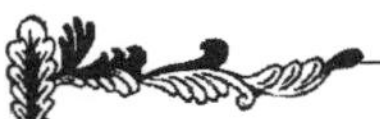

个脏器被累，肢节红肿坏死，病势急迫而凶险。治疗紧紧抓住清热化瘀，和营通络以达邪，兼予保心、护肺、益肾。随着病情的不断变化，调整处方用药，渐趋稳定。

2. Felty 综合征（斐尔塔综合征）

张某　女　21 岁

初诊　1983 年 9 月 8 日

主诉　全身大小关节焮红肿痛伴发热、皮疹一年。

病史　1982 年 8 月起，全身大小关节焮红肿痛，僵硬不适。症情逐渐加重，至 10 月，出现间歇性发热，体温多在 T38℃左右，面部可见红色皮疹。四次住院均诊断为“类风湿性关节炎”。曾应用强的松、地塞米松、消炎痛、阿斯匹林等治疗，未见好转，因而转来我院。目前身热起伏，面部皮疹殷红，头晕乏力，关节疼痛，步履艰难，生活不能自理。

舌脉　舌苔黄腻，脉细滑。

检查　T37.6 ℃。肝区压痛明显，肝肋下约 3.5cm，质中。

脾肋下可及。右肘关节伸侧触及一黄豆大小皮下结节。实验室检查：血色素 88g%，红血球 268 万 /mm3，白血球 1500/mm^3，血沉 60mm/h，血小板 4 万 /mm^3。类风湿因子阳性。皮下结节活检属风湿性皮下结节之病理改变。超声波检查示肝、脾肿大，两手指关节摄片符合类风关临床表现。

辨证　风湿之邪感染，湿郁化热，侵营入络，损及肝肾。

诊断　Felty 综合征。

　　　痹证。

治法　芳香宣化，苦寒清泄。

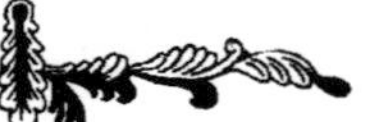

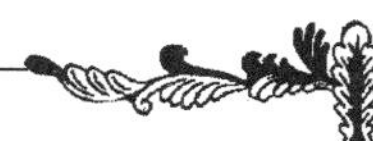

方药　桑叶枝各9克、陈佩梗6克、青蒿梗9克、赤白芍各9克、炒黄芩6克、连翘9克、银花藤15克、炒牛膝9克、生白术9克、生米仁9克、香谷芽12克、益元散9克（包）。（7剂）

二诊　9月15日

身热已减，皮疹渐消，仍感胸闷胁胀，关节疼痛，脉细滑，舌苔黄腻略化，客风尚未尽撤，营分湿热逗留，仍从前方增入祛风湿而利气机之品。

处方　上方加防风己各9克、八月札15克、佛手片6克。（7剂）

三诊　9月22日

热退疹隐，关节红热疼痛亦较缓和，右肘部结节已见缩小，喉间有痰，口渴不欲饮，毛发脱落，脉细滑数，舌苔黄腻质胖，风邪虽解，湿热夹痰瘀痹阻，肝肾内伤。治宜清湿热，逐痰瘀，兼益肝肾。

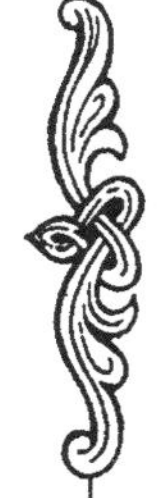

处方　苍白术各9克、防风己各9克、炒桑枝15克、独活9克、茅莓根30克、乌梢蛇9克、炒当归9克、秦艽9克、络石藤15克、生熟米仁各9克、陈胆星3克、制半夏6克、制狗脊15克、仙灵脾9克、香谷芽12克，（7剂）

随访　服药三月，热退，皮疹与结节均消失，关节疼痛缓解。体检：肝肋下刚及，脾未及。查血常规：白血球5000/mm^3，血小板21万/mm^3，血沉24mm/h，症状缓解而出院。

按语　明确诊断类风湿性关节炎，同时伴脾大，周围血象白细胞减少，可诊断为Felty氏综合征。中医辨证认为：肝主筋，肾主骨，风湿之邪感染，邪湿久郁，渐从热化，传于营分，厥少之阴受烁，故临床表现为颜面疹点色红，右胁

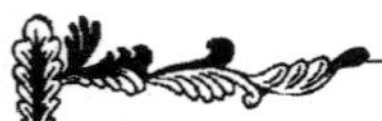

隐痛，遍体关节酸疼，皮下结节隆起，证属“热痹”。昔贤论湿热证，尝谓：“其夹内湿者，清热必兼渗化之法，不使湿热相搏，则易解也。”余颇信奉其说，以疗风湿夹热致痹常先主疏风化湿，风去湿除，热势必孤，何难清彻。然本案尚因痰瘀凝聚形成结节，且邪热久稽，戕及肝肾，自当兼祛痰瘀益肝肾，亦标本同治之意耳。

3. 痛风

顾某　男　65 岁

初诊　1980 年 7 月 3 日

主诉　关节肿痛 30 余年，近日加重。

病史　关节肿痛 30 余年，肿痛以两下肢踝趾及两上肢指腕肘关节为甚。有时伴不规则发热。近日个别关节肿胀热红。长期服用别嘌呤醇，十余年来又发现血压偏高。

舌脉　舌苔白腻，质偏红，脉弦。

检查　血沉 25mm/h，血尿酸 9mg%，血肌酐 1.92mg%，血尿素氮 27mg%，内生肌酐清除率 95.5L/24h。类风湿因子阴性。X 线检查：右第一蹠骨头内侧，左第一蹠骨头外侧，右第一楔骨内侧，左右胫骨下端前缘均可见结节状骨质缺损。血压 150/100mmHg，查体：两下肢可摸到痛风结石。

辨证　痰湿瘀热交阻络脉。

诊断　痛风。

　　　痹证。

治法　和营通络，化痰除湿，兼清瘀热。

方药　炒当归 9 克、赤白芍各 9 克、菝葜 15 克、炒桑枝 15 克、独活 9 克、鬼箭羽 9 克、炒牛膝 9 克、陈胆星 5 克、生熟米仁各 9 克、虎杖 9 克、清炙草 3 克、香谷芽 12 克、千年健 12 克。（7 剂）

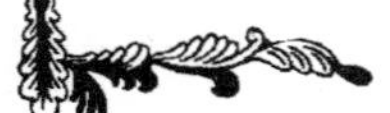

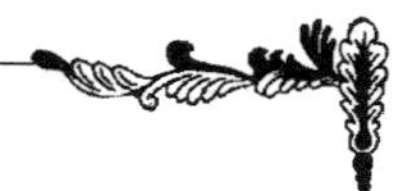

二诊　7月10日

关节疼痛尚平，坐起时略有头晕，余症均安，脉弦，苔薄白腻，质偏红，再予祛痰瘀而和络脉。

处方　上方减牛膝，加茅莓根30克、地龙9克。

随访　药后症情好转，服药月余后查血尿酸5.4mg%，血沉9mm/h.

按语　痛风病症日见增多，中医从“热痹”论治，此类病证痰湿夹热较为突出，走窜阻滞络脉而成痹痛，与一般风寒湿所致痹证治法有异，故方中选用菝葜、生熟米仁、鬼箭羽、茅莓根、虎杖、陈胆星、地龙之类。同时此类病证饮食上注意宜忌亦十分重要。

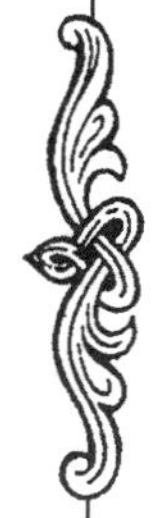

肿 瘤 门

中西医结合治疗多发性骨髓瘤的初步探讨（附10例临床分析及体会）

多发性骨髓病瘤是骨髓内浆细胞异常增生的一种恶性肿瘤。以骨痛，贫血，肾脏损害等为主要表现。国内报道日见增多，一般预后较差。现从我院收治10例多发性骨髓瘤的临床资料分析，并围绕中西医结合的实践，着重在祖国医学对本病的认识和辨证施治体会进行初步的探讨。

一、祖国医学对多发性骨髓瘤的认识

祖国医学文献虽无多发性骨髓瘤这一疾病的名称，但从

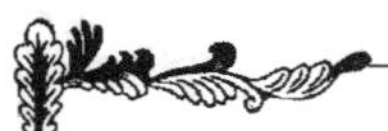

多发性骨髓瘤的临床表现及其转化的症情，散见于“痹症”、“虚损”等有关篇章。如《灵枢·刺节真邪》说：“邪气者，虚风之贼伤人也，其中人也深，不能自去……内搏于骨则为骨痹……虚邪之入于身也深，寒与热相搏，久留而内著……内伤骨为骨蚀。”张介宾注：“邪中于外者必寒，气蓄于内者必热，寒邪深入与热相搏，久留不去必内有所著，其最深者，内伤于骨是为骨蚀，谓侵蚀及骨也”这些描述与本病极为符合，所谓“骨蚀”，亦和现代医学描述骨骼被累及时，X线片可见大小不等多数圆形凿缘稀疏影的骨质破坏有类似之点。

关于多发性骨髓病的发病机制，祖国医学的认识不外是内因与外因的相互转化，其证因可归纳为三个方面：

外邪夹瘀痰阻络，常见剧烈骨痛为主的一系列症状，特别是骨质受侵犯的病例较多见。《类证治裁》说：“痹症久而不愈，必有湿痰败血瘀滞经络。”指出了瘀、痰在发病上的关系。

肝肾气阴亏虚。常见头痛头晕，面色少华，口干烦渴，乏力，骨痛酸软，浮肿等症状。《素问·痹论》说：“五脏皆有合病，病久而不去者，内舍于其合也，故骨痹不已，复感于邪，内舍于肾。”《诸病源候论》也说：“骨痹不已，又遇邪，则移入于肾。”指出了本病久而伤肾的发展趋势。《诸病源候论》还提到：“肝主筋而藏血，肾主骨而生髓，虚劳损血耗髓，故伤筋骨也。”说明本病的内因实由肝肾两脏的虚损。《症因脉治》叙述到肾痹的症状时说：“肾痹之症，即骨痹也，善胀，腰痛，遗精，小便时时变色，足挛不能伸，骨痿不能起，此肾痹之症也。”则与本病临床所见颇相似。

热毒炽盛，灼烁营血。常见高热，出血，骨骼酸痛等症

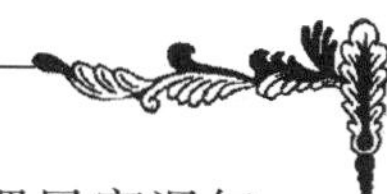

状。《金匮翼》说："脏腑经络，先有蓄热，而复遇风寒湿气客之，热为寒郁，气不得通，久之寒亦化热，则痹歙然而闷也。"指出了热毒的灼烁营血，流注关节而成痹。根据多发性骨髓瘤的症候分析，肝肾内伤，气血不足是本，外邪乘袭是标，久而本虚标实，虚实交错，病情复杂，迁延难愈。

本病的预后，在祖国医学也有相仿的记载，如《辨证录》及《类证治裁》二书说："风湿入于经络则易祛，风湿入于骨髓则难祛，以骨髓属肾……肾伤则邪欺正弱，将深居久住，而不肯遽出矣。""诸痹不已亦溢内……留皮肤者易已，留筋骨者痛久，其入脏者死。"提出本病预后较差。

二、临床资料

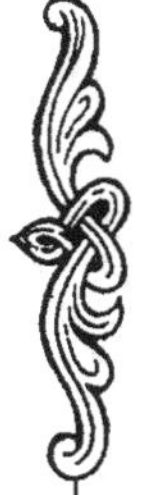

1. 诊断标准

（1）骨髓象检查：浆细胞数＞10%，或者有明显异常浆细胞。

（2）实验室检查：有高球蛋白血症或血清蛋血电泳证明有骨髓瘤蛋白，尿液中证明有凝溶蛋白。

（3）X线检查：广泛性骨质疏松或有典型多处"钻孔样"骨质溶解。

凡具有上述诊断依据且能除外其他疾病者符合本病诊断，本组10例均符合上述标准。

一般情况：男性4例，女性6例，发病年龄最小21岁，最大66岁，平均年龄44岁。

2. 临床表现

由于本病是骨髓瘤细胞浸润骨质，因此临床上骨痛为突出的症状之一，本组病例基本上均有骨痛症状，其中以胸胁部疼痛为多见（9例），其他疼痛部位有腰椎（7例）、头颅

（3例）、四肢（2例）等。面色苍白、头晕、乏力（9例）和发热（8例）等表现亦较常见，其他尚有浮肿、出血（各3例）等症状。体征方面可见贫血貌（9例）、肝肿大（5例）、脾肿大（1例）、淋巴结肿大（4例）等。骨骼压痛多发于骨质破坏局部。（见表一）

表一 多发性骨髓瘤10例临床表现

	骨痛				面色苍白	发热	浮肿	出血	体征		
	胸胁	腰骶	头颅	四肢					肝肿大	脾肿大	淋巴结肿大
例数	9	7	3	2	9	8	3	3	5	1	4

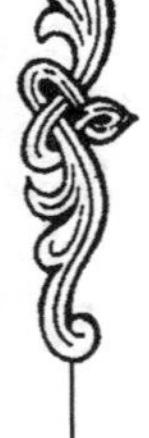

3. 实验室检查

（1）血常规：血色素在4g%~11.5g%范围内，其中8g%以下者8例，8.5g%者1例，11.5g%者1例。白细胞数一般均在正常范围，1例浆细胞白血病，白细胞数高达67600/mm^3。血小板数平均为105000/mm^3，一般低于正常水平。周围血片红细胞有缗集现象者2例。

（2）血沉：共检查7例，范围在31~40mm/h（克氏法），均高于正常。

（3）尿及肾功能检查。蛋白尿者7例，凝溶蛋白阳性者4例。尿素氮检查6例，2例正常，30~40mg%2例，41~50mg%2例，测酚红排泄试验2例，内生肌酐清除率1例，均显示减低。

（4）血钙：共检查8例，在4.2~7mEg/L之间，5.5mEg/L以上者3例。

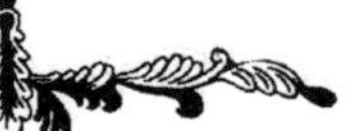

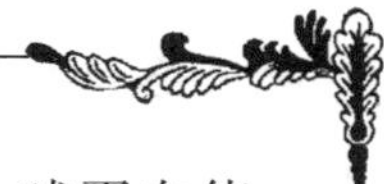

（5）免疫球蛋白：血清球蛋白测定者 8 例，球蛋白值在 2.08～7.65g% 之间，高于 3g% 者 6 例，示高球蛋白血症。蛋白电泳共检查 9 例，其中 8 例异常，γ 球蛋白升高者 5 例，最高达 53.3%，1 例 β 球蛋白 42%，2 例可见 M 带，分别占 15.30%，50%。免疫球蛋白测定 3 例，均为 IgG 型，分别为 40mg/ml、52.5mg/ml 及 107mg/ml（我院正常值为 6～16.6mg/ml）。

（6）骨髓检查：10 例患者都作了骨髓检查，其中浆细胞数除 1 例为 2%，但有浆形态有显著异常者外，其余均增高，其中 16%1 例，31%～40%2 例，41%～50%3 例，51%～60%2 例，78%1 例。

（7）X 线检查：有资料者 8 例，骨质广泛疏松 1 例，其余 7 例。均是典型“钻孔样”骨质损害，有三例伴病理性骨折。

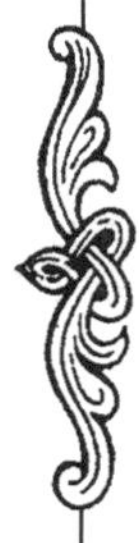

三、辨证与治疗

本组 10 例按中医辨证可分三型：

1. 瘀热阻络：骨痛抽掣，剧烈难忍，不能行动，面色萎黄，脉弦，苔黄腻，证属瘀热内蕴，经脉失和，治拟散瘀结，和终脉为主，方用丹参、赤芍、桃仁、丹皮、鸡矢藤、徐长卿、桑枝、地龙等。本组属此型者 5 例。

案一：刘某，女，66 岁，住院号 424070

患者于 1979 年 11 月下旬起感腰痛，引及脊部、骶部及两胁，疼痛剧烈难忍，影响行动，面色苍白，神疲，纳差，伴低热，查体见贫血貌，两侧胁肋部明显压痛，脉弦数，苔薄黄，质红少润。查血常规：血色素 6.5g%，血沉 40mm/ 小时，血清白蛋白 3.05g%，球蛋白 7.65g%，肝功检查：锌浊度＞ 40u，血清蛋白电泳：γ 球蛋白 62.9%，测

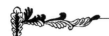

IgG107.5mg/ml，X线摄片：头颅骨、肋骨骨骼均呈多发性骨髓瘤病变，并伴肋骨骨折，胸腰椎骨质稀疏脱钙，骨髓检查：浆细胞明显增生（21.5%），并且形态异常，本周氏蛋白阴性。诊断明确。入院后给予西药CCOP方案（环磷酰胺，CCNU，长春新碱，强的松）。中医辨证为肝肾阴虚，外邪夹瘀热阻于脉络，络气失和，给予清瘀热，通络脉，佐以养肝益肾之品。处方：丹参15克、赤白芍各15克、陈胆星5克、鸡矢藤30克、炒桑枝12克、制狗脊15克、炒川断15克、补骨脂9克、川石斛9克、白英15克、桃仁9克、香谷芽12克、白花蛇舌草30克、徐长卿15克。随证加减用蛇果草、连翘、炙乳没、玄胡、地龙等。一个半月后，血色素升至10.4g%，临床上体温正常，骨痛明显减轻，症状好转，查蛋白电泳：γ球蛋白54.1，IgG50.6mg/ml，血清球蛋白5.05g%。目前该患者病情稳定，血色素10.6～12g，红血球348～371万/mm^3，蛋白电泳M+γ球蛋白26.8%，血清球蛋白2.80g%。

2. 肝肾气阴亏损：临床表现，骨髓瘤细胞在骨骼及其他组织大量浸润，如肾实质有浆细胞浸润，以及肾淀粉样变性，发生肾病综合征，血中凝溶蛋白增多，肾脏不能阻止这种球蛋白轻链排泄入尿中，所以尿中出现凝溶蛋白及蛋白质管型等。因此症见面色少华，头晕乏力，汗出较多，骨痛酸软，口干烦渴，腰酸浮肿，舌胖苔薄，脉细弱。症属肝肾气阴亏损，治拟益气养阴，补益肝肾为主。方用孩儿参、白术、白芍、石斛、麦冬、川断肉、补骨脂、狗脊等。浮肿较明显时，佐以清利湿热之品，如米仁根、石韦、泽泻等。本组属此型者2例。

案二：邓某，女，62岁，住院号：412901

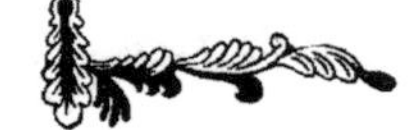

患者于1976年7月起两侧腰部胀痛，左胸胁疼痛，同时伴尿少，两下肢浮肿，查尿常规蛋白（+++），红血球0～2/Hp，白血球1～3/Hp，血常规：血色素6g%，白血球数4600/mm³，查体见贫血貌，心脏听诊偶有早搏，两肺呼吸音清晰，肝于剑突下4.5cm，质地中硬，脾未及，左侧浮肋处明显压痛，脉弦，舌质胖少润。入院后进一步检查见骨髓象：浆细胞明显增生，占43%，其中原浆9%，幼浆24%，成熟10%。骨盆X线片见骨质广泛疏松。血浆白蛋白2.4g%，球蛋白3.1g%，蛋白电泳报告β球蛋白占40%，本周氏蛋白阳性。诊断多发性骨髓瘤基本确立，给予西药N-氮甲、强的松等，中医辨证为气阴亏损，湿热逗留。给予益气阴而清湿热之品。处方：炒白术9克、炒山药9克、川石斛12克、南沙参12克、炒生地9克、赤白芍各9克、大蓟根30克、米仁根30克、石韦15克、莲须3克、孩儿参12克、二至丸（包）9克、香谷芽12克。二个月后病情稳定出院继续门诊治疗，最近随访病情仍处稳定中。

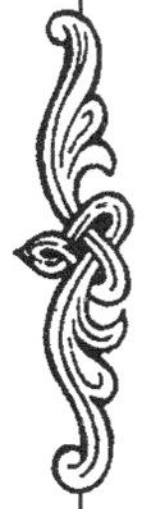

3. 热毒炽盛：临床表现：由于浆细胞的异常，干扰了正常免疫球蛋白的产生，患者极易发生继发性感染。由于血小板减少以及副蛋白血症和凝血因子聚合，而出现鼻衄等出血症状，高热不解，口干气促，骨骼酸痛等，舌绛起刺，脉细数，证属热毒炽盛，灼烁营血，治拟清营泄热，凉血止血治标救急为主。方用银花、连翘、生地、白英、白花蛇舌草、蛇果草、土大黄等。本组属此型者3例。

案三：徐某，女，58岁，住院号108009

患者年余来头晕，耳鸣，乏力，纳差，有时胸胁疼痛，近一周来发热，齿龈出血反复不愈。查血色素低至4～5g%，查体见慢性病容，心肺无异常，肝脾未及，脉弦细，苔黄

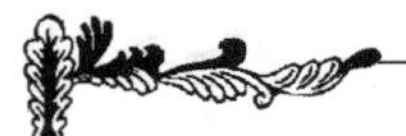

垢。收治入院后多次查骨髓象示浆细胞明显增多且形态异常，血小板值正常，凝血时间15分未停，肝功能检查高田氏反应阳性，血浆白蛋白1.97g%，球蛋白5.81g%，血清蛋白电泳：β球蛋白占6.7%，γ球蛋白占53.3%，β与γ带之间能有清晰界限，本周氏蛋白阴性。拟诊多发性骨髓瘤。在运用西药同时加用中药凉营清热解毒之剂。处方：鲜生地30克、炒丹皮9克、赤芍9克、银花9克、连翘9克、甘中黄5克、大青叶9克、知母9克、全瓜蒌（打）12克、白茅根30克（去心）、凉膈散（包）15克，加减治疗。二周后身热清，龈血止，以后病情稳定，家属要求出院门诊继续治疗。

西药治疗：尽量消灭肿瘤细胞，同时减轻副作用，根据细胞动力学观点，往往采用几种化疗药物联合应用的方法，多采用强的松，环磷酰胺，N–甲酰溶内瘤素，长春新碱，CCNU等联合治疗方案。

疗效及预后：本组经中西医结合治疗10例，能随访到8例，有5例已死亡，其生存期分别为26、35、46、57、83月，平均生存期49.4月。目前尚存活3例，发病至今的生存期分别为11、18、50月，目前在继续随访中。

四、讨论

1. 正虚与邪实：对多发性骨髓瘤本质的认识，目前尚属探索阶段，本病起病多徐缓，其根本原因是由于骨髓内异常浆细胞、骨髓瘤细胞的大量增生，侵犯骨骼，影响骨皮质的血液供应。但祖国医学对其根本原因如何认识？从本文资料看，似与《内经》等文献所记载的“骨痹”相似。痹证的发生，主要由于正气不足，外邪痹阻肌肉骨节经络之间，气血

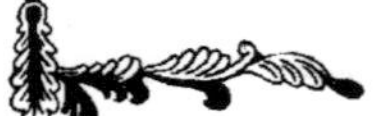

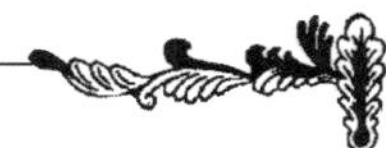

运行失畅而形成。按照祖国医学的生理概念，肾为全身元气之根，藏精气，主骨，生髓。精髓充足，则能化生血液，若年老体弱或外邪复感侵犯所合之脏，骨枯髓虚，临床可引起面色无华，头晕，腰酸疼痛等症。即所谓“筋骨失养，腰痛不举，而肾痹之症作矣”。清代程杏轩所著《医述》中亦提出痹症有因肝肾为病，筋脉失于荣养，虚火乘于经络所致者。不难体会，多发性骨髓瘤的病因，本虚是重要的方面。但在病变过程中，可因机体虚弱，外邪入侵，寒热相搏，瘀痰阻络或热毒炽盛，深入营血，表现为本虚标实的证候。这种虚实错杂的证候变化，又每随着病程的长短，体质的强弱，因人而异。以虚证为主，则表现肝肾不足，气血亏虚；以实证为主，则表现为邪夹瘀热阻络或热毒炽盛。临床上必须根据邪正消长的关系辨证施治。

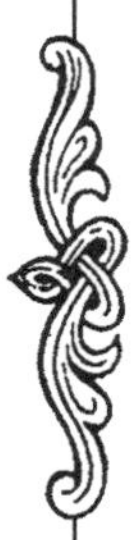

2. 扶正与祛邪：多发性骨髓瘤既表现为虚实错杂的证候。因此，治疗上应该适当掌握扶正与祛邪二法的具体运用。辨证如属肝肾不足，气阴耗伤时，当以扶正为主；如属瘀热阻络，邪毒炽盛时，当以祛邪为主。我们认为多发性骨髓瘤的证候是邪正交争的病理反映，正气无疑是指人体抵抗力，代表机体内在环境。《素问·生气通天论》说：“阴平阳秘，精神乃治。”一旦病邪入侵，扰乱或破坏了这一“阴平阳秘”的关系，就发生疾病，治疗的目的，要求恢复阴阳正常的平衡状态。在中西医结合治疗中，现代医学化疗的联合应用对多发性骨髓瘤的浆细胞可取得抑制或杀灭部分细胞的作用，但由于疾病本身正常免疫功能被扰乱，加以化学药物的影响，机体的免疫功能更趋低下。易于导致机体损伤，骨髓抑制而并发感染、出血等，因此调整阴阳，扶持人体正气，是治疗上的重要环节，但在邪盛势猛时，仍需以祛邪为

先，即所谓邪去则正安。

3. 痹痛与骨蚀：本病在治疗上骨痛及骨质破坏的恢复最为棘手，中医治疗痹痛一症，循《内经》“风寒湿三气杂至，合而为痹”之说，历来偏重祛风，散寒，利湿，李士材则主张需参以补血，补火，补脾，补气等法。但实践证明，本病偏热者居多，倘如局限于上述诸法，往往收效不够满意，顾松园氏曾提出：“又当易辙寻之，宜通络活血疏散邪滞剂中参以降火清热豁痰之品。”这一观点对多发性骨髓瘤的治疗颇有指导意义。一般认为“痹者闭也”，气血痹阻，“不通则痛”，然而“不荣亦痛”，本病产生疼痛与肝肾阴血不足，筋脉失养密切攸关，因此，养阴补血的治疗法不可忽视，同时通过调补肝肾，亦可能有利于骨质损害的恢复。

胃癌（癥积）验案一则

赵某　女　55 岁

初诊　1972 年 1 月 18 日

主诉　胃癌，胃痛，纳差，时见黑便。

病史　1970 年 11 月 16 日因持续胃痛伴频繁呕吐二天，赴某医院急诊，拟诊“溃疡病合并幽门梗阻，胃癌待排”收住入院，经 CT 检查确诊“胃癌合并幽门梗阻”，转外科手术。术中见肿瘤已无法切除，术后右上腹持续疼痛，并经常出现黑便，近来病情加重，胃脘疼痛，引及胁肋，纳呆寐差。

舌脉　舌苔花剥，脉细弦。

检查　面色苍白，形瘦神萎，行走需人扶持，中上腹有压痛。

辨证　胃部癥积，虽作手术姑息，但瘤体未除，气阴匮

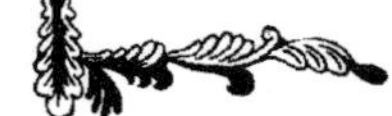

乏，脉络瘀滞。

诊断　胃癌。

癥积，胃脘痛。

治法　益阴和胃，清热消积。

方药　北沙参 9 克、川石斛 12 克、孩儿参 9 克、炒山药 9 克、旋覆花 9 克（包）、枸橘叶 9 克、川楝子 9 克、广郁金 9 克、炙玄胡 9 克、白英 15 克、龙葵 15 克、蛇果草 15 克、夜交藤 30 克、生牡蛎 30 克（先煎）、香谷芽 12 克。（32 剂）

二诊　2 月 23 日

进服上方药 30 余剂，精神稍振，脘痛转轻已能独自行走，唯心悸寐差，脉细，舌苔花剥，药症尚合，再宗原旨，佐以养心定悸。

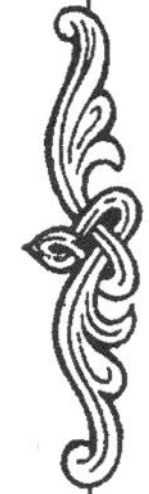

处方　北沙参 15 克、川石斛 12 克、孩儿参 9 克、炒山药 9 克、旋覆花 9 克（包）、枸橘叶 9 克、川楝子 9 克、炙玄胡 9 克、蛇果草 15 克、夜交藤 30 克、淮小麦 15 克、生牡蛎 30 克（先煎）、茶树根 15 克、白花蛇舌草 30 克、香谷芽 12 克。（30 剂）

三诊　11 月 23 日

服中药历时十个月，寐食均佳，脘痛大减，脉细，苔薄，病情已有起色，效不更法。

处方　孩儿参 12 克、川石斛 12 克、炒山药 9 克、生米仁 30 克、炒川断 15 克、女贞子 9 克、炙远志 3 克、茶树根 15 克、淮小麦 30 克、香谷芽 12 克、铁树叶 15 克、火鱼草 15 克、白英 15 克、白花蛇舌草 30 克龙葵 15 克、桑寄生 15 克。

随访　患者坚持服药二年，气阴得复，诸症均平，形体

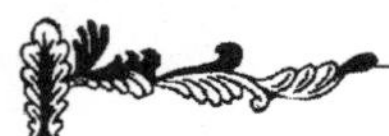

渐丰，仍间断服药调治，十余年多次随访，症情稳定。

按语 胃癌姑息术后，癌体内存，隐害未除，此时气阴亏虚，瘀热蕴结，正虚邪盛，攻补两难。三棱、莪术之攻克，水蛭、虻虫之破逐，弱质岂受戕伐；黄芪、党参之温补，枸杞、熟地之滋养，纳呆亦应审慎，进退维坚，用药棘手，爰从健脾和胃，清热散结着手，用药轻灵，清、补、消、化并进，随证加减，缓图功效，得以带瘤存活十余年。

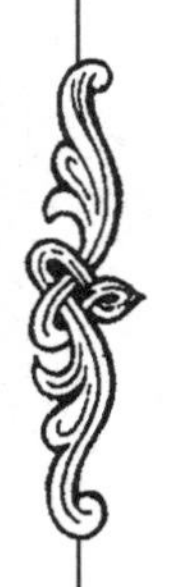

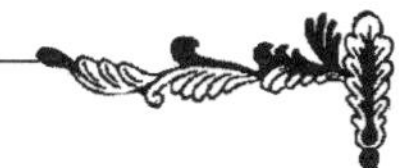

诊余漫话

参苓白术散的由来及应用

参苓白术散是我国古代的一种成药，见宋·太医局所编的《太医局方》。1107年前先后改名为《和剂局方》和《太平惠民和剂局方》。所谓和剂局，是宋代官府设立的药局，专管药材和药剂的经营业务。而《和剂局方》，即是药局的成药处方配本，相当于现代的制剂规范，曾经多次修改，成书十卷。分诸风（附脚气），伤寒（附中暑），诸气（附脾胃积聚），痰饮（附咳嗽），诸虚（附骨蒸），痼冷（附消渴），积热，泻痢（附秘涩），眼目疾，咽喉口齿，杂病，疮肿伤折，妇人诸疾（附产图），小儿诸疾（附诸汤诸香）共十四门。载方778首。剂型包括丸、散、膏、丹与药酒等，除详列主治证和药物外，对炮制，配伍法及修治法均有详细说明。为宋代以来流传较广，影响较大的方书。对临床医家的

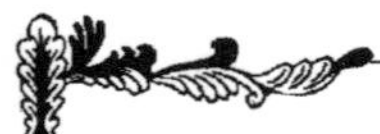

辨证选方和制剂人员的配制方药，均有参考价值。很多成药，沿用至今。

参苓白术散，收入诸气门，主治脾胃虚弱，饮食不进，多困少力，中满痞噎，心忪气喘，呕吐泄泻及伤寒咳噫。并指出此药中和不热，久服养气育神，醒脾悦色，顺正辟邪。

一、方药组成

莲子肉（去皮）、白茯苓、薏苡仁、缩砂仁、桔梗（炒令深黄色）各一斤，白扁豆（姜汁浸去皮微炒）一斤半，人参（去芦）、甘草（炒）、白术、山药各二斤。

上为细末，每服二钱。枣汤调下，小儿量按岁数加减服。

方中参、术、苓、草、山药、莲子、扁豆、苡仁补脾；茯苓、苡仁渗湿；砂仁理气行滞，合参、术、苓、草暖胃补中，并能克服诸药呆滞之性，补而不滞；桔梗载药上浮，又能通天气于地道，使气得升降而益和，且以保肺，防燥药之上僭。

这是一种调理脾胃的成药，所以老幼咸宜。有上述等症者，自可取效。无病者长服亦必益寿延年。

中医学认为“脾之与胃，以膜相连”。胃主表而属腑，司受纳以降浊，也就是说胃能接纳水谷，排泄糟粕；脾主里而属脏，司运化以升清，也就是说脾能消化水谷，吸收营养，这样一升一降，再加肝胆和大小肠的功能配合，构成了人体重要的生理活动，故称“脾胃为后天之本”。参苓白术散补脾胃之虚，除脾胃之湿，调脾胃之气，行脾胃之滞，虚得复，湿得化，气得顺，滞得去，则全身脏腑充养无忧，精神焕发。清·王旭高盛赞本方说：“治脾胃者，补其虚，除

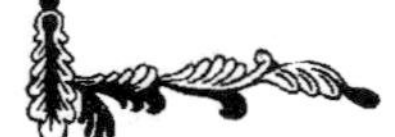

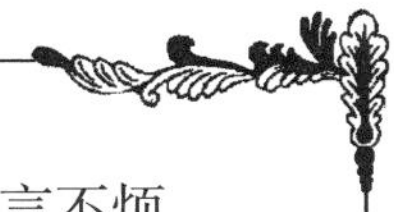

其湿，行其滞，调其气而已，此方得之。”真是要言不烦。

余临床夙重脾胃学说，最喜用参苓白术散，以其药性平和而缓缓建功，视为仁者之师，倍加推崇。现举医案数例，藉供参考。

二、临床应用举要

1. 咳嗽（慢性支气管炎）

病例：男，52 岁。

初诊：1982 年 10 月 25 日。

病案：慢性支气管炎病史 20 余年，主诉平时常易咳嗽，伴有喉痒，咯痰黏稠，面色不华，胸闷，胃纳呆钝，便溏，神疲乏力，脉濡滑，舌苔腻，边呈齿痕，证属肺脾两虚，痰湿内盛所致。法当健脾除痰，肃肺利咳。

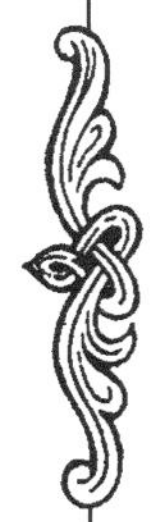

处方：参苓白术散加制半夏 10 克、陈皮 10 克、象贝母 10 克、白僵蚕 10 克。

水煎二汁，上下午分服，14 剂。

第二诊：1982 年 11 月 9 日。

病案：服药二周，咳嗽痰出已少，喉痒缓和，胸闷稍畅，脉舌如前。

处方：前方再服三个月。

第三诊：1983 年 2 月 12 日。

病案：咳嗽渐平，咯痰量减，食欲增进，面稍红润，神疲乏力较振。脉转濡滑，舌边齿痕消失。

处方：参苓白术散改用成药丸剂。

连服半年，日进三次，每次 3 克，温开水送吞。

按语：脾为生痰之源，肺为贮痰之器，脾虚聚湿生痰，痰生于脾而贮于肺，肺虚常受痰湿内扰，清肃失令，咳嗽难

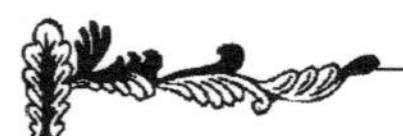

已。故咳嗽之症，易治亦不易治。外邪袭肺引起的咳嗽易治而愈。内伤痰湿引起的咳嗽，每多反复发作。清·林佩琴说："因痰致咳者，痰为重，主治在脾。"健脾培土，可杜痰源，痰少咳自减，参苓白术散之功，应不容忽视。

2. 胃脘胀满（慢性萎缩性胃炎）

病例：男，60 岁。

初诊：1980 年 5 月 12 日。

病案：慢性萎缩性胃炎病史 10 年，主诉胃脘胀满，食少神疲，形体消瘦。脉细弦，舌苔薄腻，质偏红。证属脾胃虚弱，气阴营血俱亏所致。法当益气健脾，调营和阴。

处方：参苓白术散加川石斛 10 克、丹参 10 克、陈木瓜 10 克、炙乌梅 10 克、六神曲 10 克、香谷芽 10 克。

水煎二汁，上、下午分服。14 剂。

第二诊：1980 年 5 月 25 日。

病案：服药后饮食能思。余症无变化。

处方：前方再服三个月。

第三诊：1980 年 8 月 20 日。

胃纳增进，气色好转，形体亦见丰腴。脉弦象略和，舌质偏红较淡。

处方：原方连服三个月，门诊随访稳定。

按语：慢性胃炎的病位，虽在于胃，但其病机，却涉及肝脾二脏与少阳胆腑，且脾胃共居中焦，脾气宜升，胃气宜降，脾性喜燥，胃性喜润，二者的生理相反相成，最为密切，临床观察，慢性胃炎病起之初，常由肝胆郁热犯胃而形成，然亦易侵及脾家。初步体会，胃炎的病症，当浅表阶段，多偏重肝胃失调，而呈气滞热郁的证候，气滞热郁，日久必致络损血瘀，加之病情迁延，伤戕中气，气血俱累，煦

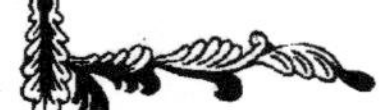

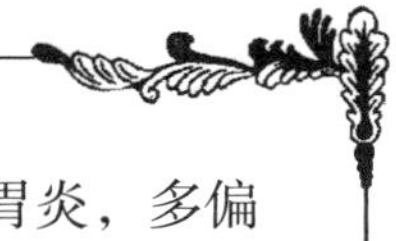

濡无能，遂引起胃黏膜腺体萎缩。故慢性萎缩性胃炎，多偏重脾胃不和，而呈气虚血瘀的证候。其特征为胃脘胀满，少有疼痛，食欲减退而无泛酸等症。参苓白术散自属首选，并应仿加减思食丸法，增入甘酸化阴，收纳胃气诸药及养血调营之品，往往能获良效。

3. 肝病（慢性肝炎）

病例：女，41 岁。

初诊：1989 年 7 月 11 日。

慢性肝炎史 6 年，主诉面色萎黄，头昏泛恶，右胁常感疼痛，纳钝，食后腹胀，下肢酸软乏力，大便溏薄。肝功能检查：麝香草酚浊度 18U，锌浊度 14U，谷丙转氨酶 90U。脉细弦，舌苔黄腻。证属肝失疏泄，脾失健运所致。法当调肝理气，健脾化湿。

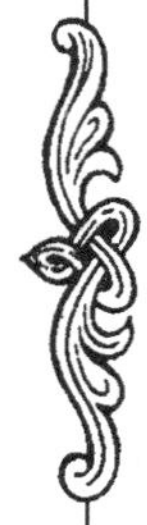

处方：参苓白术散加柴胡 6 克、炒枳壳 6 克、杭白芍 10 克、炙延胡 10 克、白花蛇舌草 30 克。

水煎二汁，上、下午分服。14 剂。

第二诊：1989 年 7 月 26 日。

进服前方两周，泛恶已减，肝区疼痛及食后腹胀亦缓。肝功能检查：麝香草酚浊度 16U，锌浊度 12U，谷丙转氨酶 80U。脉舌无变化。

处方：参苓白术散加柴胡 6 克、杭白芍 10 克、炙延胡 10 克、川楝子 10 克、田基黄 15 克、白花蛇舌草 30 克。

水煎二汁，上、下午分服。14 剂。

第三诊：1989 年 8 月 14 日。

头昏泛恶已平，胁痛及食后腹胀均减，胃纳转佳，下肢稍有力，便溏较结。肝功能检查：麝香草酚浊度 7u，锌浊度 12 单位，谷丙转氨酶 40 单位。

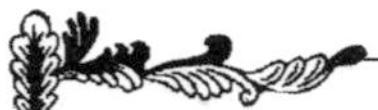

处方：参苓白术散加柴胡6克、杭白芍10克、炙延胡10克、川楝子10克、炒枳壳6克、田基黄15克、广郁金10克。

水煎二汁，上、下午分服。14剂。

患者家住农村，路途遥远，嘱守方连服。半年后门诊复查，症情稳定，肝功能正常。

按语：慢性肝炎，肝功能时有反复者，症情亦多缠绵难痊。这方面除了治肝之外，还必须治脾。《金匮要略》曾指出："见肝之病，知肝传脾，当先实脾。"特别是肝病而见纳呆腹胀，便溏等症，非实脾不可，此治肝补脾之要妙。临症应以参苓白术散为基础。肝气阻滞，选加柴胡、白芍、枳壳、郁金、延胡、川楝子；肝经热郁，选加连翘、田基黄、鸡骨草、黄芩、白花蛇舌草；肝脏血虚选加当归、丹参、枸杞子、制首乌、旱莲草。斟酌运用，法无余蕴。

4. 脾泄（慢性结肠炎）

病例：女，35岁。

初诊：1981年8月5日。

慢性结肠炎病史5年，主诉大便不实，甚或溏稀，便时伴腹痛，饮食油腻则大便次数明显增加，面色萎黄，纳后艰消，脘闷不舒，偶有嗳腐，疲乏倦怠，脉细弱，舌淡苔薄腻，证属脾胃气虚，清阳不升，运化失常所致。法当益气健脾，和胃安中。

处方：参苓白术散加焦六曲10克、焦山楂10克。

水煎二汁，上、下午分服。14剂。

第二诊：1981年8月20日。

腹痛已止，大便亦结，胃纳略馨，脉舌如前。

处方：参苓白术散改用成药丸剂。

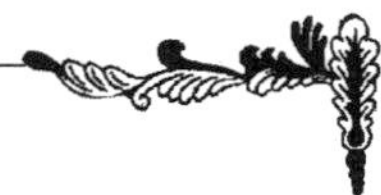

日进3次，每次3克，温开水送吞。

因患者急需回乡，嘱长期服用。

按语：叶天士谓："脾宜升则健，胃宜降则和"，脾胃升降协调，则清升浊降，纳谷馨而运化健，大便亦调。如脾胃气虚，升运失调，消化与吸收受障，粪便在肠内移行过速，其病理为清气不升，形成大便稀薄，所谓"清气在下，则生飧泄"。脾性喜燥恶湿，脾虚湿胜，亦可发生"濡泄"。故脾虚与湿胜，实为引起慢性泄泻的重要因素，参苓白术散最为适应。如肝木乘脾土之虚而相凌，则腹痛泄泻，泻后痛止，痛责之肝，泻责之脾，宜仿刘草窗痛泻要方意，加白芍10克、陈皮10克、炒防风10克，原方已有白术之苦燥湿，甘补脾，温和中，又增入芍药之寒泻肝火，酸敛逆气，缓中止痛，防风之辛能利气，炒香尤能燥湿醒脾，使气行则痛止，皆以泻木而益土也。若停食积滞，嗳腐吞酸，加炒六曲、焦山楂，以助消导。

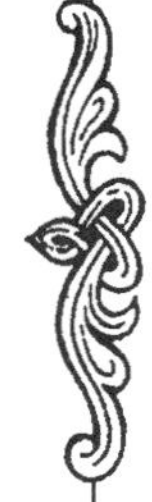

5. 肾劳（慢性肾小球肾炎）

病例：女，35岁。

初诊：1986年3月27日。

慢性肾小球肾炎病史5年，主诉面色㿠白，两足浮肿，血压偏高常在140～150/90～100mmHg左右，头晕腰酸，食欲不振，疲乏倦怠，小便量少。尿常规检查：白细胞少许，红细胞+～++，蛋白++，脉细，舌苔薄黄腻，证属脾肾两虚，湿热逗留，法当健脾益肾，化湿清热。

处方：参苓白术散加连翘10克、银花藤30克、仙鹤草30克、贯众炭10克、莲须3克、芡实10克、米仁根30克、石韦15克、大蓟根30克。

水煎二汁，上、下午分服。14剂

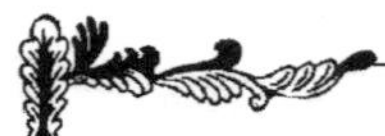

第二诊：1986 年 4 月 12 日。

水肿较退，小溲量较多，腰酸已减，纳食增进，精神亦振，尿检：蛋白 +，脉濡细，舌苔腻渐化。

处方：前方去仙鹤草。

水煎二汁，上、下午分服。14 剂。

第三诊：1986 年 4 月 26 日。

水肿渐消退，腰酸已减轻，余症亦平。

处方：前方去连翘、银花藤。

水煎二汁，上、下午分服。14 剂。

第四诊：1986 年 5 月 10 日。

恙情均安。

处方：前方续服 3 个月，门诊定期随访，一切稳定。

按语：慢性肾炎的症状表现，都有不同程度的容颜皖白，水肿，腰酸，溲溺减少，正如朱丹溪说“面色惨白，或肿或退，小便时闭。”

众所周知，脾主运化，会从胃纳入的饮食物中摄取精微，转输全身，供给营养，所以有“脾主为胃行其津液”的认识，肾司开阖，开阖适度，则水液循序代谢，而精气固密。所以又有“肾者主水，受五脏六腑之精而藏之”的说法，不难理解，脾肾两虚，势必影响精微的摄取和精气的固密，出现蛋白尿。且“肾为胃关，关门不利，故聚水而从其类”。临床治疗宜参苓白术散适当配合益肾而清湿热之品。如尿常规见白细胞加连翘 10 克、银花藤 30 克；见红细胞加仙鹤草 30 克、贯众炭 10 克；蛋白加莲须 3 克、芡实 10 克、米仁根 30 克、石韦 15 克、大蓟根 30 克；管型尿加扦扦活 30 克。

参苓白术散的适应病症是很广泛的，凡肺结核病康复

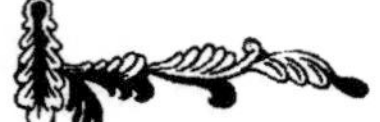

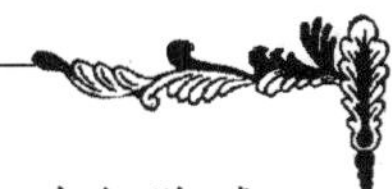

期，病毒性肝炎恢复期，慢性肾炎，慢性结肠炎，白细胞减少症，营养缺乏症，免疫功能低下疾病等而见身体虚弱，疲乏无力，食欲不振，大便溏薄等临床表现者，长期服用，均有疗效。

试论补中益气汤及近代研究

一、处方来源

补中益气汤首见于《内外伤辨惑论》卷中（成书于1247年），又见于《脾胃论》卷中（成书于1249年）。系宋金时著名医学家李东垣（1180~1251年）所创制。

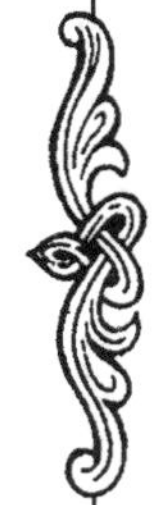

东垣受业于易州张元素（12世纪人，生卒年不详），尽得薪传，对师承的辨识脏腑虚实，讲究药物升降浮沉的学术经验，钻研尤深。观察补中益气汤的立方遣药，可以体会，基本上参照张元素的“脏腑标本寒热虚实用药式”，如补土之气（中气）取黄芪、人参、甘草、升麻、陈皮。升阳，解热取升麻。但东垣从内伤劳倦，脾胃气虚，“不任风寒，乃生寒热”的病机出发，复增柴胡引清气上升，以散表邪。由此可见，东垣不仅严守元素的用药规范，而在“内伤”证治，则已形成独自的学派风格。

东垣重视“内伤”，是与当时的历史条件相联系的。据《内外伤辨惑论》称“向者壬辰改元，京师戒严，迨三月下旬，受敌者凡半月，解围之后，都人之不受病者，万无一二，既病而死者，继踵而不绝。……似此者几三月，此

百万人岂俱感风寒外邪者耶。大抵人在围城中，饮食不节，乃劳役所伤，不待言而知。尤其朝饥暮饱，起居不时，寒温失所，动经三两月，胃气亏乏久矣，一旦饱食太过，感而伤人，而又调治失宜，其死也无疑矣。”东垣目击战乱，联系临床实践，先撰《内外伤辨惑论》，继又著《脾胃论》，进一步阐发了“人以脾胃中元气为本”及“内伤脾胃，百病由生”的观点。补中益气汤的应用，更充分地体现了东垣的学术思想。“脾胃为病，最详东垣”。因而一直被推崇为“补土派”的代表人物。其拟订的补中益气汤，亦被推崇为调理脾胃的代表方剂。

方药组成　黄芪五分（病甚劳役，热甚者一钱）、甘草五分（炙）、人参三分（去芦，有嗽去之）、当归身一分（酒焙干或晒干）、橘皮二分或三分（不去白）、升麻二分或三分、柴胡二分或三分、白术三分。

煎服法　上药㕮咀，都作一服，水二盏，煎至一盏，量气弱、气盛，临病斟酌水盏大小，去渣，食远，稍热服。

功效　补益中气，升阳举陷。

主治　脾胃气虚，少气懒言，四肢无力，困倦少食，饮食乏味，不耐劳累，动则气短，或气虚发热，气高而喘，身热心烦，渴喜热饮，其脉洪大，按之无力，皮肤不任风寒，寒热头痛，或气虚下陷，久泻，脱肛等症。

禁忌　阴虚内热者忌服。

二、方论

《医宗金鉴·删补名医方论》，柯琴注：“至若劳倦形衰，气少阴虚而生内热者，表证颇同外感，惟东垣知其为劳倦伤脾，谷气不胜阳气，下陷阴中而发热，制补中益气之法。谓

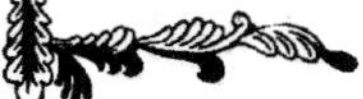

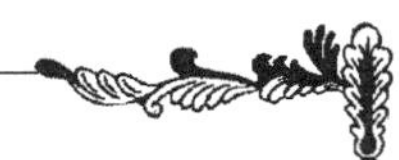

风寒外伤其形，为有余；脾胃内伤其气，为不足。遵《内经》‘劳者温之，损者益之’之义，大忌苦寒之药，选用甘温之品升其阳，以达阳春升生之令。凡脾胃一虚，肺气先绝，故用黄芪护皮毛而闭腠理，不令自汗。元气不足，懒言而喘，人参以补之。炙甘草之甘，以泻心火而除烦，补脾胃而生气。此三味除烦之圣药也。佐白术以健脾，当归以和血，气乱于胸，清浊相干，用陈皮以理之，且以散甘药之滞，胃中清气下陷，用升麻、柴胡气之轻而味之薄者，引胃气以上腾，复其本位，便能升浮，以行生长之令矣。补中之剂，得发表之品而中自安，益气之剂，赖清气之品而气益培，此用药有相须之妙。是方也，用以补脾，使地道卑而上行，亦可以补心、肺，损其肺者，益其气，损其心者，调其营卫也。亦可以补肝木，郁而达之也。唯不宜于肾，阴虚于下者不宜升，阳虚于下者更不宜升也。凡东垣治脾胃方，俱是益气，去当归、白术，加苍术、木香便是调中，加麦冬、五味辈，便是清暑，此正是医不执方，亦是医必有方。”

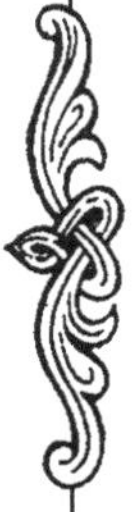

柯氏的评议，十分精辟，已详明地阐述了补中益气汤的方义，盖东垣积 50 余年的临床经历，深刻领悟脾胃为后天之本。故胃气一虚，五脏受病，就会产生“阳气下陷，阴火上乘”的病理状态。“火与元气不两立，一胜则一负”，这是东垣立论的要点。治疗首先应处理好“升阳”与“泻火”的矛盾，关键在“益元气”，元气旺，自然阳气升而阴火降。即东垣提倡的“甘温除热法”。补中益气汤则即是“甘温除热法”实践产生的名方。

还需指出，补中益气汤亦不只是甘温以除热，其于脾胃气阴不足而致的虚症，适应范围非常广泛，用之得当，莫不效同桴鼓，诚如赵献可所说：“后天脾土，非得先天之气

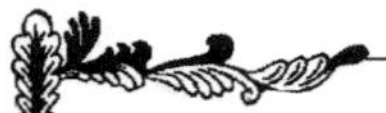

不行，此气因劳而下陷于太阴，清气不升，浊气不降，故用升、柴以佐参、芪，是方所以补益后天中之先天也，凡脾胃不足，喜甘而恶苦，喜补而恶攻，喜温而恶寒，喜通而恶滞，喜升而恶降，喜燥而恶湿，此方得之矣。”

三、类方

1. 调中益气汤，见于《脾胃论》卷中

方药组成　黄芪一钱、人参五分（去芦，有嗽者去之）、甘草五分、苍术五分、柴胡二分、橘皮二分（如腹中气不得运转，更加一钱）、升麻二分、木香一分或二分。

煎服法　上药锉麻豆大，都作一服，水二大盏，煎至一盏，去渣带热，宿食消尽服之，宁心绝思，药必神效。盖病在四肢血脉，空腹在旦是也。

主治　四肢满闷，肢节烦疼，难以屈伸，身体沉重，烦心不安，忽肥忽瘦，四肢懒倦，口失滋味，腹难舒伸，大小便清利而数，或上饮下便，或大便涩滞不行，一二日一见。夏月飧泄，米谷不化，或便后见血，见白脓，胸满短气，膈咽不通，或痰嗽稠黏，口中沃沫，食入反出，耳鸣耳聋，目中流火，视物昏花，胬肉红丝，热壅头目，不得安卧，嗜卧无力，不思饮食。

2. 清暑益气汤，见于《脾胃论》卷中

方药组成　黄芪一钱（汗少减五分）、苍术一钱（泔浸去皮）、升麻一钱、人参五分（去芦）、泽泻五分、神曲五分（炒黄）、橘皮五分、白术五分、麦门冬三分（去心）、当归身三分、炙甘草三分、青皮二分半（去白）、黄柏二分或三分（酒洗去皮）、葛根二分、五味子九枚。

煎服法　上药同㕮咀，都作一服，水二大盏，煎至一

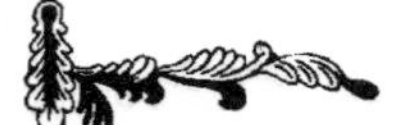

盏，去渣，大温服，食远。剂之多少，临病斟酌。

主治　长夏感受湿热，四肢困倦，精神短少，懒于动作，胸满气促，肢节沉疼，或气高而喘，身热而烦，心下膨痞，小便黄而数，大便溏而频，或痢出黄糜，或如泔色，或渴或不渴，不思饮食，自汗体重，或汗少者。

3. 补阴益气煎，见于《景岳全书》卷五十一

方药组成　人参一、二、三钱，当归二、三钱，山药二、三钱（酒炒），熟地三、五钱或一、二两，陈皮一钱，炙甘草一钱，升麻三、五分（火浮于上者，去此不必用），柴胡一、二钱（如无外邪者不必用）。

煎服法　水二钟，加生姜三、五、七片，煎八分，食远温服。

主治　劳倦伤阴，精不化气，或阴虚内乏，以致外感不解，寒热痎疟，阴虚便结不通等证。

景岳云："此补中益气汤之变方也，凡属阴气不足，而虚邪外侵者，用以升散，无不神效。"

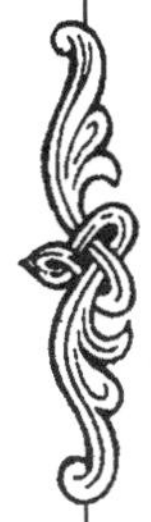

四、临床应用

补中益气汤的适应指征为脾胃气虚。凡因脾胃气虚而致的疾患，均能合辙，一般作汤剂加减。药物分两，亦有提高。常规剂量，黄芪、党参、白术、当归各9克，升麻、柴胡、陈皮各5克，炙甘草3克，加生姜二片，红枣5枚，或制丸剂，缓缓图功。目前，临床各科，广泛使用于下列病症，每奏良效。

1. 内科

（1）发热，劳倦内伤，气虚发热。

（2）眩晕，内耳眩晕症，排尿性晕厥。

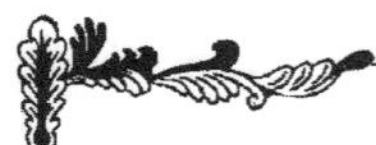

（3）重症肌无力，眼肌型重症肌无力。

（4）痿症，进行性肌营养不良症，肌萎缩性侧索硬化症，可配合右归丸、龟鹿二仙胶脾肾同治。

（5）原发性低血压。

（6）白细胞减少症。

（7）胃下垂。

（8）肾病综合征。

（9）慢性腹泻，慢性结肠炎。

（10）老年气虚便秘。

（11）直立性蛋白尿。

（12）乳糜尿。

（13）遗尿，尿失禁，尿频。

（14）尿崩症。

（15）癃闭。

（16）男子不育，精子活力低下，少精子症。

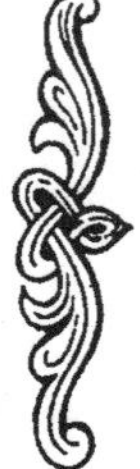

2. 妇科

（1）子宫脱垂。

（2）崩漏。

（3）带下。

（4）流产，先兆流产，习惯性流产。

3. 外科

（1）腹股沟疝。

（2）脱肛。

五、近代研究

1. 对小肠的作用。当肠蠕动亢进时则有抑制作用，张力下降时则有兴奋作用，对蛙横纹肌和心脏的作用，能加强横

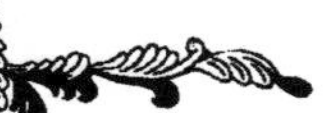

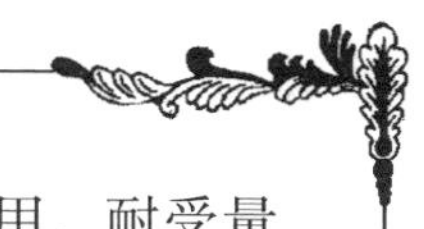

纹肌的收缩，少量使心力增强，过量起抑制作用，耐受量和毒性实验，无耐受现象，不显任何毒性，在实验中看到，有升、柴制剂中，对动物作用明显，去掉升、柴时其作用减少，且不持久，可见，升、柴与其他药物似有协同作用。(《中华名医方剂大全》358)。

2. 对在体或离体子宫及周围组织呈兴奋作用，加入益母草、枳壳等药物时，其作用更为突出。(《天津医药杂志》1960（11）：4～12)

3. 抗基因突变及抗肿瘤作用强于四君子汤，同时还能调节机体免疫功能，延长动物存活时间，提示在临床上使用抗肿瘤化疗药物时，配合应用，可提高疗效，降低化疗药物毒副反应。(《中成药研究》1985（12）：27)

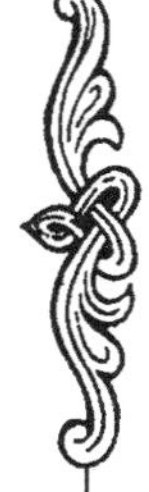

4. 提高机体细胞免疫功能。用本方化裁治疗15例脾虚泄泻患者，并在服药前后观察到：淋巴细胞转化率平均增加10.94%，经统计学处理（$P < 0.01$），分泌性免疫球蛋白IgG，IgA，gM及补体C_3含量，均无显著性差异，初步提示有提高机体细胞免疫功能的作用。(《中医杂志》1983（1）：53～54)

5. 双向调治作用。认为运用本方治疗烦热与恶寒，嗜睡与失眠，升压与降压，固胎与催产，泄泻与便秘，浮肿少尿与消瘦多尿，小便癃闭与小便频数，只要切合中气不足的病机，俱能获效，体现了双向调治的作用。(《中医年鉴》1988)

命门与命门理论

一、命门的概念与部位

命门作为一个脏器的名词，首见于《难经》。

三十六难：“脏各有一耳，肾独有两者，何也？然，肾两者，非皆肾也。其左者为肾，右为命门。”

三十九难：“五脏亦有六脏者，谓肾有两脏也，其左为肾，右为命门。”

《脉经》及《医学入门》均承袭其说。

脉法赞：“肾与命门，俱出尺部。”

脏腑赋：“命门下寄肾右，而丝系曲透膀广之间，上为心包，而膈膜横连脂膜之外，配左肾以藏精，男女阴阳攸分。相君火以系元气，疾病生死是赖。”

《医学正传》则主张“两肾总号为命门”。

《医学或问》：“命门一穴在脊中行第十四椎下陷中两肾之间。夫肾固为真元之根本，性命之所关，虽为水脏，而实有相火寓乎其中，象水中之龙火，因其动而发也，愚意当以两肾总号为命门，其命门穴正象门中之枨闑，司开阖之象也。唯其静而阖，涵养乎一阴之真水；动而开，鼓舞乎龙雷之相火。”

张景岳著《类经》，独倡两肾间为命门之论。并譬诸坎卦，以坎卦两旁上、下二短划，代表双肾之阴，中间一长划，代表命门之阳。

《三焦包络命门辨》：“水象外暗而内明，坎卦内奇而外

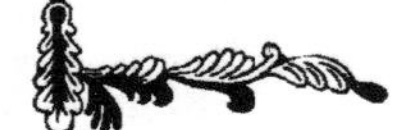

偶。肾两者，坎外之偶也；命门一者，坎中之奇也。一以统两，两以包一。是命门总主乎两肾，而两肾皆属于命门，故命门者，为水火之府，为阴阳之宅，为精气之海，为死生之窦。

真阴论：“命门居两肾之中，即人身之太极，由太极以生两仪，而水火具焉，消长系焉，故为受生之初，为性命之本。”

景岳发前人之未发，可谓别具慧心。《医贯》所见略同。《内经》十二官论：“命门在人身之中，对脐附脊骨，自上数下，则为十四椎，自下数上，则为七椎。《经》曰‘七节之旁，中有小心’，此处两肾所寄，左边一肾属阴水，右边一肾属阳水，各开一寸五分，中间是命门所居之宫，即太极图中之白圈也。其右旁一小白窍即相火也；其左旁之小黑窍，即天一之真水也。此一水一火，俱属无形之气。”

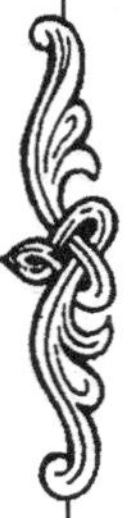

形象图注：“两肾俱属水，左为阴火，右为阳水，以右为命门非也，命门在两肾中。”

不难体会，历代医家对命门的认识，尽管还存在分歧，但已渐趋接近。存其异而求其同，足以得出这样的一概念，即命门应有独立的解剖基础，位于两肾之中，非为右肾，生理上则和肾密切相关。

二、命门的生理意义

命门的生理意义，仍应溯源《难经》。

三十六难：“命门者，诸神精之所舍，原气之所系也。故男子以藏精，女子以系胞。”

三十九难：“命门者，精神之所舍也，男子以藏精，女子以系胞，其气与肾通。”

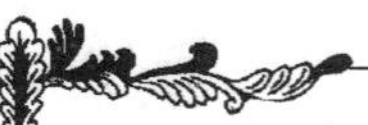

说明命门乃神精所舍，原气所系之处，好比生命之门，为人体生理活动的根本。诚如《医旨绪余》云："细考《灵》《素》，两肾未尝有分言者，然则分之者，自秦越人始也。追越人两呼命门为精神之舍，原气之系，男子藏精，女子系胞者，岂漫语哉。是极归意于肾为言，谓肾间原气，人之生命，故不可不重也。……越人亦曰，肾间动气者，人之生命，五脏六腑之本，十二经脉之根，呼吸之门，三焦之原。"

对命门的生理功能描写得最形象化的，唯推赵献可的《医贯》。它把命门的生理，喻为走马灯中之烛。命门火的充旺，衰微，熄灭，定必影响全身机能。

《内经》十二官论："可见命门为十二经之主，肾无此，则无以作强，而技巧不出矣；膀胱无此，则三焦之气不化，而水道不行矣；脾胃无此，则不能腐熟水谷，而五味不出矣；肝胆无此，则将军无决断，而谋虑不出矣；大小肠无此，则变化不行，而二便闭矣；心无此，则神明昏，而万事不能应矣。正所谓主不明则十二官危也。余有一譬焉，譬之元宵之鳌山走马灯，拜者舞者飞者走者，无一不具，其中间惟是一火耳。火旺则动速，火微则动缓，火熄则寂然不动，而拜者舞者飞者走者，躯壳未尝不存也。"

《类经》亦有与《医贯》相似的阐述。指出命门有火候，即无阳之谓，即生物之火。

真阴论："命门之火，谓之元气，命门之水，谓之元精……此命门之水火，即十二脏之化源。故心赖之，则君主以明；肺赖之，则治节以行；脾胃赖之，济仓廪之富；肝胆赖之，资谋虑之本；膀胱赖之，则三焦气化；大小肠赖之，则专导自分。"

命门余义："命门为元气之根，为水火之宅，五脏之阴

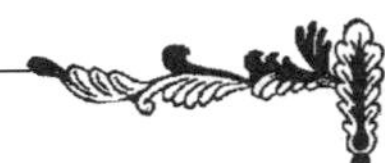

气，非此不能滋，五脏之阳气，非此不能发。”又“此以三焦论火候，则各有所司，而何以皆归之命门，不知水中之火，乃先天真一之气，藏于坎中，此气自下而上，与后天胃气相接而化，此实生生之本也，是以花萼之荣在根柢，灶釜之用在薪柴。使真阳不发于渊源，则总属无根之火矣。

概括起来，命门位居两肾之中，其气与肾通。犹如太极，太极生两仪，涵育元阴元阳。命门的阴精，即阴中之水，阳气即阴中之火。故《沈氏尊生书》言：“命门之火，涵于真水之内，初非火是火，水是水，截分为二。”元阴元阳，相依相存，相生相长，谓水火既济。所以命门的作用，虽然突出在火，但不能片面地只重元阳而忽视元阴。

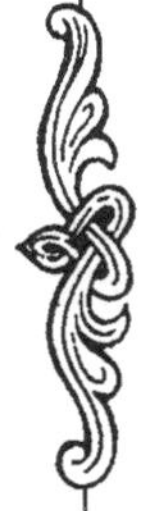

值得注意的是命门的生理契机和脏腑的特殊关系。

1. 命门和心。命门之气通于肾，而心脉又与肾脉贯连，心主君火，相火则属命门。这或许是《素问》刺禁论称命门为小心的本义，“君火以明，相火以位”，意味着心火与命门之火同气相求，相行君命，保证了人身阳气敷布，精神焕发。

2. 命门和肾。“相火总主两肾，两肾总属命门”。肾藏精，主骨，生髓，故命门具有促进机体生长发育及生殖能力的作用。

3. 命门和脾胃。脾胃中土，非火不能生，命门之火在下，正为脾胃之母。因此，张景岳说：“脾胃为灌注之本，得后天之气也，命门为生化之源，得先天之气也。”

4. 命门和三焦，三焦为命门的发源地，焦者象火类，相火游行三焦，形成“气化”，鼓舞与协调全身脏腑的生理活动，承担温煦肉腠，腐熟水谷，决渎水液的任务。

5. 命门和督脉。督脉循行背部正中，入颅络脑，并从脊

里分出属肾。命门通过两肾，转输元阳之气于督脉。提供一身阳气的代谢。

三、命门理论对实践的指导

命门理论在临床运用，必须着眼水火的偏胜偏衰，燮理阴阳，力求阴平阳秘，赵献可曾说："命门君主之火，乃水中之火，相依而永不相离也。火之有余，缘真水之不足也，毫不敢去火，只补水以配火，壮水之主，以制阳光。火之不足，因见水之有余也，亦不必泻水，就于水中补火，益火之原，以消阴翳。"要言不烦，深谙此中三昧。

张景岳复从六味丸壮水，八味丸补火的启发。拟订左归饮和右归饮、左归丸和右归丸四方。保留了六味丸的主药熟地、山药、山萸肉，八味丸的主药附子、肉桂，增入养阴扶阳的龟板胶、鹿角胶、枸杞子、菟丝子、当归、杜仲、牛膝等。补阳不离滋阴，滋阴不离补阳。用药的法则，益臻周密，比六味、八味更进一筹。

左右归四方的创立，不仅发展了命门理论，也开拓了命门理论在临床运用的新境界，其用途非常广泛。以下是景岳对四方的介绍。

左归饮："此壮水之剂也。凡命门之阴衰阳胜者，宜此方加减主之。"

右归饮："此益火之剂也。凡命门之阳衰阴胜者，宜此方加减主之。"

左归丸："治真阴肾水不足，不能滋养营卫，渐至衰弱，或虚热往来，自汗盗汗，或神不守舍，血不归原，或虚损伤阴，或遗淋不禁，或气虚昏运，或眼花耳聋，或口燥舌干，或腰酸腿软，凡精髓内亏，津液枯涸等证。"

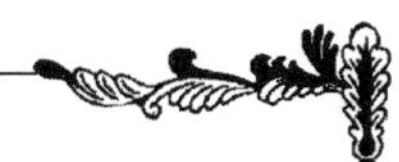

右归丸："治元阳不足，或先天禀衰，或劳伤过度，以致命门火衰，不能生土，而为脾胃虚寒，饮食少进，或呕恶膨胀，或翻胃噎膈，或怯寒畏冷，或脐腹多痛，或大便不实，泻痢频作，或小水自遗，虚淋寒疝，或寒侵溪谷，而肢节痹痛，或寒在下焦而水邪浮肿，总之，真阳不足者，必神疲气怯，或心跳不宁，或四体不收，或眼见邪祟，或阳衰无子等证。"

若连加减诸法，则涉及适应症尚有 29 种，名方经验，弥堪信奉。

临床表明，以左右归方为基础，配合健运脾胃，宣通心气的药物，治疗遗传性共济失调、肌萎缩性侧索硬化、再生障碍性贫血等疾病，每能减轻症状，延缓发展，对老年性慢性支气管炎、神经衰弱、慢性腹泻亦有良效。

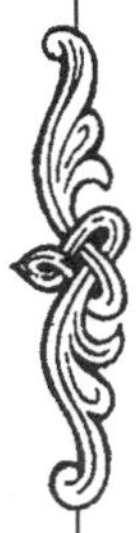

尝检阅《普济方》收载的固精，益气，益血，壮元阳，壮筋骨，治风，消痰，调脏腑，治痼冷，益髭髪，明耳目，理腰膝，进饮食，益精髓，强力益志，驻颜色，轻身延年等方，共 1105 首。其中用鹿茸、巴戟、附子、肉桂、苁蓉、补骨脂、胡芦巴等温养下元的达 395 方之多，几乎占 36%，如包括黄精、枸杞子等药的处方在内，将超过半数。这些温养方剂，除部分偏重补阳，一般兼顾滋阴。由此可见，命门的功能衰退，必然累及整体，是虚证的主要根源。

四、小结

命门理论是中医藏象学说的重要组成内容，《难经》发其端，历代医家不断补充，至张景岳及赵献可而深化，而完备。且密切和临床相结合，为虚羸之恙，揭示了病机本质，及"无阴则阳无以化，无阳则阴无以生"的生理规律。对辨

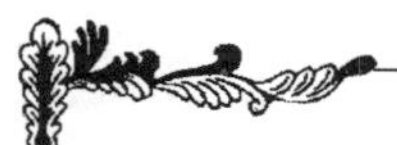

证论治具有很大的实践意义。

三焦初探

一、前言

藏象学说，是组成祖国医学理论体系的基础部分，而三焦问题又是藏象学说的中心问题。

祖国医学对人体的生理概念，“气”是维持生命活动的基本物质因素，《庄子·知北游篇》：“人之生，气之聚也，聚则为生，散则为死。”《难经》：“气者，人之根本也，根绝则茎叶枯焉。”张景岳总论气理：“血无气不行，血非气不化，故经曰，血者神气也，然则血之与气诚异名而同类，而实惟气为之主。”均说明了“气”的重要意义。

三焦便是作用于“气”的物质运动的一个器官，所以《难经》有“三焦主持诸气”，“三焦为水谷之道路，气之所终始也”的记载。据此，它在机体应占的地位，不言而喻了。

三焦虽有“主持诸气”的职权，但它究竟是什么样的器质形态？位置何在？千余年来，众说并兴，各逞己见，一直成为聚讼的焦点。

最近，利用温故余暑，从复习文献入手，结合个人的临床经验体会，就三焦问题作了一番整理，也参与了一些肤浅的看法，不揣谫陋，算是初步探讨吧！

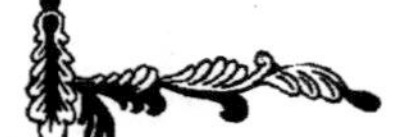

二、命名的渊源

三焦是人体内脏器官的名词之一。它和胆、胃、大肠、小肠、膀胱同列为六腑。

《素问·金匮真言论》:“肝、心、脾、肺、肾，五藏皆为阴，胆、胃、大肠、小肠、膀胱、三焦，六腑皆为阳。”

它又是上焦、中焦、下焦三部的总称。

《灵枢·营卫生会》:“愿闻三焦之所出。……上焦出于胃上口，……愿闻中焦之所出。……愿闻下焦之所出。”

为什么叫它做三焦呢?

巢元方说:“谓此三气，焦干水谷，分别清浊，故名三焦。”巢氏可算是阐释三焦名义的第一人，但后世医家，并未因巢氏的立论于前，而放弃他们自己的看法。如:杨玄操说:“焦元也，天有三元之气，所以生成万物，人法天地，所以亦有三元之气，以养人身形。”

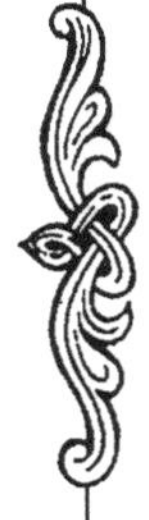

虞庶说:“天有三元，以统五运，人有三焦，以统五脏也。”

单骧说:“三焦分布人体，有上中下之异方，人心湛寂，欲念不起，则精散在三焦，荣华百体，及其欲念一起，心火炽燃，翕撮三焦精气，入命门之府，输泻而去，故号此府为焦耳。”

张景岳说:“所谓三者，象三才也，际上极下之谓也，所谓焦者，象火类也，色赤属阳之谓也。”

独章虚谷承袭巢氏的传统说:“三焦者，相火用事，熟腐水谷，而化精微，生津液而通水道，故名为焦，取火熟物之义，相火足，气化行，则水道通利而清浊不混。”比巢氏的阐释，更加深邃化了。

在李东垣“三焦有二”的理论指导下，马玄台又发表了他的创见，他说：“手少阳三焦，焦当作膲，是有形物也。上中下之三焦，焦字从火，谓能腐熟水谷也。”

他的训诂，首先招受了孙一奎的訾议。《医旨绪余》：“余按焦字亦不一，《灵枢·背俞》有云，肺俞在三焦之间，心俞在五焦之间。据铜人图肺俞在三椎下，心俞在五椎下；是以焦字作椎字看也。椎，槌也，节也，斯上中下之三焦，亦是以地段三停而言，如云上中下三节也。焦膲同用，如藏脏同用也；不必拘从火从肉，但观上下文义何如尔，推马氏之意，不过谓从肉则是有形，从火则是无形，盖为有形无形生疑也。”

张景岳也说：“背俞篇曰，肺俞在三焦之间，心俞在五焦之间，膈俞在七焦之间，肝俞在九焦之间，脾俞在十一焦之间，岂非以躯干称焦乎！”

马玄台的说法，固属附会，孙一奎和张景岳引证背俞篇的以焦为椎，则又指领到另一歧途，其实都是由于演绎的错误。（张景岳后来也自辨其误）

值得注意的到是膲字，很能塑造三焦的组织形态，所以主张三焦即是人身膜油的唐宗海大感兴趣地说：“焦，古作膲。”又说：“焦字……从膲，后人改省作焦。”

此外，三焦还有不少别名散见于历代医学文献，《灵枢·本输》说：“三焦者，中渎之府也，水道出焉，属膀胱，是孤之府也。”认为三焦是“中渎之府”与“孤府”，也具有一定意义。

李念莪说：“中渎者，身中之沟渎也，水之入于口，而出于便者，必历三焦，故曰中渎之府……三焦所以际上极下，象同六合，而无所不包也，十二藏中惟三焦独大，诸藏

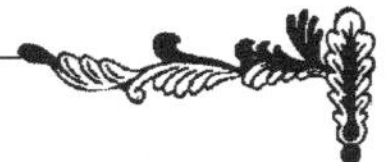

无与匹者，故称孤府。”

章虚谷说：“三焦称孤府者，以其最大最尊，如孤家寡人之谓，非但无藏可配，亦非它府所能并，而五藏六府俱包容在内，岂非最大最尊乎。”

《难经》又称它为“外府”。三十八难说：“……其经属手少阳，此外府也。”“外府”是指三焦这一腑，出入贯布于各个脏器的外围，与李念莪、章虚谷的说法正复相似。因此，可以断言，所谓“有名而无形”，也并非说三焦没有形质，问题在于我们如何领会罢了，但竟引起了杨玄操、滑伯仁等人的错觉。

杨玄操说：“三焦无内府，惟有经脉名手少阳，故曰外府也。”

滑伯仁也说：“外府指其经手少阳而言，盖三焦外有经而内无形。”

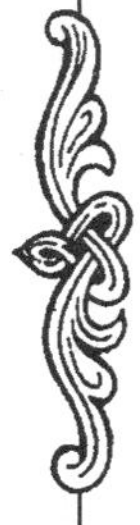

显然，是对经旨的一种误解或曲解。

三焦的别名，较奇颖的有“中清之府”“玉海水道”等。《中藏经》：“三焦者，人之三元之气也，号曰中清之府……又名玉海水道，上则曰三管，中则名霍乱，下则曰走哺，名虽三而归一，有其名而无形者，亦号曰孤独之府。”

《删繁方》：“夫三焦者，一名三关也，上焦名三管反射，中焦名霍乱，下焦名走哺，合而为一，有名无形，……三焦名中清之府也，别号玉海水道，出属膀胱合者，虽合而不同，上中下三焦同号为孤之府也。

中清之府与玉海水道之名，是由《灵枢·本输》“三焦者，中渎之府也，水道出焉”脱胎而来的，三关即三部的含义，霍乱和走哺都是袭用病名。《千金方》：“中焦如沤，……实则生热，热则闭塞不通，上下隔绝，虚则生寒，寒则腹

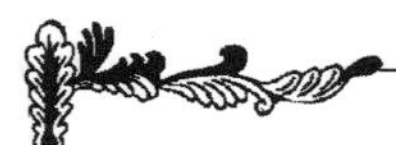

痛洞泄，便痢霍乱，下焦如渎，……若实则大小便不通利，气逆不续，呕吐不禁，故曰走哺。”惟“三管”和“三管反射”，不知何所据而云然。一般推测，《中藏经》和《删繁方》，均系六朝人的著述，那么，很可能是当时外来医学文化的掺杂。

三、有形与无形的争辩

对三焦的部位与形态，描写得最细腻的应首推《内经·灵枢》了。

《灵枢·营卫生会》：“上焦出于胃上口，并咽以上贯膈而布胸中，走腋，循太阴之分而行，还至阳明，上至舌，下足阳明……中焦亦并胃中，出上焦之后……下焦者，别回肠，注于膀胱而渗入焉。”

《灵枢·本脏》：“肾应骨，密理厚皮者，三焦膀胱厚，粗理薄皮者，三焦膀胱薄，疏腠理者，三焦膀胱缓，皮急而无毫毛者，三焦膀胱急，毫毛美而粗者，三焦膀胱直，稀毫毛者，三焦膀胱结也。”

《灵枢·论勇》说：“勇士者，目深以固，长冲直扬，三焦理横。……怯士者，目大而不减，阴阳相失，其焦理纵。”

毋庸置疑，《灵枢》历历言其纹理厚薄与出入贯布，是有解剖根据的。纵然它还不够具体，这是受了历史条件的限制。它如《难经》《白虎通》《黄庭经》等书籍，亦有关于三焦部位和形态的记载。

《难经·三十一难》：“上焦者，在心下下膈，在胃口上，主内而不出……中焦者，在胃中脘不上不下，主腐熟水谷……下焦者，当膀胱上口主分别清浊，主出而不内以传导也。”

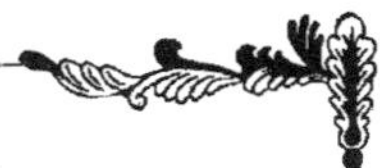

《白虎通·性情篇》："三焦者，包络之府也，水谷之道路气之所终始也，故上焦若窍，中焦若编，下焦如渎。"

新安孙景思注："上焦若窍，窍者，窍漏之义可以通，达之物，必是胃之上脘，经曰上焦在胃之上口，主内而不出是也。中焦若编，编者，编络之义，如有物编包之象，胃之外有脂如网包罗，在胃之上，以其能磨化饮食。故《脉诀》云，膏凝散半斤者此也，必是脾之大络，此为中焦。经曰主腐熟水谷是也。下焦如渎，渎者，沟渎之义，可以决渎，可以传导，乃是小肠之下，曰阑门，泌别水谷，自此而分清浊之所，此为下焦。经曰在膀胱上口，主泻而不藏，又是主出而不内。又曰：下焦为传化之府；又曰：三焦者，水谷之道路，气之所终始也，盖水谷之所入，水自上而中，自中而下，至于糟粕，转输传导而下，一无底滞，如此尤可表其为有形明矣，所谓形者，非谓藏府外别生一物，不过指其所而为形耳。"

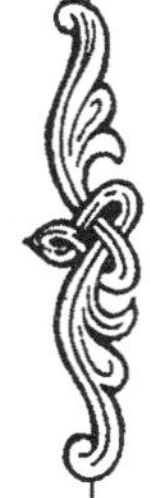

《黄庭经》："五脏之上系管为三焦。"

参考这些文献所论证的三焦形质，虽言人人殊，但确认三焦有它的物质基础，则是共同的倾向。

由于《难经·二十五难》提到："心主与三焦为表里，俱有名而无形"。三十八难又提到："藏惟有五，府独有六者，何也？然，所以府有六者，谓三焦也，有原气之别焉，主持诸气，有名而无形。"遂揭开了"有名无形"与"有名有形"争辩的序幕。

支持"有名无形"的可分成二派，一派以孙思邈为代表，它们根本不认三焦有什么部位与形态。

孙思邈说："三焦者……有名无形，主五脏六腑，往还神道，周身灌体，可闻不可见。"

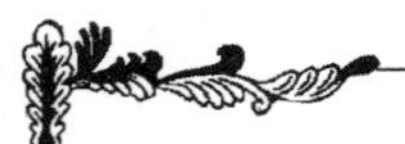

王冰诠释《内经》引正理论说："三焦者，有名无形，上合于手心主，下合右肾，主谒道诸气，名为使者也。"

高阳生说："三焦无状空有名，寄在胸中膈相应。"

李梴说："三焦者，引导阴阳，分别清浊，所以主持诸气，有其名而无其形，寄在胸中以应呼吸而行气血，夫气者上至头而不能下，而血者下至足而不能上，皆三焦之用，壅遏鞭碎，使气血由是而贯通焉。"

另一派则认为三焦仅是依躯体或脏腑划分的三个部分：

杨玄操说："由膈以上，名曰上焦……自脐以上，名曰中焦……自脐以下，名曰下焦……"

虞庶说："今依《黄庭经》配八卦属五藏，法三焦，以明人之三焦法象三元也，心肺在上部，心法离卦，肺法兑卦乾卦，主上焦，乾为天，所以肺行天气，脾胃主中部，脾胃属土，统坤卦，艮亦属土，艮为运气，主治中焦，肝肾在下部，肾法坎卦，肝法震卦巽卦，主下焦，主通地气行水道。

杨玄操和虞庶，依躯体和脏腑划分三焦，只是一种投影臆象；因此，仍应列入无形的范畴。不过他们的话，实开后世"上焦即心肺，中焦即脾胃，下焦即肝肾"说的先导。

宋·陈无择始倡言三焦有形有质，他说："三焦者，有脂膜如手大，正与膀胱相对，有二白脉自中出，夹脊而上贯于脑，所以经云丈夫藏精，女子系胞。以理推之，三焦当如上说，有形可见为是。扁鹊乃云三焦有位无形，其意以为上中二焦如沤如雾，下焦如渎，不可遍见，故曰有位无形。而王叔和辈失其指意，遽云无状空有名，俾后辈蒙谬不已，且名以名实，无实奚名，果其无形，当何以藏精系胞为哉。"

陈说本于徐遁，这大约是北宋重视人体解剖的风尚所趋。

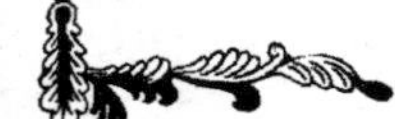

苏黄门《龙川志》："齐尝大饥，群凶相脔割而食，有一人皮肉尽而骨脉全者，遁以学医，故往视其五藏，见右肾下有脂膜如手大，正与膀胱相对，有二白脉自其中出，夹脊而上贯脑，意此即导引家所谓夹脊双关者，而不悟脂膜如手大者之为三焦也。"

徐遁是亲自观察过尸体的，它发现的脂膜则并不是三焦，宜其为章潢与张景岳所诟病。

章潢说："按叔和言三焦有名无状，容窗所录则言脂膜如手大与膀胱相对，是有形状之可睹矣，然黄帝书云：上焦如雾，中焦如沤，下焦如渎，又扁鹊曰：焦原也，为水谷之道路，气之所终始也，上焦在心下下膈，在胃上口，中焦在胃中脘，不上不下，下焦在脐下，当膀胱上口，是三焦各有在也。虽有形状，而止以一处言之可乎哉，或者如仲景所云下焦不阖，清便下重，此特下焦之一处乎。"

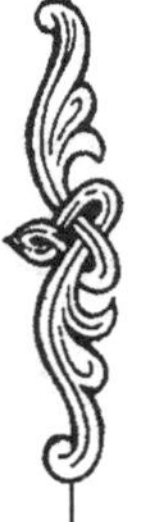

张景岳说："徐陈二子所言三焦之状，指为肾下之脂膜，果若其然，则何以名为三？又何以分为上中下？又何以言其为府？此之为说，不知何所考据，更属不经。"

但徐、陈鼓吹三焦有形，却是三焦问题争辩的转折点，之后，强调"无状空有名"的逐渐减少，有形论占了上风，明季医家如虞抟、韩悫、赵献可、张景岳等都曾以较多的篇幅，申述了自己的看法。

虞抟说："三焦者，指腔子而言，包涵乎肠胃之总司也，胸中肓膜之上曰上焦，肓膜之下脐之上，曰中焦，脐之下曰下焦，总名曰三焦，其可谓之无攸受乎，其体有脂膜在腔子之内，包罗乎五藏六府之外也，其心包络实乃裹心之膜，包于心外，故曰心包络其系与三焦之系连续，故指相火之藏府，皆寄于胸中。"

韩懋说："三焦之位，实在五藏部位之中虚处，一气流行，绵绵不息，所谓呼吸之根，性命之蒂也。"

赵献可说："命门在两肾各一寸五分之间，当一身之中，……其右旁有一小窍，即三焦……"

张景岳说："人之一身，外自皮毛，内自藏府，无巨无名，无细无目，其于腔腹周围上下全体，状若大囊者，果何物耶，且其著内一层，形式最赤象如六合，总护诸阳，岂非三焦而何。"

张景岳与虞抟的见解，基本上是相同的，虞抟说："其体有脂膜在腔子之内，包罗乎五藏六府之外。"已经是三焦即膜油说的端倪，即如韩悉所说："三焦之位，实在五藏部位之中虚处，虽微嫌笼统，但还是合乎情理的。在古代还不可能精细地解剖观察人体的时候，至多只能作如是观。赵献可勤求脏腑内景，贡献甚巨，独于三焦问题，重落于徐遁，陈无择"止以一处言之"的窠白，是不足采取的。

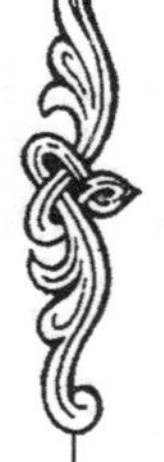

资料不断累积，探讨不断深入，加之欧风东渐的影响，唐宗海衷中参西著成了《中西汇通医经精义》，肯定"三焦即人身膜油。"

他说："命门即肾系，由肾系下生连网油膜，是为下焦，中生板油，是为中焦，上生膈膜，是为上焦，其根源实出于肾系，肾系即命门也。"三焦即人身膜油，连肠胃及膀胱，食入于胃，由肠而下，饮水入胃，则胃之四面，均有微管，将水吸出，散走膈膜，此膜即三焦也。"

溯流寻源，膜油之说，实自虞抟的"腔子"与"盲膜"之说的递禅。

当有形与无形争辩的同时，也涉及了经络问题，杨玄操、滑伯仁执针灸家之言，称"三焦外有经而内无形"。李

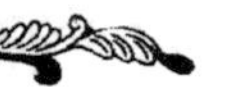

东垣又从而标立了“三焦有二”说法。

《此事难知》:“手少阳者，主三焦之气也。《灵枢经》云，足三焦者，太阳之别也，并太阳之正，入络膀胱，约下焦，是知三焦有二也。”

考《灵枢·本输》说:“足少阳太阳之所将，太阳之别也”，并未提到足三焦，仅《太素》有“足三焦者，太阳之所将，太阳之别也”之语，必是传写之讹，但它阐述经络的别出循行是清楚能辨的，可是，杨上善辑纂《太素》，竟未曾认真校核，以讹传讹地遽加笺注说:“以此三焦原气行足，故名足三焦也。”于是李东垣就援以为“三焦有二”的根据。张景岳又提出了“三焦有三三焦”的见解，他说:“论其经则手少阳三焦主之于上，论其府则足太阳膀胱之于下，论其气则两肾原气之三焦以行于中。”

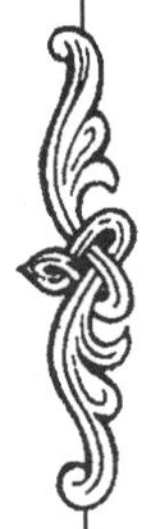

马玄台、孙一奎均同意李东垣“三焦有二”的说法，唯二家论点是分歧的。

马玄台从“上中下之三焦以气看，手少阳之三焦以有形府看”。他说:“《难经》所言三焦，乃上中下之三焦，故曰无形之气，关于手少阳之三焦，乃是有形。”“三焦有二，上中下之三焦，行脉道以通十二经，手少阳之三焦，惟司决渎之职而已。”

孙一奎说:“所谓有形者，指其经依附各属经络而流贯者言也，盖手少阳乃十二经中之一经，其动脉原有起止，亦有脉络、经筋、俞穴出入相应，以经络乎上中下一身也，非谓无其经脉而虚作一气看也，因有此经，故有此病，曰无形者，指其府也，以其无特形，故称外府，非若五府称赤肠、白肠、青肠、黄肠、黑肠，长若干，重若干，受盛若干，若独指其经脉起止俞穴主病等语，便为是有形之府，不思奇经

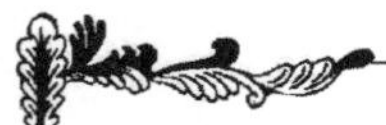

中，如冲任督等脉皆有起止，亦皆主病，冲为血海，任主胞胎，亦可指冲任等脉如有形府例看耶，有形之说，不必辩而自明矣。”

孙一奎该是私淑杨玄操的吧！玄操既提出了“三焦无内府，惟有经脉名手少阳”的论点。并是以躯干划分三焦的创始者，因此，孙一奎也说：“三焦者，乃上焦、中焦、下焦三处地位合而名之也，以手少阳经统而属之。”他虽驳斥了马玄台的“上中下之三焦以气看”的主张，然而，他的“有形者，指其经依附各属经络而流贯者言……无形者，指其府也”的逻辑，又是那么样的穿凿。”

四、作用于“气”的生理与病理

三焦的基本功能，主要作用于“气”的物质运动。通过“气”的物质运动所形成的生理机制——“气化”。提供了“温煦”“腐熟”“决渎”的三大功能。这三项任务，由上、中、下焦分工职掌，并以肺、脾、肾三藏为契机中心来协作完成的，因此，《灵枢·营卫生会》有“上焦如雾，中焦如沤，下焦如渎”的譬喻，杨上善更进一步阐释说：“上焦之气，如云雾在天，中焦之气，如沤雨在空，下焦之气，如决渎在地也。”上、中、下焦分工职掌的生理功能，从《内经》里可以得到明晰的概念。

上焦分工职掌“温煦”。《素问·调经论》：“阳受气于上焦，以温皮肤分肉之间。”《灵枢·决气》：“上焦开发，宣五谷味，熏肤充身泽毛，若雾露之溉，是谓气。”《灵枢·平人绝谷》：“上焦泄气，出其津液，慓悍滑利。”《灵枢·五味》：“上焦受气而营诸阳者也。”《灵枢·痈疽》：“上焦出气，以温分肉而养关节。”

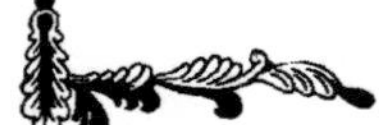

中焦分工职掌“腐熟”。《灵枢·营卫生会》：“此所受气者，泌糟粕，蒸津液，化其精微，上注于肺脉，乃化而为血。”《灵枢·决气》：“中焦受气取汁，变化而赤是为血。”《灵枢·痈疽》：“中焦出气如露，上注溪谷，而渗络脉，津液和调，变化而赤为血，血和则孙脉先满溢，乃注于络脉，皆盈乃注于经脉。”

下焦分工职掌“决渎”。《灵枢·营卫生会》：“故水谷者，常并居于胃中，成糟粕而俱下于大肠，而成下焦，渗而俱下，济泌别汁，循下焦而渗膀胱焉。”《灵枢·平人绝谷》：“下焦下溉诸肠。”

上、中、下焦虽各自有它的功能体现，不过总的契机则同隶于“气”的物质运动所形成的生理机制——“气化”所以张隐庵说：“三焦乃少阳之相火，生于肾阴，从下而上，通会于周身之腠理，藏府之膜原，总属一气耳，归于有形之部署，始分而为三，气之在上者，即归于上部，主宣五谷之气味，即从上而出，熏肤，充身，泽毛。气之在中者，即归之中部，主蒸化水谷之津液，而为营血，即从中而出，以奉生身。气之在下者，即归于下部，主济泌别汁，即从下而出，以行决渎。此气由阴而生，从下而上，归于上中下之三部，即从上中下而分布流行。”

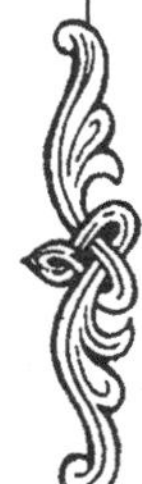

水液的通调，也决定于“气化”。因此，《内经》有时称三焦为“决渎之官”，或“中渎之府”，它并非单纯指下焦的作用，乃是基于“气行水亦行”的认识而提出的。必须说明：就是汗、泪、涕、唾等的分泌，同样为决渎的含义所包容。

三焦主持诸气，故“主气所生病”：

《素问·阴阳别论》：“一阳发病，少气，善咳，善泄，

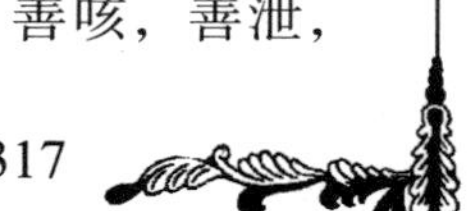

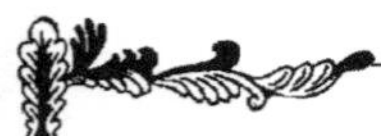

其传为心掣，其传为膈……二阴一阳发病，善胀，心满，善气。”王冰注：“一阳谓少阳胆及三焦之脉也。”

《灵枢·邪气藏府病形》：“三焦病者，腹气满，小腹尤坚，不得小便，窘急，溢则水，留即为胀。”

《灵枢·胀论》：“三焦胀者，气满于皮肤中，轻轻然而不坚”。

《诸病源候论》：“三焦气盛为有余，则胀气满于皮肤内，轻轻然而不牢，或小便涩，或大便难，是为三焦之实也，则宜泻之，三焦之气不足，则寒气客之，病遗尿，或泄利，或胸满，或食不消，是三焦之气虚也，则宜补之。”

《外台秘要》：“三焦不利，经脉闭塞，故水气溢于皮肤而全肿也。”

有的医家，还从三焦的分部出发，将某些病变，归纳为上中下焦的疾患。如：张仲景说：“上焦不归者，噫而酢吞；中焦不归者，不能消谷引食；下焦不归者，则遗溲。”又说：“热在上焦者，因咳为肺痿；热在中焦者，则为坚；热在下焦者，则尿血，亦令淋泌不通。

王海藏说：“上焦如雾，雾不散则为喘满，此出而不纳也；中焦如沤，沤不利则为留饮，留饮不散，久为中满，此上不能纳，下不能出也；下焦如渎，渎不利则为肿满，此上纳而下不出也。”

李时珍说：“上热则喘满，诸呕吐酸，胸痞胁痛，食饮不消，头上出汗；中热则善饥而瘦，解㑊中满，诸胀腹大，诸病有声，鼓之如鼓，上下关格不通，霍乱吐利；下热则暴注下迫，水液混浊，下部肿满，小便淋沥或不通，大便闭结下痢。上寒则吐饮食痰水，胸痹，前后引痛，食已还出；中寒则饮食不化，寒胀，反胃吐水，湿泻不渴；下寒则二便不

禁，脐腹冷，疝痛。”

严格地讲，这许多疾患，各自有它的“病所”，三焦是不应任其咎的，但三焦毕竟是一个不可分割的整体，上中下焦之间，没有什么不能逾越的鸿沟，它好像是一条铁道干线，各个藏府器官又好像是分布着的联络站。因此，整个机体的生理与病理的交互影响和转化，非常复杂，难以藩篱得住，但纵观各家方书，可以答出这样的判断，即三焦的重点病变，不外乎喘、满、肿、胀，这和它以肺、脾、肾三藏为契机中心作用于“气化”的生理机制是完全符合的。

五、初步探讨

现在，针对三焦的名义，部位与形态，生理与病理等问题来探讨。

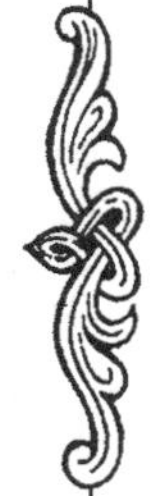

1. 名义问题

应该承认，古人对藏府的命名，决不是出于凭空造说，他从“所见于外，可阅者也”复杂的生理与病理现象的观察，结合粗略的解剖知识，作为命名的指征和依据，逐步做到了“无巨无名，无细无目”。

三焦的名词，就意味着它的解剖位置与生理现象，“三”是概括上、中、下焦三部而言，“焦”即具有温热的意思。

三焦为什么要分部，分部何不径分上下两部或更多的部，偏偏分上中下三部呢？

杨玄操、虞庶、张景岳所谓的“三元”或“三才”，执于“天人相应”的观念，缺乏实践结合，因此都迷失了方向。

《素问》《灵枢》与《难经》记载的三焦分布部位和生理现象，的确反映了“十二脏中惟三焦独大”。它网罗和联系

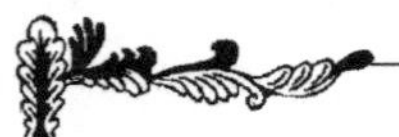

着各个脏器，以肺、脾、肾三脏为契机中心，作用于“气”的孕育和“气”的物质运动——“气化”，特别体现于“温煦”“腐熟”“决渎”的三大功能。

众所周知，“肺为五脏华盖”，“脾主中土”，“肾开窍于二阴”，它们的解剖位置，匀称地分列于躯体的上中下三部。很明白，上中下焦层次之分，古人自有它的指导思想，但这样划分，只揭示上中下焦在“气化”过程中的重点分工，并不能代表三焦的形态和生理功能的完整性与统一性。所以仍需有一个总的名称，首先要求能包容上中下分部的涵义，那么，舍去“三”字，便没有更恰当的了。

讲到“焦”字，取义于温热，也是可以理解的，《说文》：“焦，火所伤也”，《玉篇》：“焦，火烧黑也”，温热的来源，决定于火的燃烧，“焦”就是形容燃烧的情况。巢元方说：“谓此三气，焦干水谷，分别清浊，故名三焦。”章虚谷说：“三焦者，相火用事，熟腐水谷，而化精微，生津液而通水道，故名为焦，取火熟物之义。”要言不烦，确是十分精辟的。

至《广韵》称：“人之三膲”，《集韵》谓：“三膲无形之府，通作焦”，证明古时候“焦”与“膲”一般是并用的，《淮南子·天文训》：“是以月虚而鱼脑减，月死而蠃蛖膲。”陆贾注：“膲，肉不满，言应阴气也。”足见“膲”字，是形容三焦中空器官组织的假借字。三焦命名的由来，大致就是如此。

2. 部位与形态的问题

《灵枢·营卫生会》：“上焦出于胃上口……中焦亦并胃中，出上焦之后……下焦者，别回肠，注于膀胱而渗入焉”的叙述，很多人以为是反映三焦的生理现象，不应看作解剖

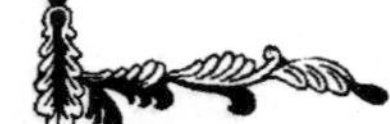

记载，这种看法未免失之主观片面。必须了解，祖国医学的脏象学说，原是功能与形态的综合。《营卫生会》篇虽侧重在描摹三焦的生理功能，但并未放弃上、中、下焦部位分布的联系，《难经》还可替我们佐证。《难经·三十一难》说："上焦者在心下下膈，在胃上口……中焦者，在胃中脘，不上不下……下焦者，当膀胱上口……"假使《营卫生会》篇的立说，没有解剖观察作基础，它对上中下焦的分部会和《难经》获得相仿的结论，那也是不能令人想象的事情。《难经》一向被奉为讲究解剖和"发灵素之难"的专著，它的信而有征，用勿着多所怀疑了。

这里还需提出《难经》二十五难与三十八难所谓"有名而无形"的问题加以商榷。

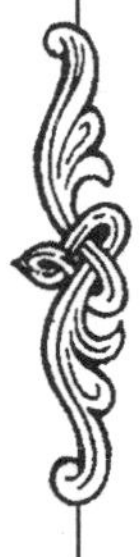

我个人认为，三十一难与二十五难、三十八难之间，不存在什么矛盾，三十一难是论上中下焦的分部，二十五难和三十八难则是表明三焦的组织结构和它作用于"气化"的生理机制，无论从形态或功能的那一角度来看，都有它完整的广泛和系统，异乎其他脏腑的形态与功能的局限化，这是古代文字叙述的高度抽象，不应理解为没有形质可循。徐灵胎释三十八难说："按灵素之言三焦者不一，皆历历言其文理厚薄与出入贯布，然既谓之腑，则明是脏腑泌泻之具，何得谓之无形，但其周布上下，包括脏腑，非若五腑之形，各自成体，故不得定其象，然谓之无形则不可也。"徐氏这段话讲得非常透彻。

三焦的解剖系统，包括了大小聚散，出入贯布的组织结构，并不足怪，比方经络的组成，也网罗了经脉、经别、奇经八脉、络脉、经筋、皮部等各种组织结构，我们却未曾因而否认经络是一个独立的解剖系统，更未曾以《灵枢经脉》

谓“经脉十二者，伏行于分肉之间，深而不见”，即称经络为无形。器官组织的形态结构尽管是多种多样，古人依照它生理功能的特点，列入一个解剖系统或当作一个脏器看待，目的是保持机体的完整性与统一性，丝毫不容非难。

三焦有形的前提既能确立，我们便有信心勘测它的形态了。

《素问·五脏别论》：“胃、大肠、小肠三焦、膀胱，此五者，天气之所生也，其气象天，故泻而不藏，此受五脏浊气，名曰传化之府，此不能久留输写者也。”三焦在形态上属于中空的器官，是没有疑问的了，这样一个“传化物而不藏”的中空器官，应该是由膜状组织联结成的，所以《灵枢·本脏》说：“密理厚皮者，三焦膀胱厚，粗理薄皮者，三焦膀胱薄，疏腠理者，三焦膀胱缓，皮急而无毫毛者，三焦膀胱急，毫毛美而粗者，三焦膀胱直，稀毫毛者，三焦膀胱结也……《灵枢·论勇》也说：“勇士者……三焦理横，怯士者……其焦理纵。”它出入贯布“藏府之外，躯壳之内”，有的交错于“五脏部位之中虚处”，有的“状若大囊”，网罗于“腔腹周围，上下全体”。甚至有微细得“外出为手背，胸前……腰腹臀胫少腹之腠理”，《灵枢·本藏》亦曾提起“三焦膀胱者，腠理毫毛其应”。膀胱的外应腠理毫毛，姑置不论，三焦的外应腠理毫毛，就是由于三焦元真之气通会于腠理的关系，既能通会，当然有它的器官途径。

总之，三焦的形态结构，十分复杂，难以设想，拘泥于一种形质，能够求得三焦的全貌，因此，狭隘地指三焦即如手大的脂膜，或命门右旁的小窍，或上焦即是胃之上脘，中焦即是脾之大络，下焦即是阑门等，攻其一点，不及其余，往往顾于此便失于彼，瑕疵百出，终于无法自圆其说。唐容

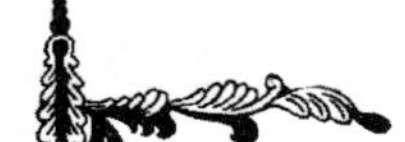

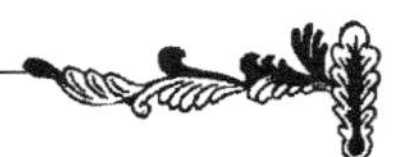

川宣扬“三焦即网膜”，并提供了很多的研究素材，如果我们运用现代科学方法作进一步的探索，三焦的本质，是不难阐明的。

除此之外，不防谈谈经络问题。杨玄操说：“三焦无内府，唯有经脉名手少阳。”滑伯仁又盲从说：“外府指其经手少阳而言，盖三焦外有经而内无形。”误谬莫此为甚，经脉的循行，有所“属”才有所“络”，三焦倘无内府，经脉又将焉“属”，《灵枢·经脉》：“心主手厥阴心包络之脉，起于胸中，出属心包络，下膈历络三焦……”又：“三焦手少阳之脉，起于小指次指之端，上出两指之间，上贯肘，循臑外上肩，而交出足少阳之后，入缺盆，布膻中，散络心包……”张隐庵说：“历络，谓三焦各有其部署，在胃脘上中下之间，其脉分络于三焦也。云散络，是手少阳之脉散布络属心包。”“历络”与“散络”两语，古人必曾通过一番斟酌，仍是着眼于三焦的结构分布，不问自知。

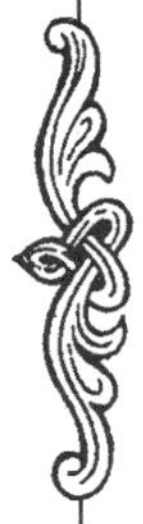

3. 生理与病理的问题

探讨三焦的生理功能，离不开“气化”，因为三焦主“气化”，是众口一词的，然而要明确“气化”的契机，还应该先从“气”谈起。

“气”是先天元阴元阳之气，后天水谷之气与吸入的天气所综合的产物，先天元阴元阳之气来自肾——命门，王海藏：“肾为生气之门”。怀抱奇：“命门为生气之原”，后天水谷之气与吸入的天气来自脾和肺。李东垣：“元气之充足，皆由脾胃之气无所伤，而后能滋养元气。”《素问·六节藏象论》：“肺者，气之本。”《素问·五藏生成篇》：“诸气者，皆属于肺”。这三种不同的原料，由于三焦的沟通，融合成为一种精微的物质——“气”。

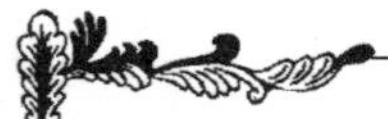

“气”茁长以后，弥散于三焦器官内部，通过交错复杂的内在联系，鼓舞着全身脏腑器官组织的各个功能，从而形成了完整的有规律的机体活动，这样循环不息的契机，意味着“生化之道，以气为本”，所以称作“三焦气化”，显而易见，“气化”是三焦作用于“气”的物质运动所形成的生理机制。

但是三焦作用于“气”的物质运动的能量则为少阳相火，少阳相火与命门相火是一脉相承的，《难经·八难》：“所谓生气之原者，谓十二经之根本也，谓肾间之动气也，此五藏六府之本，十二经脉之根，呼吸之门，三焦之原。”李时珍说：“三焦者，元气之别使，命门者，三焦之本原。”张隐庵：“三焦乃少阳之相火，生于肾阴，从下而上，通会于周身之腠理，藏府之膜原，总属一气耳。”怀抱奇：“人之所藉以有生者，命门也，其所以禀命而运行者三焦也。”唐宗海：“命门为相火之根，三焦根于命门。”

少阳相火充沛，中焦的脾胃获得了温养，水谷才会腐熟。赵献可说：“饮食入胃，犹水谷之在釜中，非火不熟，脾能化食，全赖少阳相火之无形者，在下焦蒸腐，始能运化也。”脾胃持续着蒸腐运化，不断从水谷的摄取以补充“气”的消耗，并促进了营、卫、血、精、津液等养料的制造，供给机体利用，这是三焦生理功能的第一道工序，体现了“中焦如沤”。

经中焦脾胃的蒸腐运化，在水谷之气中析出的二种成分，即清而精专的“营”和浊而慓疾滑利的“卫”，清而精专的“营”，被经脉壅遏“泌其津液，注之于脉，化以为血，以荣四末，内注五藏六府”浊而慓疾滑利的“卫”，则归于下焦，它依附于肾间动气，“渐升而上”，到达于肺，和吸入

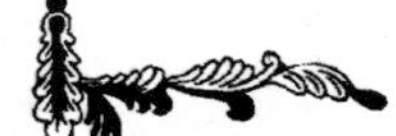

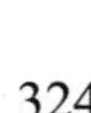

的天气共同参与了“气”的孕育。

“血”和“气”形成，“营”，“卫”的原始物质也就因物质的转化而消失，故《难经·三十二难》说：“心者血，肺者气，血为荣，气为卫。”“营”与“血”，“卫”与“气”，古人常常相提并论，有时候还简括地径以“营”代表“血”，“卫”代表“气”。

这里专谈“卫”与“气”的问题，祖国医学文献对“卫”与“气”的定义虽曾分别有过阐释：如《素问·痹论》：“卫者，水谷之悍气也，其气慓疾滑利不能入于脉也，故循皮肤分肉之间，熏于肓膜，散于胸腹。”《灵枢·决气》：“上焦开发，宣五谷味，熏肤，充身，泽毛，若雾露之溉，是谓气”，但可以看到，它们的功能体现是同样的，《内经》的有些篇章，论述“卫”与“气”并不机械地区分，如《灵枢·邪客》：“卫气者，出其悍气之慓疾而先行于四末分肉皮肤之间而不休者也。”《灵枢·本藏》：“卫气者，所以温分肉，充皮肤，肥腠理，司开阖者也。”

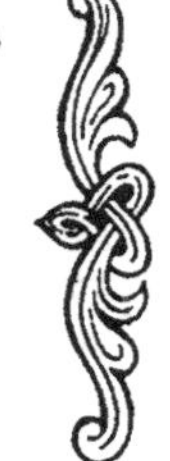

卫气藉着“上焦开发”，“不随宗气而自行于皮肤分肉之间”，担负了固密、温煦、捍卫和敷布水精的任务，这是三焦的第二道工序，体现了“上焦如雾”。

应该指出，卫气并不单纯弥散于体表，它白天行于外，晚间行于内，《灵枢·卫气行》：“卫气之行，一日一夜五十周于身，昼日行于阳二十五周，夜行于阴二十五周，周于五藏。”不独和“营”的运行途径不同，方向亦是背道而驰的，《营卫生会》：“营在脉中，卫在脉外。”《五乱》：“营气顺脉，卫气逆行。”尽管如此，它们还是亲密地相依存，相约制，“五十而复大会于手太阴”。张景岳说：“虽卫主气而在外，然而何尝无血，营主血而在内，然亦何尝无气，故营中

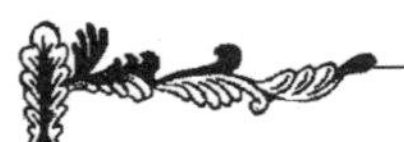

未必无卫，卫中未必无营"，"气"和"血"的生理机制，本是十分微妙的。

"卫"生成于中焦，而实出于下焦，《灵枢·营卫生会》说"营出中焦，卫气出于下焦"，原没有什么鲁鱼亥豕的舛错，杨上善篡改作"卫气出于上焦"，其愚诚不可及。马玄台说："然此卫气者，乃下焦之浊气，升而生之，故曰浊者为卫。"张景岳宗营卫三气解说："卫气者，阳气也，水谷之悍气也，其浮气之慓疾滑利不循于经者为卫气，卫气出于下焦，渐升而上，每日平旦阴尽，阳气出于目之睛明穴，上行于头，昼自足太阳始，行于六阳经，以下阴分，夜自足少阴始，行于六阴经，复注于肾，昼夜各二十五周，不随宗气而自行于皮肤分肉之间，故曰浊者为卫，卫行脉外。"黄元御说："卫出于下焦，阳根于下也……其实营卫皆出于中焦，无非水谷之所化也。"均辨之甚详，足以尽斥其妄，固无待乎我的多言喋喋了。

水化则为"气"，"气"化仍能为水，"气"的弥散过程，也是水精敷布的过程，《灵枢·五癃津液别》："故三焦出气，以温肌肉，充皮肤，为其津。"《本藏》："卫气和则分肉解利，皮肤润柔，腠理致密矣。"

水液受了"气化"的酝酿，云雾般地弥散于全身，不是漫无规律的，《素问·经脉别论》："饮入于胃，游溢精气，上输于脾，脾气散精，上归于肺，通调水道，下输膀胱，水精四布，五经并行。"不难体会，"游溢精气"，乃是水为"气"蒸发的反映，"水精四布"，乃是"气"复化为水的反映，在一定的时间、空间、地点的因素支配下，"气化"还能够衍变水液的分泌形质，以适应机体代谢的需要，如《灵枢·五癃津液别》："天寒衣薄则为溺与气，天热衣厚则为

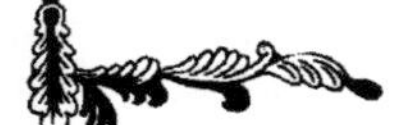

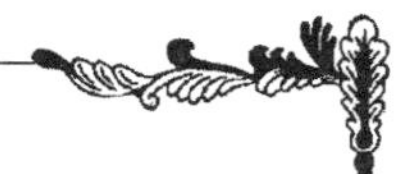

汗，悲哀气并则为泣，中热胃缓则为唾。”其中溺的量最多，由下排出，《素问·灵兰秘典论》：“三焦者，决渎之官，水道出焉；膀胱者，州都之官，津液藏焉，气化则能出矣。”《灵枢·营卫生会》：“下焦者……故水谷者，常并居于胃中，成糟粕而俱下于大肠，成为下焦，渗而俱下，济泌别汁，循下焦而渗入膀胱焉。”这是三焦生理功能的第三道工序，体现了“下焦如渎”。

“三焦气化”的三道工序，一环扣着一环，有机地组织了各个脏器的密切协作，不能须臾或失和停顿，《中藏经》称：“三焦者……总领五藏六府。”那是丝毫也不算过誉的。

张景岳说：“夫人之有生，无非受天地之气化耳，及其成形，虽有五行五志，五藏六府之辨，而总维血气为之用。”营血赖君火的锻炼成赤而循行于十二经脉，卫气赖相火的振动，自行于皮肤分肉之间，君相之火，是机体活动的根本力量，一主“血”，一主“气”，手少阳三焦经复和手厥阴心包络经相络属，提挈了“气”“血”的机枢。这里充分突出了祖国医学以实践为基础的思想体系和理论体系的卓越性。

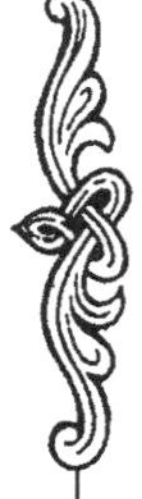

综上所述，“气”的弥散与水精敷布的途径，应该就是三焦的器官，殆无疑义，而藏府之间物质和功能的转输，除了经脉的络属，三焦实是主要的通路，否则五行生克的机理，便无从落实了。三焦作用于“气”的物质运动。“气”的物质运动所形成了生理机制——“气化”的内容，则包括了“温煦”“腐熟”“决渎”的功能，这三项功能，也是调节水分运行输布的关键。一旦“气化”失调，“温煦”“腐熟”“决渎”的功能发生了障碍，最终势必导致体液潴留，出现水肿病变。李潆说：“三焦统领周身元气，上焦不治，则水泛高原；中焦不治，则水溜下脘；下焦不治，则水乱二便。”

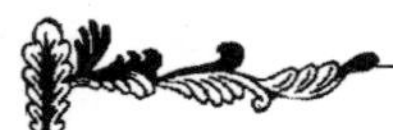

但是论病应求其本，三焦“气化”的形成，既以肺、脾、肾三脏为契机中心，“气化”的失调，自也与肺、脾、肾三脏不能无关。

《素问·水热穴论》：“帝曰：少阴何以主肾，肾何以主水。岐伯曰：肾者至阴也。至阴者，盛水也，肺者太阴也，少阴者，冬脉也，故其本在肾，其末在肺，皆积水也。”

“帝曰：肾何以能聚水而生病，岐伯曰：肾者胃之关也，关门不利，故聚水而从其类也。”

张景岳又发展了《内经》的学说，指出“其制在脾”。《景岳全书》：“凡水肿等症，乃脾肺肾三藏相干之病，盖水为至阴，故其本在肾，水化于气，故其标在肺，水惟畏土，故其制在脾，今肺虚则气不化精而化水，脾虚则土不制水而反克，肾虚则水无所主而妄行，水不归经，则逆而上泛，故传入于脾而肌肉浮肿，传入于肺，则气息喘急，虽分而言之，而三藏各有所主，然合而言之，则总由阴胜之害，而病本皆归于肾。《内经》曰：肾为胃关，关门不利，故聚水而从其类也，然关门何以不利也。经曰：膀胱者，州都之官，津液藏焉，气化则能出矣。夫所谓气化者，即肾中之气也，即阴中之火也。阴中无阳，则气不能化，所以水道不通，溢而为肿。故凡治肿者，必先治水。治水者，必先治气，若气不能化，则水必不利，惟下焦之真气得行，始得传化，惟下焦之真水得位，始能分清。”

由此可知，肺、脾、肾三脏之中，任何那一脏功能失职，都可破坏“三焦气化”，“三焦气化”被破坏，倘不及早恢复，非但水液的运行敷布失其常度，泛滥成灾，而且各个脏器得不到温煦鼓舞，于是机体活动日益衰退，这样恶性循环的结果，造成了《素问·汤液醪醴论》所谓“五藏阳以

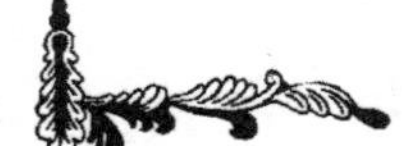

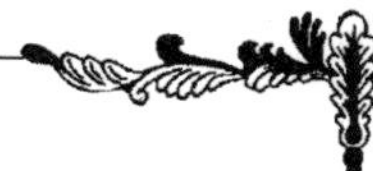

竭”的局面。

历代医家，曾创立了不少治疗水肿的方法原则，如“急则治标”的“开鬼门，洁净府”，“去菀陈莝”等；“缓则治本”有“培土制水”，“益火之原，以消阴翳”等。“去菀陈莝”就是排除体液潴留的郁积腐败物质，疏通三焦的气化壅滞，“益火之原，以消阴翳”虽旨在温阳逐水，同时亦有助于“三焦气化”的流畅。水肿的治法很多，很灵活，掌握得好，均有良效，不过要挽回“五藏阳以竭”的局面，巩固预后，还是应该抓住益“卫气”推动“三焦气化”的环节，张洁古《珍珠囊》称黄芪为补“气”入三焦经的主药，所以水肿患者的后期，每需大剂参芪竟其全功，这已经成了一般公认的治则了。

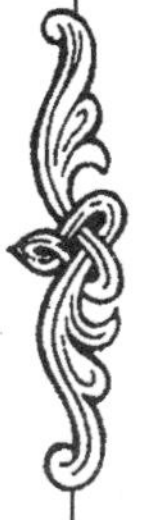

六、小结

按照祖国医学文献记载精神，三焦应该是一种膜状组织的器官，决不是“有名而无形”的，它囊括着各个藏府，又出入贯布于藏府间隙与分肉之间，是各个藏府的物质输送与功能调节的主要通路。例如：“肾者，受五藏六府之精而藏之。”“脾气散精，上归于肺，通调水道，下输膀胱。”“少阳属肾，肾上连肺，故将两藏。”“脾之与胃，以膜相连。”等等，都是以三焦作运行转注途径的。

“气”是一种精微的物质，为人体生命活动的基本物质因素，它源泉于先天元阴元阳之气，后天水谷之气与吸入的天气，三者互为因果，但必须依靠三焦器官的沟通总其大成。

“气”弥散于三焦的器官腔内，遵循了三焦特殊的组织结构，和各个脏腑发生错综的联系，并藉着“气”的“潜行

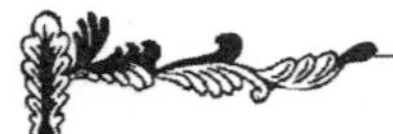

默运”，促成了“温煦”“腐熟”“决渎”等一系列的“气化”的生理功能，从而产生了营、卫、血、精、津液等养料，供人身的各部组织利用。这种生化之道，“以气为本”的机制通常称之为“三焦气化”。

由于三焦主持“诸气”而内脏的活动均禀赋于“气”，因此，有总领五脏六腑的职权。当然“气”的孕育和“气化”的形成，并不是三焦孤立地担负得起来的，它需要各个器官的密切配合，其契机中心，尤在于肺、脾、肾三脏，这也就是三焦命名取义的根据。

活血化瘀法在内科领域中的五结合

人体气血，贵在流通，一受病邪，气血必碍。《素问·调经论》所谓：“血气不和，百病乃变化而生。”因此，保持气血运行畅利，病邪才无稽留之害，倘如，血流泣涩，成为“恶血”“蓄血”“千血”等血瘀病变时，莫不壅塞气道，阻滞气机，那就必须采用活血化瘀的治法。

活血化瘀是针对血瘀而言的，造成血瘀的病因很多，有气滞不畅而致血瘀的；有气虚血运无力而致血瘀的；有寒邪凝泣内蕴而致血瘀的；有热伤血络或煎熬血液而致血瘀的；有痰浊内蕴而致血瘀的。临床体会，活血化瘀法的应用决不应是单一的，需根据“必伏其所主，而先其所因”的原则，结合清除形成血瘀的致病因素，这样才可以充分发挥活血化瘀的治疗作用，否则，活而不行，化而又滞，徒劳无功。

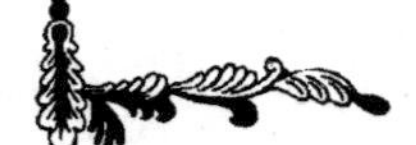

一、活血化瘀与行气相结合

《诸病源候论·小儿杂病诸候》说："血之在身，随气而行，常无停积。"故气行受阻，血流不畅，气血滞涩，日久必致血瘀。临床可见胸胁作胀，伴掣痛，犹如针刺，多因情志不遂，气机失和，于是肺肝之络宿瘀内留，盖"气有一息之不通，则血有一息之不行"，瘀不去则气更滞，形成互为因果，疼痛难宁。治需气血并调，而以行气为主，气行则血亦行矣。胸痛宜宗颠倒木金散。本方出《医宗金鉴·四诊心法要诀》，由木香、郁金二味组成。治胸痛，属气郁痛者，以倍木香君之。属血郁痛者，以倍郁金君之。

病例1：苏某　男　56岁　1980年3月26日

辨证：胸膺满闷，咳嗽引痛。脉沉涩，舌苔薄腻，病起于忧患之后，簿书烦剧，将息不遑，肺气少利，络隧瘀滞，法当理肺行气，兼佐化瘀。

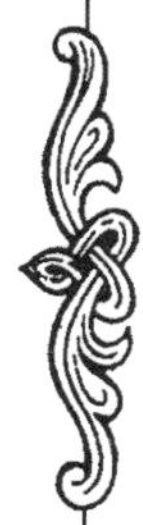

处方：广郁金9克、生香附9克、白杏仁9克、炒当归9克、炙延胡9克、炒枳壳6克。

上药加减，连服一月，胸闷疼痛痊愈。

按：患者境遇怫逆，案牍劳形，肺气郁而不宣，营卫之行痹阻，脉络留瘀，此胸宇痞满，咳嗽引痛之所由作也。《医宗金鉴·四诊心法要诀》曾谓"沉涩痹气"，气滞血瘀，不通而痛，欲止其痛，只应消瘀，贵在行气。爰仿颠倒木金散加减。木香犹嫌辛温太过，故以香附生用代之。配合当归调营活血，玄胡"行滞定痛"。《本草求真》称香附"生则上行胸膈"，当归"为血中气药"，玄胡"行血中气滞"，复入杏仁理肺宣气，枳壳宽胸除胀，使气行则血亦行，何虑乎胀痛之勿已耶。

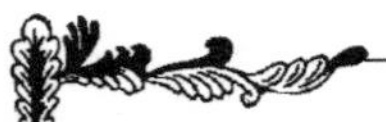

胁痛宜宗柴胡疏肝散。本方出《景岳全书·古方八阵》由柴胡、陈皮、枳壳、芍药、香附、甘草、川芎七味组成。治胁肋疼痛，寒热往来。

病例2：李某　女　36岁　1982年11月6日

辨证：胁肋疼痛，宛如锥刺，腹部胀满，舌苔黄，质暗红，脉细弦，木郁为患，气失调畅，肝经血瘀，法当疏肝解郁，和营祛瘀。

处方：柴胡9克、制香附9克、炒当归9克、川芎9克、白芍9克、枳壳9克、陈皮9克。

上方连服二周，胁痛腹满若失。

按：肝属木，性喜条达，两胁乃其分野，七情内伤，厥阴疏泄乖常，气郁有滞，血为之瘀，爰仿柴胡疏肝散加减。药用柴胡、香附疏达肝气，当归、川芎和调营血。《景岳全书·本草正》云，柴胡解“胸胁痛结”，香附“专入肝胆二经，兼行诸经之气，用此者，用其行气血之滞”。《本草求真》说：“气郁于血，则当行气以散血，血郁于气，则当活血以通气，行气必用芎归，以血得归则补，而血可活，且血之气，又更得芎而助也。”佐芍药、甘草以缓急止痛，陈皮、枳壳以理气除胀。

二、活血化瘀与补气相结合

《灵枢·刺节真邪》谓：“虚邪偏客于身半，其人深，内居营卫，营卫稍衰，则真气去，邪气独留，发为偏枯。”后世有风从外中，痰火内发之说，王清任则主元气亏损，然中风一证应属本虚标实，“正气自虚”，苟非外风引动内风，夹痰火乘虚入中经络，绝不致发为卒倒偏枯之患。诸家所论，足资相互补充，当风阳已熄，痰火渐平，后遗肢体偏废，乃

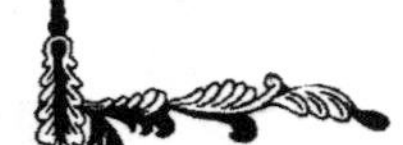

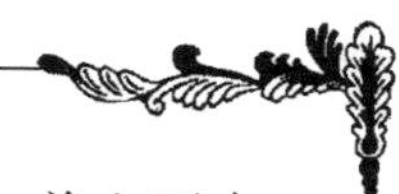

气虚不能运转，经隧积瘀留着，治需补气活血。盖血不自行，赖气以运行，元气复则血流通利，瘀无隐伏之机。

若心气不足，少阴之络瘀凝，症见胸闷且痛，脉细涩或结代，舌淡红或紫黯，苔薄白，亦应益心营以通络瘀。

半身不遂，宜宗补阳还五汤，本方出《医林改错》，由黄芪、归尾、赤芍、川芎、桃仁、红花、地龙七味组成。治半身不遂，口眼歪斜，语言謇涩，口角流涎，大便干燥，小便频数，遗尿不禁。

病例3：林某　女　57岁　1982年8月11日

辨证：年逾五旬，气血两亏，风痰中络，骤然口眼歪斜，右手足不遂，昏愦少语，迭进息风化痰之剂，神识渐清，语言尚利，唯半身偏废，脉象细弱，舌苔薄腻，《金匮》云："邪在于络，肌肤不仁，邪在于经，即重不胜。"肝风虽戢，痰瘀阻滞经络，气虚无以疏运，法当益气行血，祛痰化瘀。

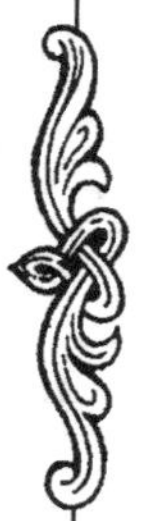

处方：生黄芪30克、当归尾9克，赤芍9克、地龙9克、川芎6克、桃仁6克、指迷茯苓丸9克（包）。

上方连服一月，右侧上下肢渐能活动，调治四月，掌能握，而足能步，随访至今稳定。

按：王清任云："元气既虚，必不能达于血管，血管无气，必停留而瘀。"脉络之瘀，既由气虚不运而留顿，终必赖元气充盛，乃获络通瘀化。爰仿补阳还五汤加减，重用黄芪补气行阳，配合归尾、川芎、桃仁、赤芍、地龙等活血和营之品以祛瘀滞，犹思瘀留之处，难免痰浊凝聚，故加指迷茯苓丸涤痰泄浊，《医门法律》曾谓："痰药方多，唯此立见功效。"元气盈，痰瘀化，经脉利，则枯者荣，废者起矣。

胸闷且痛，宜宗人参汤，本方出《金匮要略·胸痹心痛

短气病脉证治》，由人参、甘草、干姜、白术四味组成。治心中痞气，气结在胸。

病例4：陆某　男　62岁　1980年5月6日

辨证：胸宇痞闷，时或隐痛，心悸气短，神疲乏力，脉细弱，舌苔薄腻，质紫黯，高年营气虚弱，心络瘀滞，法当补气温阳，养营化瘀。

处方：生晒参6克（另煎）、炙甘草3克、淡干姜3克、生白术9克、丹参9克、砂仁3克（后下）。

上方服三周，症情平复。

按：《金匮要略》云："胸痹心中痞气，气结在胸，胸满、胁下逆抢心，枳实薤白桂枝汤主之。人参汤亦主之。"胸痹病气结在胸，胸满连胁下，气逆撞心者，实也，应破气降逆。若心下痞气，闷而不通者，虚也，应补气温阳。今胸闷而兼隐痛，短气疲怠，显属宗气虚弱，橐籥鼓动乏力，血涩不能周流，爰仿人参汤加减，酌入丹参和营化瘀，砂仁理气畅中，此即古人所谓痛有补法，亦塞因塞用之义耳。

三、活血化瘀与散寒相结合

《素问·举痛论》："寒气客于脉中，则血泣脉急。"血泣脉急，疼痛攸生，临床如痹，骨节疼楚，妇女经闭，少腹冷痛，治需散寒行瘀。

痛痹，骨节疼楚，宜宗乌头汤。本方出《金匮要略·中风历节病脉证并治》，由麻黄、芍药、黄芪、炙甘草、川乌五味组成。治病历节，不可屈伸，疼痛。

病例5：李某　男　37岁　1964年9月12日

辨证：淋雨涉水，寒湿痹阻经脉，气血泣涩，两膝关节剧痛，得热稍减，脉弦紧，舌苔白腻，拟温经散寒，益气

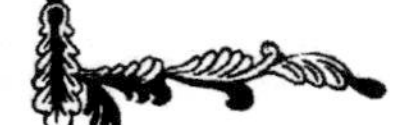

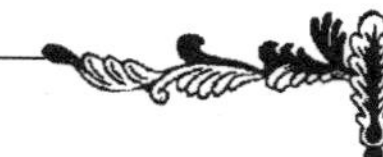

除湿。

处方：制川乌6克、净麻黄6克、炙黄芪9克、炒白术9克、炒当归9克、炒白芍9克、炒川芎6克、炙甘草3克。

上方连服5剂，疼痛尽释。

按：《素问·痹论》："风寒湿三气杂至，合而成痹也；其风气胜者，为行痹；寒气胜者，为痛痹，湿气胜者，为着痹也。"今寒邪偏胜，夹湿稽迟，经脉之气痹，营血之行涩，骨节失于濡养，是以疼痛若斯。《素问·调经论》："气血者，喜温而恶寒，寒则泣而不能流，温则消而去之。"爰仿乌头汤加减。川乌配麻黄以温经散寒，行其痹着；黄芪配白术以益气运中，除其湿邪；芍药配甘草以缓急和阴，舒其筋脉；当归配川芎以养营化瘀，通其血滞。寒湿既蠲，气血乃行，瘀之不存，痛将不治而愈。

妇女经闭，少腹气痛，宜宗小调经散。本方出《医宗金鉴·妇科心法要诀》，由当归、桂心、细辛、麝香、没药、琥珀、白芍药七味组成，治冲任寒凝，月经闭阻。

病例6：徐某　女　41岁　1964年11月2日

辨证：经闭半载，少腹冷痛，四肢不温，脉细迟，舌苔薄白，胞门寒伤，经络凝坚，《素问》所谓"天寒地冻，则经水凝泣"是也。法当温散寒凝，疏通瘀滞。

处方：炒当归9克、炒白芍9克、桂心3克、细辛1.5克、川芎6克、陈艾叶3克、没药3克、琥珀末3克（冲）。

上方服18天，经水来潮，嗣后从无愆期。

按：《金匮要略·妇人杂病脉证并治》云："妇人之病，因虚，积冷，结气，为诸经水断绝。"景岳明确指出："经闭有血隔与血枯之不同。隔者，阻隔不利，病发于暂，通之即愈。"积冷隔也，血寒积结，犹乎水冷成冰，务须辛温疏通，

则火热冰消，凝闭自行，爰宗小调经散加减。桂心、细辛、艾叶温经散寒，当归、川芎、白芍调营活血，琥珀化瘀，没药定痛。闭责之寒，痛责之瘀，温通即可以祛寒瘀，亦仁斋“气温则血滑”之意耳。

四、活血化瘀与清热相结合

《金匮要略·肺痿肺痈咳嗽上气病脉证治》云：“热之所过，血为之凝滞。”《医林改错》亦谓：“血受热则煎熬成块。”凡热毒内侵，血液受烁，或滞于肌腠经络，发为皮肤斑疹，身痛如被杖，或热聚膀胱，血渗入胞，发为尿血，治需清热凉瘀。

皮损红斑，肢体疼楚，宜宗升麻鳖甲汤。本方出《金匮要略》，由升麻、当归、蜀椒、甘草、鳖甲、雄黄六味组成。治面赤斑斑如锦纹，面目青，咽喉痛，唾脓血，身体疼痛。

病例7：凌某　女　21岁　1972年3月17日

辨证：低热经久不愈，两颧红斑如锦纹，咽干，肢节烦疼，脉细数，舌苔薄黄，质红，肝肾阴虚，热毒燔灼营分，色现肌腠，瘀滞经脉，法当清营凉瘀，泄热解毒。

处方：升麻6克、炙鳖甲15克、广犀角3克（研粉，分二次冲）、大生地15克、黑玄参9克、炒当归9克、凌霄花9克、炒赤芍15克、牡丹皮9克、鬼箭羽9克、炒牛膝9克、白花蛇舌草30克。

上方连服三月，低热渐退，红斑消失，肢节疼楚亦平。

按：《金匮要略·百合狐惑阴阳毒病脉证并治》云：“阳毒之为病，面赤斑斑如锦纹，咽喉痛，唾脓血，五日可治，七日不可治，升麻鳖甲汤主之。”“阳毒之为病，面目青，身痛如被杖，咽喉痛，五日可治，七日不可治，升麻鳖甲汤

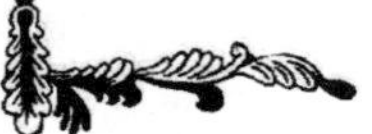

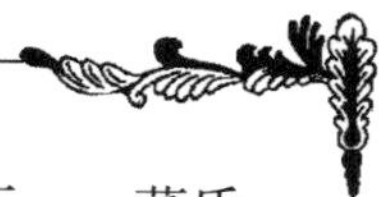

去雄黄蜀椒主之。”关于阴阳毒之证，注家说法不一，董氏《医级》谓：“大抵亢阳之岁多阳毒，流衍之纪多阴毒也，但每遇此症，按法施治，曾无一验，凡遇此证，多以不治之证治之。”其实阴阳毒乃系热毒成患，邪伤阳者，病在肌腠，故面赤斑斑如锦纹；邪伤阴者，病在血脉，故面目青，身痛如被杖。当为热毒致瘀，可无疑义。辛温之品确难合辙，爰仿升麻鳖甲汤加减。去蜀椒、雄黄，取鳖甲、生地、黑玄参益肾养阴，升麻、犀角、白花蛇舌草清热解毒，丹皮、赤芍、凌霄花和营凉瘀，当归、牛膝、鬼箭羽行血通络。《兰台轨范》尝谓：“蜀椒辛热之品，阳毒用而阴毒反去之，疑误。《活人书》加犀角等四味，颇切当。”是说颇具真知卓识。但瘀热而见红斑，肢节烦疼，则逐瘀通络等药，未可少也。

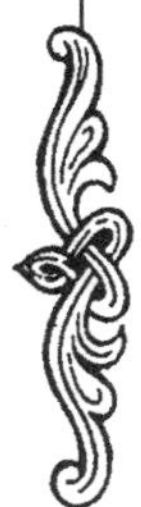

尿血宜宗小蓟饮子，本方出《丹溪心法》，由生地黄、小蓟草、滑石、通草、炒蒲黄、淡竹叶、藕节、当归、栀子、甘草十味组成，治下焦结热，尿血，血淋。

病例8：赵某　女　31岁　1964年10月7日

辨证：秋收负重，恣啖辛辣，突然溺血鲜红，少腹坠胀，腰酸，脉弦，舌苔黄，质红，热蓄下焦，劳伤肾络，血从溲溢，法当益阴滋肾，凉瘀止血。

处方：大生地12克、女贞子9克、旱莲草15克、炒知母6克、炒蒲黄9克（包）、炒当归9克、小蓟草15克、炒山栀9克、赤芍药9克、牡丹皮9克、炒藕节9克、生甘草3克。

上方服3天，小溲赤色转淡，再服一周，尿血全止。

按：《血证论》说：“膀胱与血室，并域而居，热入血室，则蓄血，热结膀胱，则尿血。”今“胞移热于膀胱”，复因负重劳伤血络，血受热迫，离经溺出，故尿血鲜红。唐容

川云："既是离经之血，虽清血、鲜血，亦是瘀血。"爰仿小蓟饮子加减，养阴益肾用大生地、女贞子、旱莲草，清热凉瘀用炒山栀、生甘草、赤芍药、炒丹皮，调营止血用炒当归、炒蒲黄、小蓟草、炒藕节，热去则络瘀得化，瘀消则经血能归。

五、活血化瘀与祛痰相结合

《景岳全书》引王节斋曰："津液者血之余，行乎脉外，流通一身，如天之清露。若血浊气浊，则凝聚而为痰，痰乃津液之变，如天之露也，故云痰遍身上下，无处不到，盖即津液之在周身者。"由于痰为浊阴之邪，痰盛则滞气之往来，经脉壅遏，血凝而成瘀，临床可见胸痹、石瘿等症，治需祛痰化瘀。

胸痹宜宗栝楼薤白半夏汤。本方出《金匮要略·胸痹心痛短气病脉证治》，由栝楼实、薤白、半夏、白酒四味组成，治胸痹不得卧，心痛彻背。

病例9：何某　男　62岁　1973年3月6日

辨证：胸闷气窒不舒，痛引背部，痰多心悸，夜寐不安，脉细弦，舌苔薄腻，质暗，痰浊中阻，阴乘阳位，胸阳失展，心络瘀滞，法当祛痰理气，宣痹行瘀。

处方：全瓜蒌15克、薤白头9克、制半夏9克、广郁金9克、炒陈皮9克、生香附9克、桂枝6克、丹参9克、桃仁9克、水炙远志3克、水炙甘草3克。

上方连服二周，胸闷疼痛均瘳。

按：《金匮要略心典》云："胸痹不得卧，是肺气上而不下也，心痛彻背，是心气塞而不和也。其痹为尤甚矣，所以然者，有痰饮以为之援也，故于胸痹药中加半夏以逐痰饮。"

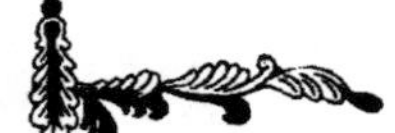

爰仿栝楼薤白半夏汤加减，藉栝楼、枳壳宽胸散结，桂枝、薤白温经通阳，半夏、茯苓祛痰除湿，香附、郁金理气畅中，顾痰积痹逆，必有瘀血着于包络，故再增丹参、桃仁调营化瘀。庶几痰浊化而瘀壅遂开。

石瘿宜宗海藻玉壶汤。本方出《外科正宗》，由海藻、贝母、陈皮、青皮、昆布、当归、川芎、半夏、连翘、甘草、独活、海带十二味组成，治肉瘿、石瘿。

病例 10：张某　女　42 岁　1965 年 5 月 20 日

辨证：颈部结块坚硬，表面凹凸，推之不移，略有疼痛，脉濡，舌苔薄腻，肝气郁滞，痰湿夹瘀凝阻经络，法当化痰软坚，开郁祛瘀。

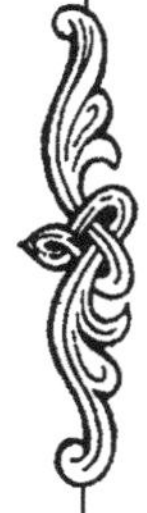

处方：海藻 12 克、海带 12 克、昆布 12 克、当归 9 克、川芎 9 克、象贝母 9 克、制半夏 9 克、广陈皮 9 克、连翘 9 克、三棱 9 克、莪术 9 克、八月札 15 克。

上方连服 5 月，颈项结块渐软，继服夏枯草膏调治收功。

按：石瘿之成也，总因气血结聚。而气血结聚，实痰浊凝污使然。爰仿海藻玉壶汤加减，贝母、半夏、陈皮、制香附具化瘀理气之效，海藻、海带、昆布、八月札有散结消瘀之功，当归、川芎、三棱、蓬莪术则活血化瘀，三者配合，对瘿瘤等症，治无余蕴矣。

许慎《说文》：“瘀，积血也。”段玉裁注：“血积于中病也。”盖凡瘀血留着，即成疾疢，总以祛瘀为要。然“恶血当泻不泻，衃以留止。”定有所致之因。是知瘀非病之本，而惟病之标耳。若见瘀治瘀，不图其本，无异引指使臂，灌叶救根，欲求愈病难矣。就气血言，气为血帅，血随气行，故气滞与气虚均可引起血流瘀阻。从病邪论，则寒结、热

灼、痰凝尽是致瘀之重要因素，临症如能审因施治，自必事半功倍。不揣谫陋，略陈管窥一得，并选择验案数例，旨在举隅，聊供探讨。

血府逐瘀汤的临床效应

一、来源及方药组成

血府逐瘀汤出《医林改错》，乃原书作者王清任（1768~1831年）的自拟方。王氏通过临床实践，从"气为血帅"，"血随气行"的生理关系，进一步认识了气与血相互间的病理意义，强调"治病之要诀，在明白气血"，并总结了六十种气虚证和五十种血瘀证，倡立补气活血，通窍活血和逐瘀治法，为中医活血化瘀的治疗开拓了新的境界。

血府逐瘀汤的适应范围非常广泛，能治胸中血府血瘀引起的一切病症。唐容川著《血证论》亦予载录，誉为治血瘀的活套方，且盛赞韵诀中"血化下行不作痨"的见解卓越。

血瘀逐瘀汤由当归三钱、生地三钱、桃仁四钱、红花三钱、枳壳二钱、赤芍二钱、柴胡一钱、甘草钱五分、川芎一钱五分、桔梗一钱五分、牛膝三钱组成，水煎服。

方中当归、川芎养血活血，桃仁、红花通瘀祛瘀，生地、赤芍清热凉营，柴胡、枳壳理气宽胸，再以甘草和中缓急，桔梗引诸药上行，牛膝导积瘀下泄。全方配伍恰当，行气以活血，化瘀不伤正，深得气血同治，升降并调，寒温相适，虚实兼顾之旨。

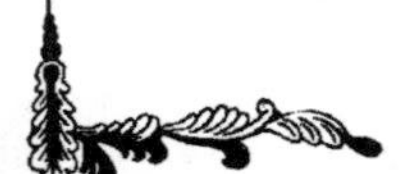

二、血府逐瘀汤的适应证

王清任曾说："惟血府之血瘀而不活，最难分别"，他认真观察，摸索经验，提出了血府逐瘀汤的主症。

1. 头疼胸痛：血府逐瘀汤对部分头痛，胸痛颇有捷效。王清任说："查患头痛者，无表证，无里证，无气虚，痰饮等证，忽犯忽好，百方不效，用此方一剂而愈。"又"有忽然胸痛，前方（指木金散、瓜蒌薤白白酒汤、小陷胸汤等）皆不应，用此方一付，痛立止。"

2. 身外凉，心里热；每晚内热兼皮肤热一时：王清任说："身外凉，心里热，故名灯笼病，因有瘀血。认为虚热，愈补愈瘀，认为实火，愈凉愈凝。三两付血活热退。"又："每晚内热兼皮肤热一时，此方一付可愈，重者两付。"

3. 胸不任物，胸任重物及食自胸右下：胸不任物，谓夜寐需袒露胸部，布覆则不能入睡。胸任重物，谓卧时胸部必须重压，否则难以安眠。食自胸右下，似谓吞咽有梗塞不顺之感。这些症状一般出于患者主诉，检查则往往无阳性体征。有的医家认为属神经官能症。情志之病，易致气滞血瘀，故投血府逐瘀汤能获改善。

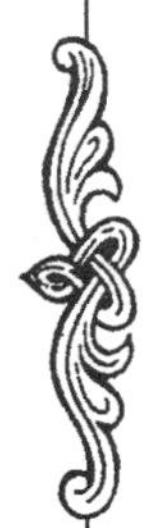

4. 肝气病，无故爱生气：显系络脉瘀滞，肝胃不和所致。因是血府有瘀，治宜逐瘀为先。王清任说："不可以气治，此方即效。"

5. 饮水即呛：王清任说："会厌血凝，不能盖严气门，故饮水渗入即呛。"且指出"用此方极效"。

6. 呃逆，干呕：呃逆，干呕属胃失和降之象。责之胸中血府瘀滞，气机升降乖常。当兼见刺痛逆满等症。王清任说："一见呃逆，速用此方"，"无他症，唯干呕血瘀之症，

用此方化血而呕立止。”近人曾用本方合左金丸，治愈二例顽固性呃逆，一剂知，二剂已，极为灵验。

7. 瞀闷，急躁：瞀闷指心中闷乱，多思多疑，王清任说：“即小事不能开展”。急躁指平日性情温和，有病则急躁异常。为肝郁不达，血府积瘀无疑。

8. 心跳心慌：心跳心慌应是心悸怔忡之重症，《素问·痹论》：“心痹者，脉不通，烦则心下鼓……”鼓者动悸也。“心下鼓”由于脉络痹阻不通，心神失养。王清任说：“用归脾（丸）、（朱砂）安神（丸）等方不效”，必须逐血府之瘀。

9. 夜不安，夜睡梦多，不眠，小儿夜啼：夜不安，夜睡梦多，不眠，小儿夜啼，均以晚间不获安寐为主要临床表现，昼属阳，夜属阴，血亦属阴，因此，瘀血证候多昼轻夜甚或入暮而作。“回春曰，日轻夜重瘀血也”（《证治摘要》）。

10. 天亮出汗：天亮出汗，盖因血府血瘀，夜间发热，至清晨睡醒，瘀热逼液外泄使然。王清任说：“醒后出汗，名曰自汗；因出汗醒，名曰盗汗。盗散人之气血，此是千古不易之定论，竟有用补气固表，滋阴降火服之不效，而反加重者，不知血瘀亦令人自汗盗汗。”唐容川认为“瘀血在肌肉则翕翕发热，自汗盗汗。……血府逐瘀汤加醋炒大黄，亦可治之也。”

血府逐瘀汤的主症归纳为十类，是王清任应用血府逐瘀汤的经验总结。

三、医案选录

这里选择应用血府逐瘀汤的验案 10 例，藉资举隅。

1. 神经性头痛

病例：刘某　男　15 岁

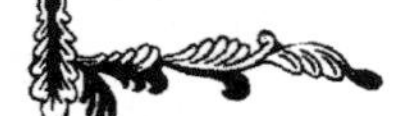

病史：头前额部阵发疼痛一年余，近四月来，常在用脑过度或情绪紧张时加剧，兼有泛恶，被迫休学，诊断为神经性头痛。

辨证：头痛频作，前额尤甚，痛点固定不移，伴泛恶，脉沉涩，舌质红，边尖紫暗，苔薄白。证属瘀阻脉络，清阳失展。

治法：消瘀升清。

处方：血府逐瘀汤（份量均照原方，下同）加葛根 9 克、白芷 3 克、杭菊花 9 克。

疗效：服药 25 剂，头痛痊愈而复学，随访 6 年稳定。

2. 脑震荡后遗症

病例：李某　男　35 岁

病史：数年前被铁棒撞击头部，自此常感头痛头晕，记忆力减退。

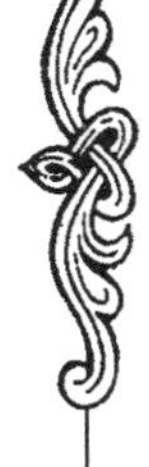

辨证：头晕疼痛，其痛呈针扎样。脉细弦，舌苔薄黄，质暗红。证属脑海震动，瘀血留著。

治法：散瘀达络。

处方：血府逐瘀汤。

疗效：服药 30 剂，症情逐步好转。恢复工作。

3. 低热

病例：周某　女　36 岁

病史：低热已历数年，经检查排除结核、风湿、尿道感染、肝脏疾患。

辨证：低热缠绵，消瘦神萎，口干，自觉腹满，脉弦紧，舌青，苔薄腻，证属瘀滞腠理，营卫不和。

治法：祛瘀和营。

处方：血府逐瘀汤。

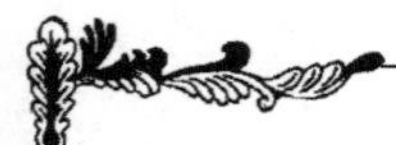

疗效：服药30剂，热退症安。

4. 胸中夜热

病例：陈某　男　40岁

病史：10天来，夜间入睡后，每因胸中烦热而惊醒。不覆被亦烦热难受。扪肌肤则不热，体温正常。服三溴合剂、谷维素等均无效。

辨证：胸中夜热，肌肤反凉，脉细数，舌苔薄，质红。证属血府血瘀，瘀热内灼。

治法：行瘀泄热。

处方：血府逐瘀汤。

疗效：服药3剂，烦热消除，续进2剂巩固。随访10个月未复发。

5. 非化脓性肋软骨炎

病例：田某　女　55岁

病史：左胸疼痛5天，检查胸骨左旁第三肋软骨隆起，呈非化脓性肿胀，压痛明显。摄片诊断为非化脓性肋软骨炎。

辨证：左肋部肿痛，脉数，舌苔黄腻。证属痰瘀夹热，络气凝滞。

治法：攻瘀退肿。

处方：血府逐瘀汤，外敷回阳玉龙膏。

疗效：服药20剂，肋软骨肿胀疼痛俱瘳。

6. 冠心病

病例：王某　男　51岁

病史：近年来时感胸闷气窒，心绞痛反复发作，内科确诊为“冠状动脉粥样硬化性心脏病”。

辨证：胸闷疼痛，脉沉细，时有结象，舌淡紫，苔

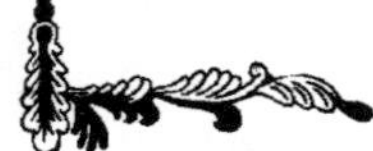

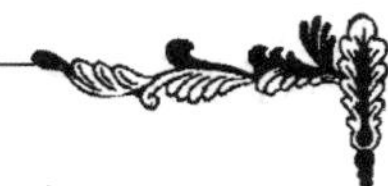

薄，证属心气不足，胸阳痹阻，气滞血瘀，脉道不畅，不通则痛。

治法：化瘀理气。

处方：血府逐瘀汤加生香附9克、广郁金9克、水炙远志3克。

疗效：服药7剂，心绞痛缓解，结脉亦消失。

7. 精神分裂症

病例：里某　女　45岁

病史：患者因家庭纠纷引起精神分裂症，经多种镇静药治疗无效。

辨证：形体消瘦，喜怒无常，举止失度，胡言乱语，白昼两目羞明不能睁视，晚间烦躁不眠，爱席地而坐，站立时不能自持，脉弦紧，舌紫，苔黄腻。证属气郁化火，瘀热蒙蔽心神。

治法：破瘀宣窍。

处方：血府逐瘀汤加鲜菖蒲9克、磁朱丸9克（另吞）。

疗效：服药15剂后，神志渐清，而能入睡，脉弦紧，舌紫，苔腻已化，续方月余痊愈。

8. 癫痫

病例：王某　男　16岁

病史：跳跃倾跌，头部受震，引起癫痫，发作时神志不清，两目上视，四肢抽搐，每次约五分钟逐渐苏醒。

辨证：面色少华，形体羸弱，癫痫，一月数发，脉濡滑，舌苔薄黄。证属瘀浊交阻，风阳上扰。

治法：通瘀定痫。

处方：血府逐瘀汤加生铁落15克（包）、鲜菖蒲6克。

疗效：服药25剂后，癫痫已平，续进益气健脾之剂

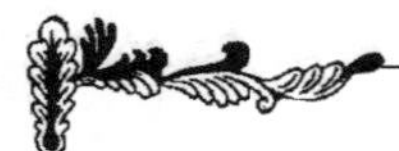

调理。

9. 色素性紫癜性皮炎

病例：董某　男　55岁

病史：患者右足背出现针头大之红色皮疹，呈小片状，轻度瘙痒。一月后，左足背亦见同样损害，并发展到双小腿，曾应用抗过敏药及止痒药，均无效验。

辨证：右小腿伸侧有10处1~2cm直径之皮损区，边界清楚，表面呈轻度苔藓样变，中央与边缘散发紫癜及黄褐色色素沉着。左小腿亦有6处同样损害，脉弦，舌质暗红，苔净。证属阴虚血燥，络损瘀凝。

治法：凉瘀益阴。

处方：血府逐瘀汤。

疗效：服药20剂，紫癜及瘙痒轻减，续进20剂，皮损消退，仅留色素沉着。

10. 子宫功能性出血

病例：仲某　女　42岁

病史：月经过多，色紫有块，久治不愈，妇科拟诊"子宫功能性出血"。

辨证：经行血涌，其色深紫，瘀块杂下，腹痛，烦躁，脉弦紧，舌紫红，苔薄。证属瘀热相搏，冲任受烁。

治法：逐瘀清经。

处方：血府逐瘀汤倍用生地。

疗效：服药60剂后，经水得调，症情尽释。

四、血府逐瘀汤的证治体会

血府逐瘀汤在王清任拟订诸方中用途最广，专治胸中血府血瘀之症，方效卓著。盖胸中内应肺、心，且包括胃之上

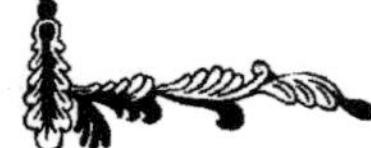

口。肺主气，心主血，阳明又是多气多血之乡。肺、心与胃的病变，自易影响气血运行而致瘀。分析血府逐瘀汤的主症，或涉肺、心，如胸痛，心里热，心跳心慌，或涉阳明胃腑，如呃逆干呕。由于气血循经周流，其病理反应并不受胸中之症的局限，尚可表现为发热、头痛等疾患。临床上，对气滞、血瘀造成的某些疑难杂病，往往能收到意外的疗效，无数验案，雄辩地证明了血府逐瘀汤的价值及活血化瘀的治法意义。

但是血府逐瘀汤以逐瘀为前提，因此，如何判别有无“瘀血”，是正确使用血府逐瘀汤的关键。这方面必须结合中医辨瘀的依据，进行诊断。

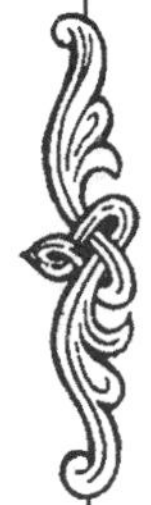

1. 疼痛：疼痛是血瘀的依据之一。特点为：（1）病程较长：《临证指南医案》邵新甫按：“初病在经，久痛入络……凡气既久阻，血亦应病，循行之脉络自痹。”故久痛多有留瘀。（2）部位固定：所谓“疼痛在血分者，其痛不移”，如冠心病之胸前痛，阑尾炎之右下腹疼痛，结节性血管炎之结节疼痛。（3）疼痛拒按：接触抚摩更加明显。如血管炎结节之触痛，肝炎之压痛，阑尾炎之麦氏点反跳痛。（4）疼痛性质：呈胀痛，绞痛，或针刺样痛。（5）痛处常有块状物：如结节性血管炎之结节，肝炎疼痛之肝肿大等。

2. 肌肤甲错：皮肤粗糙，肥厚，发硬，鳞屑增多，每与血瘀相关。

3. 午后潮热或持续发热：王清任说：“午后潮热，至晚尤甚，乃瘀血也。”唐容川说：“瘀血在腠理，则营卫不和，发热恶寒。”

4. 口干咽燥，漱水不欲饮：瘀症可见燥渴，但欲漱水不欲咽。

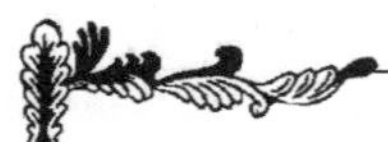

5. 色素沉着：气滞血瘀，则肌肤失养，故色素沉着。《灵枢·经脉》："血不流则髦色不泽，故其面黑如漆柴者。如肝硬化之颜面苍黑，妇女月经紊乱引起之棕褐斑，硬皮病之皮肤晦暗。

6. 精神异常：如烦躁、失眠、喜忘、忧郁、癫狂等。《伤寒论》："其人喜忘者，必有蓄血也。"王清任说："癫狂一症，哭笑不休，骂詈歌唱……乃气血瘀滞。"

7. 出血：无论新鲜的出血或陈旧的出血，都属血瘀。如肝硬化之红纹赤缕（蜘蛛痣），红斑狼疮之红点红斑，血尿，结节，紫癜，溃疡病出血之黑便，异位妊娠之阴道出血。

8. 舌质青紫蓝黑或见瘀斑：是血瘀较可靠的外候。《诸病源候论》："夫有瘀血者……唇萎舌青。"或见青紫，蓝黑的瘀斑、瘀点、条纹。如慢性肝病、冠心病、紫癜、肿瘤等，紫舌均占较高比例。

9. 脉象迟涩或弦：《四诊抉微》："迟涩血病"。《读医随笔》："凡瘀血初起，脉多见弦。"

上述辨瘀的依据，不必全备，但具一二，再与血府逐瘀汤的主症互参，即可作为确诊胸中血府血瘀及符合血府逐瘀汤证的指征。

值得注意的是血不自瘀，瘀之产生，有寒邪稽迟而形成者，有热伤脉络或煎熬血液而形成者，有风湿痹阻而形成者，有气滞不畅而形成者，有气虚无力运血而形成者，有跌仆损伤而形成者。在采取活血化瘀法的同时，决不应忽视原发病因，还需配以散寒、清热、祛风、化湿、涤痰、行气、补气、理伤等法，才能提高活血化瘀的效率，否则活而不行，化而又滞，徒劳无益。

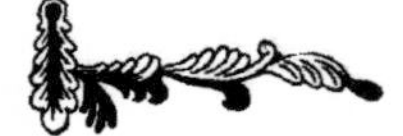

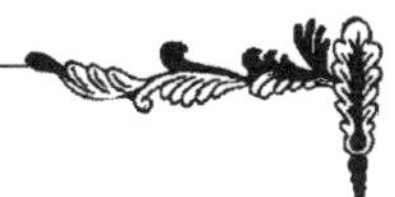

结束语

血府逐瘀汤是活血化瘀的著名方剂，临床行之有效，经得起实践的检验。近年来，国内医疗单位，采用本方治神经性头痛、偏头痛、脑震荡后遗症的头痛头晕、小儿跌仆碰伤头部引起的发热及手术后低热的验案，屡见不鲜。

文献亦曾报道，血府逐瘀汤治疗14例肋软骨炎；38例胸部挫伤等瘀滞引起的疼痛，一般在10～15天痊愈；48例冠心病心绞痛，用本方加减获得不同程度好转，多数病例于一周内生效。并发现瘀血患者，经血府逐瘀汤治疗后，纤维蛋白溶解酶系统活性都有所提高，恢复和接近健康人水平。

实验研究还证实血府逐瘀汤具有促血小板解聚以及复活肝脏清除能力与增强网状内皮细胞系统功能的作用。

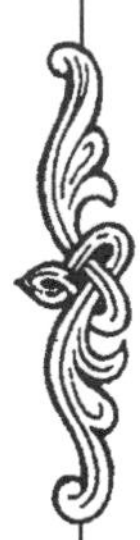

据《素问·脉要精微论》“脉者，血之府也”的说法，不少医家认为血脉贯穿全身，因此，大凡血脉瘀滞的病变，均属血府逐瘀汤的适应症。从而被广泛引用于内、外、妇、儿、皮肤、耳鼻喉科等多种疾患，取得了较满意的疗效。如急性弥漫性血管内凝血症、慢性布鲁氏菌病、颅脑外伤、三叉神经痛、乳房纤维瘤、慢性肝炎、神经官能症、过敏性紫癜、输卵管不通畅之不孕症等，大大地扩充了血府逐瘀汤的治疗范围。

随着临床应用的不断发展，活血化瘀研究的日益深化，血府逐瘀汤的机理将获得更好的阐明，为继承发扬中医药学作出新的贡献。

妇科月经病证治传习摘粹

妇科之有专书，盖由陈自明《大全良方》始，其后论著渐多。如王肯堂的《女科准绳》，万密斋的《万氏女科》，傅山的《傅青主女科》，武之望的《济阴纲目》，沈尧封的《女科辑要》，沈金鳌的《妇科玉尺》，肖慎斋的《女科经纶》，吴谦的《医宗金鉴·女科心法要诀》，陈修园的《女科要旨》等。对妇科的理论与方药，虽载录綦详，然瑕瑜并存，非积学熟虑者，临床殊难合辙。婺源程门雪氏长于妇科，颇服膺傅氏，尝撰《女科摘要》，既宗《霜红龛集》，兼参《医宗金鉴·妇科心法要诀》及《女科辑要》，编为歌诀，藉课生徒。卷首小序云："女科无佳书，《霜红龛女科》人多疑其不真，然其方用之殊效。近日田桐氏为应用汉方作序，即述及在沪时，其友肖纫秋曰妇林氏生乳痈甚剧，日医藤崎谓非速割不可，纫秋阅此书产后编中有瓜蒌散方，遂以与之，二服而瘥，藤崎以为奇，是此书固不可轻视也。余尝玩其处方选药，甚为细致，非《金鉴》妇科可及，《金鉴·妇科心法》法甚详备，亦可取之书，惟方多峻药为稍差耳。今以《霜红龛集》为主，佐以《金鉴》及沈尧封《女科辑要》之说，编为歌诀以便初学，兼以自课也。"

程氏与先君交谊甚笃，时相过从，余髫年习医，因得亲炙口授，或质以妇科月经病证治，丈恒举歌诀阐释，启迪良深，每聆精辟见解，辄留笔记，迨弱冠悬壶，犹常披览参考，用诸妇科临床，亦屡获效验。现据程氏教益，结合实践，叙述自己对月经病证治的体会，文字未暇整理，言之不

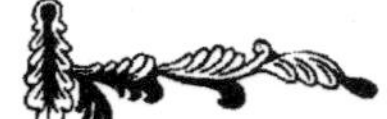

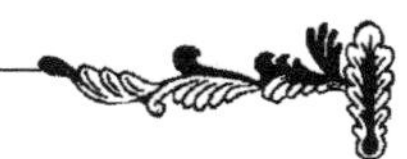

成系统，即命题为传习摘粹可乎。

一、经期

《素问·上古天真论》："女子七岁肾气盛，齿更髮长；二七而天癸至，任脉通，太冲脉盛，月事以时下，故有子；三七肾气平均，故真牙生而长极；四七筋骨坚，髮长极，身体盛壮；五七阳明脉衰，面始焦，髮始堕；六七三阳脉衰于上，面皆焦，髮始白；七七任脉虚，太冲脉衰少，天癸竭，地道不通，故形坏而无子也。"

从上述经旨体会，天癸非指月经明矣。窃意天者先天，癸者水也，天癸乃先天之癸水。因更言丈夫"二八肾气盛，天癸至，精气溢泻，阴阳和，故能有子"，徐亚枝说天癸是肾水之本体，最合情理。尧封曾云"天癸自任脉来，月事自太冲来，任隶少阴，冲隶阳明，"深得《内经》"任脉通，太冲脉盛"二句精义。盖月事之愆，莫不由于不通或不盛所致也。

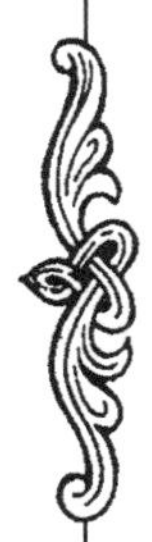

月有盈亏，潮有朝夕，经水三旬一下，犹潮信之不失，故又名月信。若规律性的二月一行，称"并月"；三月一行，称"居经"；一年一行，称"避年"。均系禀赋使然，不足虑也。偶尔发生这种情况，应属病征，当需诊治，间有终身不行，称"暗经"，每多不孕。《医宗金鉴》谓其仍能怀妊，则极为罕见。

二、经色气味不正病因

血属阴，从阳化，故经色以正红为正，虽或愆期，或经行腹痛，不难医治。若色深红，紫黑，应为热征，然虚寒之患，亦有色黑者，必黯黑似豆汁。倘黄如米泔，乃湿郁不能

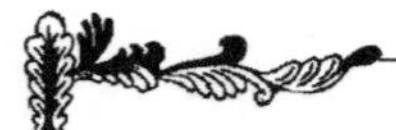

化红而致。浅红淡白，均系虚象，更当详审夹瘀块与否，并结合气味辨之。凡出现血块，总由气滞。再观其色泽，明而紫黑，兼呈热证，经水稠黏臭秽，多属热瘀；黯而紫黑，兼呈寒证，经水清澈臭腥，多属寒凝。据此分析，病无遁形。至于内溃症，则脓血五色杂下不止，且带腐败之气，恙情危重，不言可喻，说见《医宗金鉴》，实即现代所谓之子宫癌也。

三、经期乖常

1. 经行先期

经来不足三十日，超前而色鲜红，总属血热。若经量甚多，乃是肾中水火太旺，盖火太旺则血热，水太旺则血多，系有余之病，非不足之症。似宜不药有喜。虽然过于有余，则子宫太热，亦难受孕，过者损之。唯火不可任其有余，而水不可使之不足，治当少清其热，勿泄其水，清经散主之。

清经散：丹皮三钱、地骨皮五钱、青蒿二钱、盐水浸炒黄柏五分、九蒸熟地三钱、酒炒白芍三钱、白茯苓一钱。

上方旨在清经之火，但仍兼滋水之味，俾火泄而水不与俱泄，损中寓益之意也。

若经行先期，量极少，甚至仅见一二点者，乃是肾中火太旺而阴水亏耗，治当专事补水，不必泄火。两地汤主之。

两地汤：酒炒大生地一两、玄参一两、酒炒白芍五钱、麦冬肉五钱、地骨皮三钱、阿胶三钱。

上方即宗壮水之主，以制阳光为法，水既足则火自平耳。本条需与上条互参，临床自无失误。

若经水提早而至，色淡白者，乃是气虚不能摄血，丹溪所谓：经水淡白者，属气虚是也。虚不能摄，虽无火亦必先

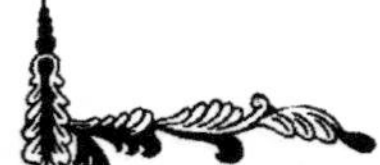

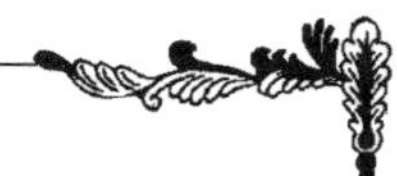

期，万勿误认先期属热，妄用清热之品，治当益气养血为先。归芍异功汤或圣愈汤主之。

归芍异功汤：当归二钱、酒炒白芍二钱、人参二钱、土炒白术二钱、炙甘草五分、茯苓二钱、广陈皮二钱。

圣愈汤：人参七钱五分、炙黄芪五钱、酒洗当归五钱、酒拌白芍七钱五分、熟地七钱五分（酒拌蒸半日）、川芎七钱五分。

二方对经水提早，由于气虚不摄者尤效。临床需按病情之深浅抉择。赵养葵曾说：经水不及期限而来，有火也。过期不来火衰也。此言其常。然有不及期而无火者，亦有过期而有火者，不能胶柱鼓瑟，应参脉证，详辨寒热虚实，知常达变，治可万全矣。

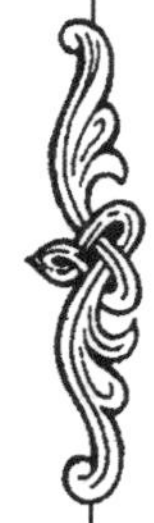

2. 经行后期

经行延后必逾三旬始至，总属虚寒。若后期量多，乃是冲任不摄，门启不遑迅阖，经水行则诸经之血尽来附益，乘隙下趋，不能自还故也。治当温摄升散，温经摄血汤主之。

温经摄血汤：九蒸熟地一两、酒炒白芍一两、酒洗川芎五钱、土炒白术五钱、柴胡五分、五味子三分、续断一钱、肉桂五分（去粗皮，研末）。

上方从四物汤去当归一味，盖当归行血之力宏，大非经量多者所宜，故独除之。是则《金鉴》方不能及也。熟地、川断补益精血，佐以肉桂、五味、芍药之温摄，白术、柴胡、川芎之升散，一面温摄其流，一面升散其郁，庶几附凑而下之血，散还诸经，法至精当，药味分量尤值得注视，地芍之重，柴桂之轻，均有意义，虚人酌加党参亦可。

若月事延期，量少色淡而腹无胀感，乃是气血两虚之征，治当益气补血，兼佐温经，圣愈汤或双和饮主之。

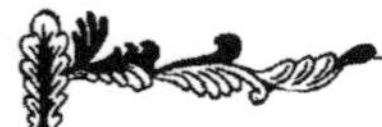

圣愈汤：见前。

双和饮：熟地一钱、当归一钱、川芎一钱、黄芪一钱、白芍一钱、肉桂五分、炙甘草五分。

上方即黄芪建中汤减饴糖合四物之剂。盖四物得补气药，可收阳生阴长的功效，《医宗金鉴》谓：双和饮，其意在温养血气，故佐芪、桂、炙草以温之，对气血衰弱，经行推迟的调理，法固无有善于斯者矣。

3. 经行先后无定期

月水来潮，先后断续，无一定之期，乃是气病。盖肝郁则肾亦郁。肾郁则气必不宣。经事之先后断续无定期者，正肝气之或通或滞，肾气之或开或阖，相应而致耳。治当从调气入手，归芍异功汤去参合抑气散或定经汤主之。

归芍异功汤：见前。

抑气散：香附子四两（炒净）、茯神一两（去木）、橘红二两、炙甘草一两。上为末，每服二钱，食前用沸汤调服。

二方合用气血并调，而重在理气。夫气为血之帅，血随气行，气乱血必乱，气治血自治焉。

定经汤：菟丝子一两（酒炒）、白芍一两（酒炒）、当归一两（酒洗）、大熟地五钱（九蒸）、炒山药五钱、白茯苓三钱、炒黑芥穗二钱、柴胡五分。

上方滋水以涵木，疏肝以舒肾，肝肾之郁既开，经水之期自定。可见解郁应是调气之本也。

四、经行腹痛

临经腹痛且胀，症情虽有参差，病机不外乎肝郁气滞。盖气为血之帅，血随气行，气滞血亦滞，气行血亦行，胀责之气，痛责之血也。气生于郁，郁主于肝，女子以肝为先

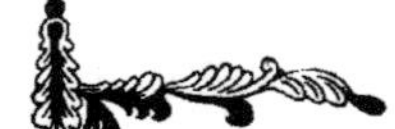

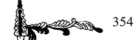

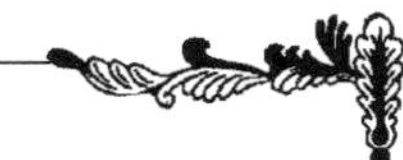

天，故多痛经之患。治当行气和营，解郁疏肝，越鞠丸，或逍遥散、金铃子散主之。

越鞠丸：醋炒香附、米泔水浸炒苍术、川芎、炒神曲、黑山栀等分。上为末，曲糊丸。

上方疗诸般郁结，卓著效验，郁乃结聚不得发越而成，鞠乃抑郁不得舒伸之象。因取香附之开气郁，川芎之行血郁为主，兼佐苍术之燥湿郁，神曲之消食郁相配合，但痞坚之处，必有伏阳，所以更入山栀之清泄气分郁热，郁者越则鞠者伸矣。

逍遥散：当归一钱五分（酒拌）、酒炒白芍一钱五分、柴胡一钱、茯苓一钱、土炒白术一钱、炙甘草五分、薄荷五分（后下）、煨姜三片。

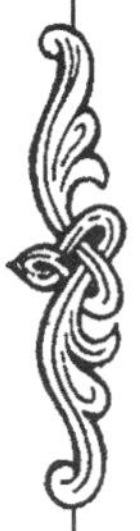

上方土中疏木，消散其气郁，摇动其血郁，却无伤于正气，故名逍遥。逍遥”与“消摇”通也。《医宗金鉴》亦谓：“肝为木气，全赖土以滋培，水以灌溉，若中土虚，则木不升而郁，阴血少，则肝不滋而枯。方用白术、茯苓者，助土德以升木也；当归、芍药者，盖荣血以养肝也；薄荷解热，甘草和中；独柴胡一味，一以为厥阴之报使，一以升发诸阳。经云，木郁则达之，遂其曲直之性，故名曰逍遥。”

金铃子散：金铃子一两、炙玄胡一两。上为末，每服三钱，酒调服。

上方疏肝泄热，理气止痛，每与越鞠丸、逍遥散同用，奏功益捷。

妇女痛经，无非厥阴之气失疏，因此疏肝理气乃一定不易之法。然尚需勘其脉证，辨其寒热，兼寒者，脉弦而紧，经色黯黑，可加炮姜、艾叶；兼热者，脉弦而数，经色明红，可加山栀、丹皮；如见瘀块则可酌加桃仁、红花等品。

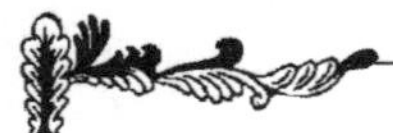

还应指出，行气之药常偏于辛温香燥，血虚之质，殊不适合，临床宜选血中气药，越鞠丸之用香附、川芎，逍遥散之用柴胡，金铃子散之用金铃子、玄胡索均是也。

若经前腹疼，必二三日而后月事始行者，经色多是紫黑瘀块，遍体牵痛，乃是肝经郁热，抑怫其气，于是疼痛作焉。室女少妇，每罹斯疾，月月相同，则知咎不在受寒，纵初起曾感寒邪，日久寒亦化热，瘀块之紫黑可征也。且痛经常见于室女少妇年事正强之体，则决非虚证，治当解郁泄热，宣郁通经汤主之。

宣郁通经汤：酒炒白芍五钱、酒洗当归五钱、丹皮五钱、炒山栀三钱、白芥子二钱（炒研）、柴胡一钱、酒炒香附一钱、醋炒川郁金一钱、酒炒黄芩一钱、生甘草一钱。

上方补肝血，解肝郁，利肝气，泄肝火，堪称面面俱到，医痛经甚效。然清气火，既有丹皮、山栀，似不必再用黄芩、生草二味矣。

若临经前，脐腹呈刀刺样绞痛，寒热交作，经水下如黑豆汁，乃是寒湿搏于冲任血分，论见滑伯仁医案。治当辛散苦温，大全温经汤主之。

大全温经汤：人参二钱、酒炒当归二钱、酒炒川芎三钱、桂心五分（研末）、莪术三钱、炙甘草一钱、酒炒白芍三钱、炒牛膝三钱、牡丹皮三钱。

上方宜去党参、丹皮、莪术，加细辛、艾叶、炮姜炭。盖经前腹痛多郁热，此证独属寒湿。一常一变，务需详审。唯治血分寒，姜须炮黑令透，方化辛为苦，不可不知。

又《霜红龛女科》，亦采滑伯仁之说，谓是下焦寒湿相争，治当温寒化湿，温脐化湿汤主之。

温脐化湿汤：土炒白术一两、白茯苓三钱、炒山药五

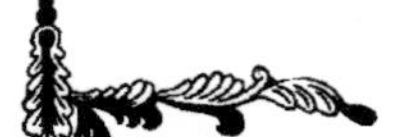

钱、盐水浸巴戟肉五钱、扁豆三钱（炒，捣）、白果十枚（捣碎）、莲子三十枚（不去心）。

上方通补奇经，健脾化湿。殆从虚人立法，故用白术利腰脐之气，巴戟、白果以通任脉，扁豆、山药、莲子以卫冲脉。寒湿除而经水调，自易受妊耳。设或误诊，妄投寒凉，则冲任虚冷，血室反成冰室，孕育姑置勿论，疼痛安能望其制止耶。寒湿胜者，应宗前法，冲任虚者，应宗后法。然虚痛和缓不迫切，实痛急剧，姜桂艾芎必不可少，更与肝郁化热之经痛相参，则一热一寒，一虚一实，足资举隅，治无疑难矣。

若经期推迟，兼夹瘀块，过后腹痛且胀，乃是寒凝气滞，治当温通理气，艾附暖宫丸主之。

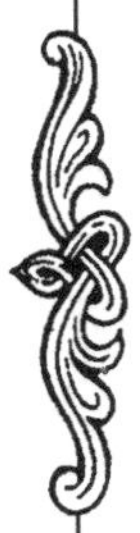

艾附暖宫丸：酒洗当归三钱、生地三钱、白芍二钱、川芎一钱五分、陈艾叶一钱、制香附三钱。

上方暖宫以散寒，行气以和营。加桂枝、炮姜，则温寒止痛之效更可提高。一般治腹痛恒取桂心而舍桂枝，认为桂枝只宜表证，殊不知其温经达络之力，正有利于妇女经病也。

若癸水量多，经净后少腹疼痛，乃是胞虚寒甚，治当温寒补虚，金匮温经汤主之。

金匮温经汤：人参二两、阿胶二两、川芎二两、当归二两、吴茱萸三两、白芍二两、桂枝二两、丹皮二两、麦门冬一升（去心）、半夏半升、甘草二两、生姜二两。上十二味，以水一斗，煮取三升，分温三服。亦主妇人少腹痛，久不受胎；兼治崩中去瘀，或月水来过多，及至期不来。

上方出《金匮要略》，看似芜杂，实有至理。阿胶、当归、川芎、白芍补血养营，人参、甘草、麦冬益气育阴，桂

枝、吴萸温经祛寒。李芝云："此汤名温经，以瘀血得温即行也。方内皆补养气血之药，未尝以逐瘀为事，而瘀血自去者，此养正邪自消之法也。"

若经后小腹疼痛，其脉乍小乍大，有时骤起，乃是风入胞脉，并非虚证。治当祛风散寒，吴茱萸汤主之。

吴茱萸汤：吴茱萸二钱、肉桂二钱、当归二钱、干姜一钱、细辛一钱、藁本一钱、防风一钱、丹皮二钱、茯苓一钱、制半夏二钱、麦门冬二钱、木香一钱、炙甘草一钱。

上方《医宗金鉴》用治胞中不虚，惟受风寒而致经后疼痛。然方药太杂而峻，不如叶氏采防风、荆芥、桔梗、甘草四味，虚者加人参一钱，焙黑，令其入血分，研末酒送，轻灵可取。沈尧封盛赞之，想临床必曾获验耳。

若经后腹痛隐隐，喜温喜按，乃是气血俱虚，经色必淡。治当益气养血，当归建中汤主之。

当归建中汤：当归一两、炒白芍二两、肉桂一两、炙甘草七钱。上㕮咀，每服三钱，加生姜、枣水煎，空心服。

上方即小建中汤去饴糖，加当归、桂枝易以肉桂，盖营出中焦，补中即所以益营气也。

若少腹痛于行经之后，痛势缓而绵绵不已，乃是肾水虚不能润木，肝气横逆犯脾，木土相争，脉必虚而带弦，舌必光淡无苔，偏热偏寒之药，均难合度。治当育阴舒肝，温养平调，调肝汤主之。

调肝汤：阿胶三钱（白曲炒）、炒山药五钱、酒洗当归三钱、酒炒白芍三钱、蒸熟山萸肉三钱、盐水浸巴戟一钱、甘草一钱。

上方于四物汤去熟地，嫌滋腻，去川芎，嫌辛散。阿胶、巴戟、萸肉育肾即能补肝平木，乙癸同源之意也。当

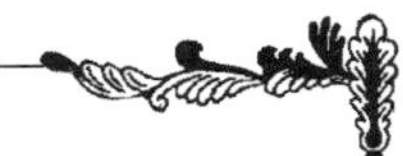

归、芍药养血调营，山药、甘草缓中和脾。法与滋水清肝汤，一贯煎近似。又含芍药甘草汤之义。温而不燥，补而兼通，故有柔肝止痛之效。盖肾恶燥，肝恶刚，避去刚燥，独得温润通补之旨。对水亏木旺，肝木侵凌脾土，经后纯虚阴痛之调理，堪称要剂。

凡补药分静止与流动二类，熟地、黄精、枸杞子、大麦冬、女贞子、菟丝子等，属静止类；巴戟肉、狗脊、苁蓉、续断、山萸肉、当归等，属流动类。扰动太过之疾，如虚火上浮，虚汗外泄，虚风内煽等症，宜静不宜动，应从静补，再配合龙牡磁石之潜镇涩敛。痿躄不用及虚而作痛等症，宜通不宜塞，应从通补，以酒引之，以枝行之。昔叶天士创通补奇经之法，实无他药，即择补肝肾而具流动性之品耳。徐氏遽加訾议。不知此法殊佳，治而有效，虽杜撰亦何害，况验证历历，并非标新立异者耶。

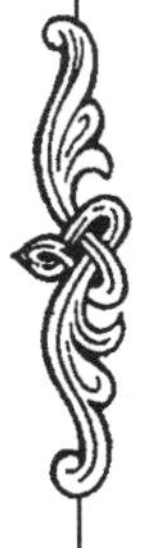

五、崩漏

经来不止，唯不多，但淋漓不断者称漏，喻其如屋漏也；忽然血大冲下者称崩，喻其如山之崩也。

《素问·阴阳别论》曰："阴虚阳搏，谓之崩。"虽语不及漏，然久崩不已，阴血耗竭，终必致漏。久漏不辍，气营亏损，后亦成崩。是言崩而漏在其中矣。盖崩漏之源，总是阴分不足，阳邪搏之，血热不藏妄行所致。故无论少漏多崩，均属不当至而至，当止而不止的病态。治疗应着眼于一"止"字，既是阴虚阳搏，则壮水之主，以制阳光，应为正法。或迁适于温补之例，仍是失血严重，阴损及阳之后果。明乎此理，临诊消息，分辨恙之新宿，体之虚实，症之寒热，权衡加减，思过半矣。

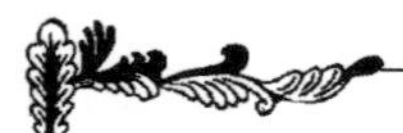

约言之，暴崩漏常由冲任脉虚，不能摄血，宜投温摄；久崩漏定有伏热，逼血妄行，宜投清泄。如崩漏屡进温摄不应，亦宜清也；血去过多，气不摄血，宜补气以生血；补之不愈，宜佐酸敛固涩。故治崩漏，不外温摄、清泄、补益、涩敛四法，四法复合运用，化裁可耳。

若崩漏血色鲜红，或带紫黑，乃是冲任积热，血不循矩而下走。治当清营泄热，荆芥四物汤主之。

荆芥四物汤：炒熟地三钱、炒当归三钱、炒白芍三钱、炒川芎一钱、炒黑芥穗三钱、炒黄芩三钱。

上方《医宗金鉴》用治崩漏之有热者，重在清也。然冲任积热，血去阴伤，辛热之品，殊虑灼干阴血，宜去川芎，熟地易生地，合当归、荆芥三味，并炒炭用之更佳。

若崩漏色红质稀，乃是冲任之脉不固，阴气失守。治当温经摄血，奇效四物汤主之。

奇效四物汤：炒熟地一钱、酒洗当归一钱、川芎一钱、炒白芍一钱、阿胶一钱、陈艾叶一钱、炒黄芩一钱。

上方即《金匮要略》之胶艾汤，去甘草而加黄芩也。出许叔微《本事方》，大意虽是，尚不妥贴。盖芎归并用，流窜过甚，阴虚阳搏之崩冲，所须禁忌者也。但师其法，据情增删，不必拘其药也。

若崩漏紫黑有块，胁肋及少腹两侧拘急不舒，乃是肝气郁结化火，气火内烁，血不能藏，脉必弦数，口必干苦，常兼见呕恶吞酸。治当泄肝解郁，平肝开郁止血汤主之。

平肝开郁止血汤：醋炒白芍一两、土炒白术一两、酒洗当归一两、丹皮三钱、三七根三钱（研末）、酒炒生地三钱、甘草二钱、黑芥穗二钱、柴胡一钱。

上方从加味逍遥散减茯苓、山栀，复入生地、黑芥穗、

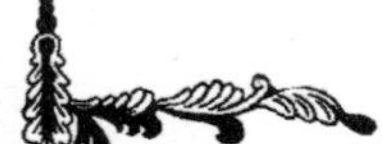

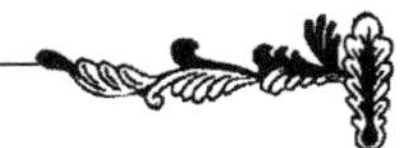

三七根末，配伍极有深意。盖用白芍平肝，生地凉血，柴胡疏升开郁，丹皮清降泄火，白术利腰脐，则血无积住之虞，荆芥通经络，则血有归还之乐，当归、三七于补血之中，以行止血之法，自然郁结散而血崩止矣。

若崩中漏下日久，经血之色淡红，乃是肝脾两虚，统藏失职，病症迁延，气耗血亏，治当补气生血，八珍汤主之。

八珍汤：人参二钱、土炒白术二钱、茯苓二钱、甘草一钱、生地二钱、酒洗当归三钱、炒川芎一钱五分、白芍二钱。

上方当归亦需炒炭，并去川芎，酌加陈棕炭、藕节炭。有人对此证颇崇补中益气升散之法，认为阴虚阳搏，是阳邪陷入阴中，故应补中以升阳出阴。似是而非之说，不足信也。需知根本既虚，复事升散，拨动根株，脱离之险指日可待矣。纵属脾气虚弱，参芪术草已得，无取乎升柴之升散。昔贤论东垣之倡用升柴，谓利于脾胃阳虚，而最不宜于肝肾阴虚，旨哉斯言，切中肯綮。

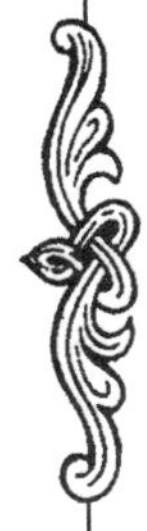

若年过五十而血崩冲注，乃是房帏不戒，肾火鼓动，血室大开。治当益气养营，滋阴止血，加减当归补血汤主之。

加减当归补血汤：酒洗当归一两、生黄芪一两、三七根末三钱、桑叶十四片。

上方以归芪二味为主，当归用量似嫌太多，可减为四钱，三七根系止血圣药，桑叶经霜得清肃之气，故能滋阴收敛，血止再加熟地一两、白术五钱、山药四钱、麦冬三钱、北五味一钱。盖“精不足者，补之以味”，调理善其后也。

若孕妇胎堕，血下不止，乃是怀妊行房动胎，小产成崩，元气衰弱，气衰不能固摄。治当益气补血，固气汤主之。

固气汤：人参一两、土炒白术五钱、大熟地五钱、酒洗当归三钱、白茯苓二钱、炙甘草一钱、炒黑杜仲三钱、蒸熟山萸肉二钱、远志一钱（去心）、五味子十粒（炒）。

上方大补真元而益营阴，庶几已去之血，可以速生，将脱之血，可以尽摄。凡气虚而血崩者，均可参用，非仅治小产之崩也。

若崩冲连日，血下成斗，昏晕不省人事，气息微弱，六脉沉细，乃是血去殆尽，仅存一线之气以为护持，应属危候。治当益气固脱，独参汤主之。

独参汤：吉林人参一钱至三钱，无力者用党参代替。

上方人参分量，应视症情之轻重酌定。煎成冲入贯众炭末一钱，频频送服。加童便一盅，其效更显，待气接神清，治当培元摄血，固本止崩汤主之。

固本止崩汤：人参三钱、九蒸熟地一两、白术一两（土炒熟）、生黄芪三钱、酒洗当归五钱、黑姜二钱。

上方峻补气血，妙在全不取止血而唯补血，又不止补血而更补气，非唯补气而更补火。盖大崩失血昏晕之后，阴损及阳，纵初起阴虚阳搏者，兹时亦阴阳两虚矣。其颜面、目睑内、口唇、爪甲必皆苍白而无血色，舌淡白，脉虚细，种种见证，足以表明。故益气补血之外，宜加温摄，姜须炮黑透，则化辛为苦，不致辛热伤血，反能引血归经焉。

若血崩块色紫黑而兼腹痛，乍崩乃是肝郁气滞，治当调气和肝，醋炒香附散主之。久崩乃是虚寒，治当温经补虚，奇效四物汤或金匮温经汤配合芍药甘草汤主之。

醋炒香附散：香附醋炒一味为末，每服二钱，可随证加入汤剂中。

上方许叔微云：“女人因气不先理，然后血脉不顺，乃

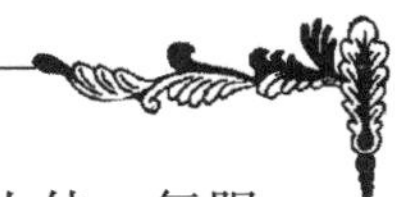

生崩带等证，香附是妇人仙药。醋炒为末，久服为佳，每服二钱，清米饮调下。徐朝奉内人，遍药不效，服此获安。”徐蔼辉亦谓：“叔微理气二字，专主怒气郁气伤肝，故用香附调气以和肝，慎不可用破气药。”破药且不可用，血崩腹痛更不能妄用攻血峻剂矣。戴原礼对此颇具卓识，曾明确指出：“曰瘀而腹痛，血行则痛止，崩而腹痛，血止则痛止，可知既血崩矣，安有瘀阻之痛哉。”《医宗金鉴》论列琥珀散、失笑散等方，无妄之药，不可投也。即或久崩胀痛，血色紫黑，纯属虚寒之故，亦勿以为恶血未尽而不敢止截（说见戴原礼）。诚如薛立斋之说：“久崩腹痛，手足冷，是脾胃虚寒所致也。”

奇效四物汤：见前。

金匮温经汤：见前。

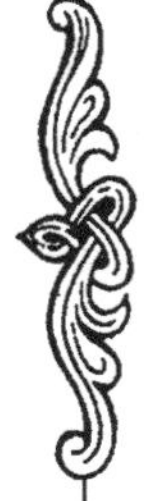

芍药甘草汤：白芍四两、炙甘草四两。上二味，以水三升，煮取一升五合，去滓，分温再服。

上方芍药敛肝之横，甘草缓肝之急。腹痛多由肝脾不和，故芍草和肝最为紧要。可随证之寒热虚实，合入复方，寒者配胶艾，热者配荆芩。虚者用调肝汤，实者用平肝开郁止血汤，亦均含此二味，是于妇科病症，无往而不宜也。

崩漏久恙，补之不止，处方应兼佐涩敛封固，如龙骨、牡蛎、赤石脂、禹馀粮、乌梅炭、十灰丸等；欲育阴制阳，女贞、旱莲草亦为必不可少之品，且阿胶与旱莲相配，止血之功，殊不可没也。

六、经闭

月事不能以时下，称经闭。《金匮要略·妇人杂病脉证并治第二十二》篇曰：“妇人之病，因虚，积冷，结气，为

诸经水断绝。”张景岳亦云：经闭有血隔与血枯之不同。隔者，阻隔不利，病发于暂，通之即愈；枯者，源断流竭，其来也渐，补养乃充。是说亦本乎《金匮要略》，隔实，枯虚。积冷，结气膈也，血虚枯也。盖血寒则凝泣，抑郁忧患则气滞，血涩，故积冷，结气多致经闭。至于血枯经水无源，终归损途。细加分析，则积冷属实，血枯属虚，结气应在虚实之间，进一步即入虚劳。此妇人经闭证之三大纲也。

然需指出，经闭初起，纵系寒凝，症情迁延，常从热化。凡气结郁极尚且化热，矧结寒之患，化火更易。与崩漏，泄泻，下脱不闭之恙，日久每转趋虚寒，正遥遥相对，不难体会。

再究结气之因，总关情志。《素问·阴阳别论》曰：“二阳之病发心脾，有不得隐曲，女子不月，其传为风消，其传为息贲者，死不治。”张山雷笺正：“经言不得隐曲，即指所思不遂，谋虑怫逆而言。则心脾营阴暗耗而不月成矣。”夫二阳，足阳明胃也。胃主中焦，中焦受气取汁变化而赤，是谓血，隐曲不伸，情志内伤，心脾气郁，运化失职，胃纳减退，奉生者少，奇经空虚，欲月汛之不绝得乎。病势愈进愈甚，加之郁热销烁肌肉，先传为形体瘦削之风消。继传迫肺为咳喘急迫之息贲。息贲则命期促矣。妇女经闭之患，据前述三大纲辨析证治，自无余蕴。

若月事闭阻，情怀抑郁，胸胁胀满，脉弦过寸口，上透鱼际，乃是肝络不疏。治当调气解郁，抑气散、越鞠丸、逍遥散主之。

抑气散，越鞠丸，逍遥散：见前。

三方均系调气解郁之剂。抑气散用香附散郁气，陈皮调诸气，茯神安心气，甘草缓逆气；越鞠丸用苍术解湿郁，山

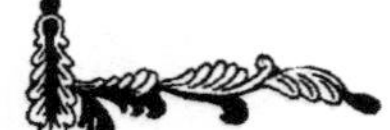

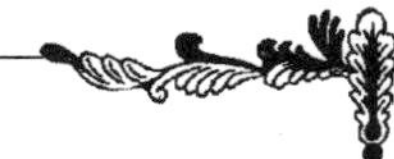

栀散火郁，川芎开血郁，神曲化食郁，香附行气郁；逍遥散用归芍养肝，白术苓草和脾，柴胡疏木，更入少许薄荷，借芳香之气，引之上升，助其条达，为木横土中，肝脾郁结者之第一妙法。唯不适于阴虚阳亢之证耳。

若经闭而少腹冷痛，四肢不温，乃是冲任寒凝，治当温经散寒，小调经散主之。

小调经散：白芍一钱、当归一钱、琥珀一钱、桂心一钱、没药一钱、细辛五分、麝香五分。共研细末，每服五分，姜汁、温酒各少许调服。

上方对寒凝经闭，时非久远之症，最称合度。盖寒阻冲任，犹水冷成冰，辛温疏通，力求火热冰消，凝闭自行。但如积寒化热，则宜通不宜温，虽或非温不可者，亦应参入丹栀清泄郁火，相同为用也。

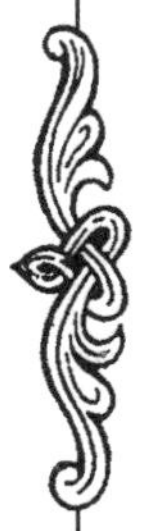

若经闭不行，少腹硬满拒按，胀满不舒，脉沉弦有力，乃是胞脉血瘀。治当活血通经，佛手散或失笑散合金铃子散主之。

佛手散：川芎二两、当归三两。上为细末，每服二钱，水一盏，酒少许，煎七分，温服。

失笑散：五灵脂、蒲黄各等分。上为末，先用酽醋调二钱，熬膏，入水一盏，煎至七分，食前热服，良验。

二方俱属通经佳剂，可酌情采用。前者着重活血，《医宗金鉴·妇科心法要诀》云："逐瘀血其效如神。"后者着重祛瘀，《医宗金鉴·妇科心法要诀》亦云："血凝者，用失笑散逐而行之。"然气行则血行，故如配以金铃子散之调肝理气，则更相得益彰。

若月信停阻，腹胀疼痛不显，脉象细涩，乃是体弱肾虚，冲任瘀滞，不任攻下，治当益肾和营，泽兰叶汤合柏子

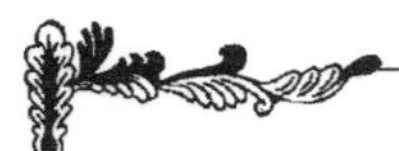

仁丸主之。

泽兰叶汤：泽兰叶三两、当归一两、白芍一两、甘草五钱。上为细末，每服五钱，水二盏，煎一盏，温服。

柏子仁丸：柏子仁五钱（炒，另研）、酒洗牛膝五钱、卷柏五钱、泽兰叶二两、续断二两、熟地三两五钱（酒浸半日，石臼内杵成膏）。上为细末，炼蜜丸如桐子大，空心米饮下三十丸。

二方为缓通调理平剂。既有虚象，亦无胀痛，但经闭不来者，宜汤丸并进，久久其血自行。

若经水断绝，身体羸瘦，两目黯黑，肌肤甲错，小腹板急，乃是血结日久，郁热内蒸，津液枯涸，失于濡润。《金匮要略·血痹虚劳病脉证并治第六》篇谓："内有干血"，世人因称干血痨。室女患者尤多。治当破血行瘀，大黄䗪虫丸主之。

大黄䗪虫丸：大黄十分（蒸）、黄芩二两、甘草三两、桃仁一升、杏仁一升、芍药四两、干地黄十两、干漆一两、虻虫一两、水蛭百枚、蛴螬一升，䗪虫半升。上十二味，末之，炼蜜和丸小豆大，酒饮服五丸，日三服。上方多虫类动物，取其走窜飞潜，深入血分，另用生地、黄芩、大黄，而不杂辛温之品，盖仲师早已详审郁久必从热化之故。《金匮要略》论大黄䗪虫丸证，像似虚极，而实干血为患，所谓大实有羸状是也。但因原文有"缓中补虚"一语，后人不察，遂误认此丸属缓中补虚之法。试析丸药组成中，何者能具缓中补虚之效耶。殊不知"中"字系"用"字之讹，意在提示缓用补虚之品，先进此丸去其干血耳。然药性峻猛，苟非确诊，慎勿滥施。

若经停不下，颜面萎黄，目胞内睑及指甲之色淡白，形

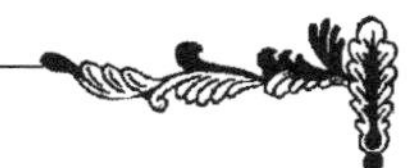

瘦气怯，懒食怠言，脉虚无神，乃是营血枯耗。除不得隐曲，渐次转成者外，或有产乳过多，崩漏失血，奇经八脉空虚，冲不能盛，任不能通所致。治当调理心脾，补养气血，归脾汤主之。

归脾汤：人参一钱、蜜炙黄芪二钱、酒洗当归二钱、枣仁一钱五分（炒，研）、土炒白术一钱五分、茯神一钱、龙眼肉一钱、远志八分（去心）、木香五分（磨冲）、炙甘草五分。

上方益气养血，甘温濡润。少佐木香疏通，木香得诸药则不燥，诸药得木香则不呆，故能开胃悦脾，化生精微。经云：劳者温之，虚者补之。虚火可补，昔贤每崇参芪，总为苦寒伤胃之训耳。且远志通心气，木香理脾气，二味相配，结成枢纽，正符二阳之病发心脾之义。初起者，应合逍遥法，心脾并调，疏达肝木。久延入损，则逍遥散嫌其刚燥劫阴，不堪再用。凡久虚之证，当以调理脾胃为要着，胃纳不强，滋腻阴药，必须回避，亦叶氏之旨也，虚而无热者，尚可图功。如更见形肉消瘦，颧红骨蒸，盗汗咳嗽，是下损及上，已成虚劳重症，势难挽回矣。

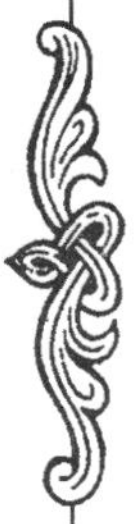

中医脉学的现代研究

中医脉诊是祖国医学独特的诊断方法，通过长期实践的经验总结，逐步建立了中医脉学的理论体系，直到现今，指导临床应用，行之有效。随着现代科学的突飞猛进，这门历史悠久的中医脉学，已引起国内很多学科的注视，研究工作

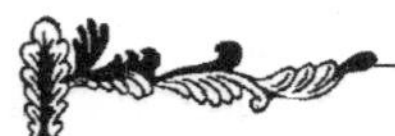

正在深入开展。

一、中医脉学现代研究的要求和概括

传统的中医脉学研究，主要是靠不同指法下的指面感觉以分辨脉象，并力求用生动的自然现象或模拟的示意图来比喻的。由于缺乏明确的物理含义，加之各人的主观差异，脉象的鉴别无法建立统一的客观标准，所谓“在心易了，指下难明”，一直认为脉诊是只能意会，不能言传的技术。因此，脉学现代研究的任务，首先是脉象客观化的研究。50 年代初期，中医脉象客观化的探索已经起步。最早曾仿用西医脉搏波描记器描记了部分中医脉象的波形图，证实了某些中医脉象在波形上具有特异性，但亦发现西医的脉搏波描记器不能全面地检测和描述中医脉象，于是中医和生物医学工程界和科技人员密切协作，创造性地进行了中医脉象仪的设计研制。脉象检测器不断获得改进提高，成为脉象客观化研究的中心课题。值得重视的是和仪器研制同步开展的检测方法和临床应用；脉象图谱的收集、整理与识别方法；脉象形成的机理心脏解释理论的科研工作，在很大程度调动了相关学科配合的积极性。如上海成立的“中医脉象研究协作组”，参加者大都是医学、生物医学工程学、生物力学、数学、工程力学界的人士。研究的渠道有医学方面的，有理论方面的，有实验方面的，已形成了三个各具特色的体系。即客观检测方法、分析方法和识别方法的研究，机理的研究，临床应用的研究，从而揭开了中医脉学现代研究的序幕。

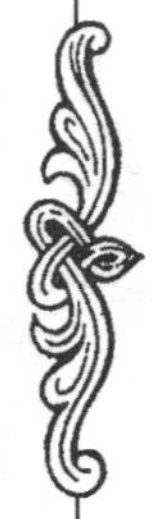

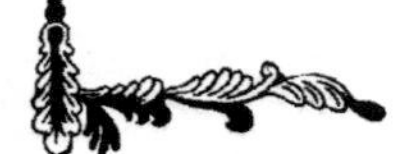

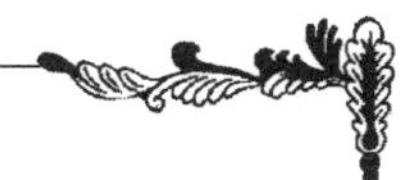

二、中医脉象客观检测方法、分析方法和识别方法的研究

1. 检测方法和描记仪器的进步：50年代中期，检测仪器的研制从单纯描记压力脉搏波形，转向与用换能器对脉道施加几种不同的切脉压力相结合，以符合中医脉诊浮、中、沉取的指法要求。上海医疗器械工业公司中心实验室研制的20型三线脉象仪，领先实现了寸、关、尺三部切脉压力的客观定量测定和压力脉象波形的描记。另外，60年代间，仍有人探索用非压力脉搏波来描述中医脉象的可能性。其中有用光电式积脉搏波图的，也有用超声多谱勒血流速度脉波图的。这些方法与中医脉学的含义缺乏联系，自然未得到发展。检测描记压力脉象波形的技术，是力图使所得到的波形形态与中医的指感相符。起先曾使用压电式的换能器，结果所得波形失去了低频成分，因此，与指感不同。也用过电和电容式的换能器，均不理想。70年代后，我国多数采用应变式的换能器，达到了波形与指感的一致，而且结构简单，便于复制生产。为了提高换能器的操作重复性，热忱为中医脉学研究作出贡献，和我亲密合作的上海医疗器械研究所李景唐同志，他设计的HMX-3C型脉象换能器和MX-3型脉象仪，不仅具备了这方面的优越性能，并可以把任意施加的切脉压力值客观地标记在压力脉象波上。除了检测脉道大小这一环节犹待补阙，仪器上基本上能够反映大多数的中医脉象信息。天津医疗器械研究所研制的脉象仪，专门对脉道大小的检测作了尝试。基于现有技术水平设计的换能器结构，能否如实反映指面感觉，会不会产生多种信息交混干扰，尚是研究领域十分关注的问题。中医脉象的内涵，包括脉位、脉

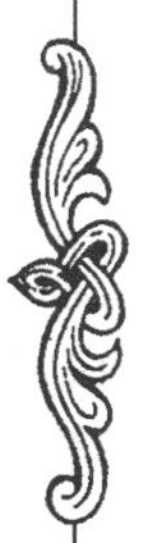

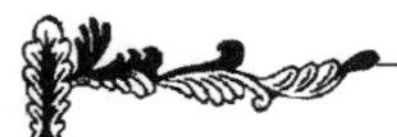

幅、脉力、脉势、波形、脉道、频率、节律、脉体等多种复杂的信息特征。从脉学研究手段的需要，目前急需创制一台多功能的、胜任全面检测、描述中医脉象的机型，这是我们对生物医学工程寄予殷切期望。令人喜悦的是同时具有脉道检测功能的复合式中医脉象换能器，据悉已在实验室中研究成功。

2. 脉象图谱分析方法的研究：（1）时域脉象波形形态分析法：为建立直观识别经验，或波形参数统计模式经验，普遍采用的方法是：从波形图上量取时间、幅度、角度、面积等参数作统计分析。现不少单位已利用电子计算机进行脉图参数的自动提取或初步的分类。但需注意，在不同的切脉压力下波形是有变化的。另外，波形并不可能包含脉象的全部信息。（2）脉象波形频域分析法：利用实时频谱分析仪或电子计算机对脉象波形进行频谱分析的工作也正在开展。不过还处于探索脉象波形在频域是否存在更明显特征的阶段。（3）速率图分析法：即波形的微分波，可反映脉象波形在每一点上的变化速度，对于比较各种波形的升支变化率尤有帮助。不难看出，上述几种分析方法，都只是对脉象波形形态进行分析，并不能全面地反映中医脉象的各种信息特征。（4）综合性中医脉象图谱分析法：它是由脉波－脉位趋势图、脉象波形图、脉道形态示意图和脉率趋势图四种图形，加上脉波幅值定标信号构成的中医脉象图谱，基本上解决了描述各种中医脉象的要求。

3. 脉象识别方法的研究：对中医脉象客观化的研究，已积累了丰富的检测与直观识别脉象的经验，但将这些经验输入计算机的工作，还限于脉象波形的识别分类。这项工作已由北京医疗器械研究所等单位研制出专用仪器。1984 年由

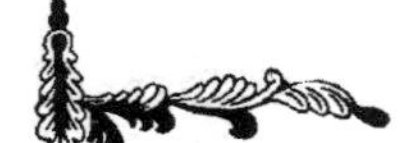

上海医疗器械研究所等单位研制的脉象波形自动辨识系统，它不但可识别各种脉象波形，而且具有自学的功能。

三、中医脉象形成机理的探讨

阐明各种脉象的机理，才能使脉诊在临床应用获得更明确的指导意义，并将为继承发扬传统的中医脉学，创造中国独特的诊断学作出贡献。目前，归纳起来，有下列三方面的研究：

1. 医学研究：比较分析人体在出现各种脉象情况下的心血管系统机能状态和体内外各种环境的变化，或者观察用药物或其他方法改变人体的心血管系统机能状态时所引起的脉象变化。对各种脉象与脉波传播速度，血管顺应性，以及血液流变学之间的关系等也展开了研究。血管顺应性，血流流变学参数影响脉象信息特征的结论已被证实，但似乎过分集中于浮、沉、弦、滑四种脉象。

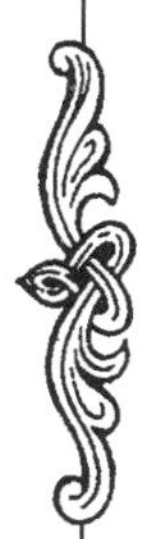

2. 理论研究：上海复旦大学根据影响脉象的主要因素，利用数学力学方法，归结出代表脉象某些特征的简化模型，例如弹性腔模型，进而建立模型的数学方程、求解、分析、验证。这些分析结果对解释各种脉象波形的形成提供了一定的力学依据。

3. 实验研究：由于直接从人体作实验性观察，受到一定的局限。因此，在中国，通常利用动物病理模型进行研究，实验思路是改变血流动力学的有关参数，分析所产生的变化，即脉图变异后的图形，选择近似临床某一公认的脉图作类比分析，推论其机理。例如上海高血压病研究所，利用狗实现了改变外周阻力的模型，改变动脉顺应性的模型，改变心肌功能的模型等，探讨平脉、滑脉、弦脉的形成，具有较

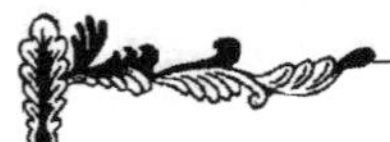

大的理论价值。

四、中医脉象客观化的临床应用研究

1. 正常人脉象和各种病脉脉象图谱的统计整理：“以常衡变，以变识病”，是中医辨识脉象的重要原则。因此，开展中医脉学的现代研究，必须通过大量的检测数据统计，整理出正常人的脉象和病理脉象的典型图谱及其变异范围，这与建立标准脉象图谱的要求是一致的。做好这一工作的关键是定脉。考虑到传统脉诊技术非客观化的特点，定脉采取双盲或三盲法，即由二至三位经验较丰富的中医，各自确定患者的脉象类属，结论一致的选为统计分析的对象，否则就放弃。这样收集的图谱离散性较小。

2. 正常人脉象与年龄、性别、月经期、妊娠、进食运动、工种职业等关系的研究：在不同的生理情况下，正常人的心血管功能，也会有较大范围的改变，从而出现各种脉象，不应与病脉相混淆。如青年多见滑脉、平脉，中年脉象逐渐带弦，老年多见弦脉，妊娠多见滑脉等，这方面的脉象参测观察，无疑是临床应用的基础研究。

3. 昼夜，四季变化和日食等自然环境条件改变对脉象影响的研究：生物节律在脉象上常有明显的反映。脉象的客观研究表明，正常人脉率：白天较快，晚上较慢；脉位：中午较浮，夜间更浮；平旦到日中，脉象渐趋平滑有力，日西至半夜，则逐渐出现弦脉的征象。上海中医学院和上海中医门诊部曾观察日全食前后同一时刻的脉图变化，发现日全食会引起阴阳平衡失调。因而阳虚者，脉图面积较小较低，阴虚火旺者，脉图面积较大。认为与交感神经兴奋和抑制有关。

4. 中医辨证与辨病的脉象观察：中医临床的八纲辨证与

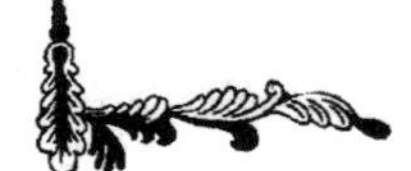

卫气营血辨证，其脉象为不可缺少的依据。如气虚患者，常出现细脉或细而兼缓、弦、滑脉；阴虚火旺患者，弦脉出现率较正常人为高。

在辨病方面：对冠心病，高血压病，低血压病，动脉硬化，休克，传染性肝炎，原发性肝癌，脑血管意外，贫血等疾患的脉象改变，已积累了大量的临床资料：辨证与辨病的脉象现代研究，给中医的证候分析与疾病诊断的验证，赋予了新的指征。据报道，台湾的 Chunt Lee（李），通过正常人和病人脉象波形的频谱分析，发现健康人的能量比率 ER > 100，而病人脉象波形的 ER < 100，产生低 ER 值的特殊部位与受累脏腑相关。提示中医脉象与脏腑对应学说的实践意义不容忽视。

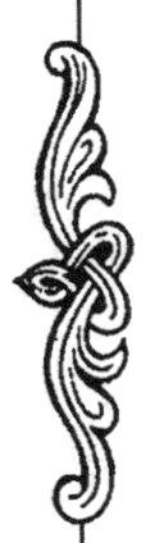

5. 利用脉象波形计算心功能参数的研究：这与西医脉搏波的分析相类似，多为中西医结合临床所应用。如上海第一人民医院采取桡动脉脉图法测定左心室收缩时间间期（STI）与同步多导法 103 例测定相对照，以判断左心室收缩功能，进一步测定了细脉为主而有气虚见证的 37 例患者，发现左心室收缩功能的减损率为 70.3% 提示 STI 异常可作为心气虚的辨证指标。

五、中医脉学研究的展望

全面检测和描述中医脉象的仪器设计研制，希冀于近期有所突破，并更多地应用于临床。在此基础上，将建立与专家系统配套的专家脉象分析系统。倘如进而实现中医四诊客观化的智能系统，则中医专家诊治经验能为全球服务。

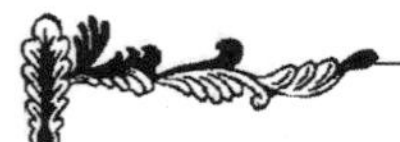

知草庐随笔

一、苄

苄，音户。《尔雅·释草》：“苄，地黄。”郭璞注：“一名地髓，江东呼苄。”按苄字从草从下，取趋下之义。《大明日华本草》云，地黄“生者以水浸验之，浮者名天黄，半浮半沉者名人黄，沉者名地黄。入药沉者为佳，半沉者次之，浮者不堪。”然《神农本草经》正名干地黄，释文只指出：“一名地髓。”《伤寒论》《金匮要略》亦称生地黄、生地黄汁、干地黄、地黄，均言不及苄。《千金要方》相同，但有一方名地髓煎。唯《丹溪心法》地黄与苄错杂并称。统计八十四方中称地黄（包括生地黄、干地黄、熟地黄）者共五方；单称苄者一方；称生苄、熟苄、生苄汁者竟达七十八方。有方名冠地黄而药名列生苄、熟苄（地黄饮子、河间生地黄散），或生苄、熟干地黄合列（东垣熟干地黄丸）。

苄字用于处方名，似始自《审视瑶函》，如椒苄丸治目昏多泪。何以丹溪习用苄字，推其原因，当是地区关系。证实了郭璞所谓“江东呼苄”是确凿的。

地黄另名艺，出《名医别录》，李时珍、杨时泰承之，方书尚未见引用过。根据《本草经百种录》说：“古方只有干地黄、生地黄，从无用熟地黄者。熟地黄乃唐以后制法，以之加入温补肾经药中，颇为得宜，若于汤剂及养血凉血等方，甚属不合。”提供了地黄炮制法的发展情况及临床应用经验，论极精辟。

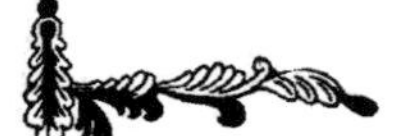

二、蘆茹

《素问·腹中论》载治血枯方，用藘茹配乌鲗骨，雀卵捣丸，鲍鱼煎汤送服。考《本经》仅列蔄茹，一名屈居，并无藘茹。《甲乙经》、《太素》藘茹均作蔄茹。《广雅》又曾指出："屈居，藘茹是也。"可见藘茹或蔄茹，实属一物，字虽异，音仍同也。乃景岳遽称藘茹即茜根，《本草崇原》复云："藘茹当作茹藘，即茜草也……，愚谓乌鲗骨方，当是茜草之茹藘，非下品之藘茹也。恐后人疑而未决，故表正之。"真犹治丝愈紊，误谬竟如斯耶！窃按《本经》既分茜根、蔄茹二条，《说文解字》："茜，茅搜也。""搜，茅搜，茹藘。"显然，茜根是茜根，蔄茹是蔄茹，决不能因茜根别名茹藘，遂任意颠倒，妄将茜根为藘茹。且《本经》只言"茜根，味苦寒，主寒湿风痹，黄疸，补中。"至《别录》始认识其"止血，内崩下血"之功效。而蔄茹"排脓恶血，除大风热气"，则颇与"气竭伤肝"，"月事衰少不来"等病症相适应。于此已足反证，景岳及《本草崇原》之杜撰。近贤每勿详察，多盲从者，爰加核订，亦思有所"表正之"耳。

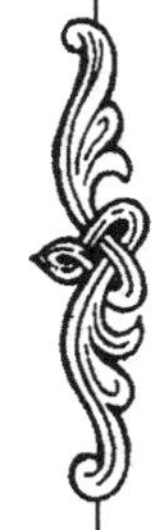

三、防己

防己有二种：日木，曰汉。治风需木防己，以其能宣经络也，治水需汉防己，以其能利水湿也，故为风湿痹阻和风水泛溢的要药。如仲景于风湿与风水脉浮身重，汗出恶风者，用防己黄芪汤；皮水为病，四肢肿，水气在皮肤中，四肢聂聂动者，用防己茯苓汤。临床上对湿郁肤腠之里而致肌肉酸痛的症状，防己配萆薢，常获缓解；下肢丹毒，二妙散加防己、牛膝，取效尤捷。但毕竟辛苦大寒之品，羸弱疾患

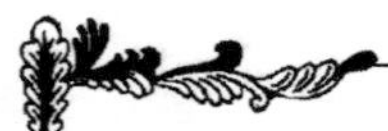

殊不相宜。凡血失濡养或脾不健运引起的肢体拘挛肿痛，乌可孟浪滥施。李东垣《本草十剂》："夫防己大苦寒，能泄血中湿热，通其滞塞，亦能泻大便，补阴泻阳，比之于人则险而健者也。善用之亦可敌凶突险，否则能为乱阶。盖其臭味拂人，下咽便令身心烦乱，饮食减少。至于十二经有湿热壅塞不通及下注脚气，除膀胱积热而庇其基本，非此药不可，真行经之仙药，无可代之者。若夫饮食劳倦，阴虚生内热，元气谷食已亏，以防己泄大便，则重亡其血，此不可用，一也；如人大渴引饮，是热在上焦肺经气分，宜渗泄，而防己乃下焦血分药，此不可用，二也；外伤风寒，邪传肺经，气分湿热而小便黄赤，乃至不通，此上焦气病，禁用血药，此不可用，三也。大抵上焦湿热者皆不可用，下焦湿热流入十二经，致二阴不通者，然后审而用之。"三复斯言，当知所慎焉。

《神农本草经》将防己列入中品，并称一名解离。李时珍云："解离，因其纹解也。"

四、鹿衔草

鹿衔草，即薇衔，一名麋衔。《神农本草经》列入上品，主风湿痹痛，惊痫痈肿。《素问·病能论》亦载泽术麋衔散，愈酒风身热解堕，汗出如浴，恶风少气。苏恭曰："南人谓之吴风草，一名鹿衔草，言鹿有疾，衔此草，差。"均语不及补。《别录》虽曾言久服轻身明目，惟论功用仍重在"暴症逐水，疗痿蹶"。性味或云苦平，或云苦平微寒，或云苦涩温，临床体会，当属苦而微温，盖苦能燥湿清热，温能祛风除痹。故于肢体疼楚与阴阳毒面赤斑斑似锦纹，身痛如被杖诸患，最为适合。至医风病汗出，确有神效，则人鲜知

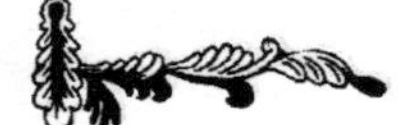

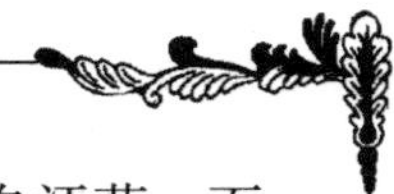

者。李时珍谓："麋衔乃《素问》所用，治风病自汗药，而后世不知用之，诚缺略也。"

《本经逢原》称此草温补冲督精血，"性专助阳，力能走散阴精。"又述："陕人名为鹿胞草，言鹿食此，即能成胎，其性温补下元可知。"然尝取以治肾虚腰痛，老人夜间尿频及阳痿等症，并无验应，想系附会之说，不足信也。

五、野葡萄藤

野葡萄藤即木龙，为蘡薁之茎藤，方书言煎汁饮服能愈呕啘厥逆，或配合海金沙、麦门冬、灯心草、乌梅、当归、红枣，疗五淋血淋，滴目可去障翳。然医案不见记载，功效犹未详也。江南民间用治痹痛。余对肝肾阴虚，湿热夹瘀留滞营分，肢节酸楚，头面、口唇、耳轮、颈项散发盘状红斑，或手指出现殷赤疹点者，每在养阴凉血剂中，酌加野葡萄藤一至二两，颇获灵验。盖性味甘凉，专清热毒，且茎藤尤善通经达络，热毒解则斑疹消而筋脉自利耳。

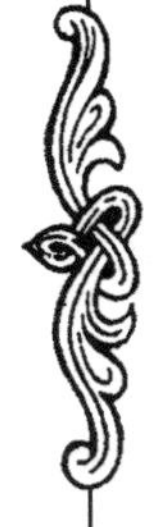

六、铁树叶

铁树出海南闽广，现各地园圃普遍栽培，亦可取幼株移植盆中，供案头观赏。其叶紫黑，作细尖瓣，生两旁，如篦箕，每数年开花一次，色微紫而白，状若瑞香，累月不凋。据《本草纲目拾遗》考证，即《群芳谱》所载的凤尾蕉，又名番蕉。并云："友人唐振声在东瓯见凤尾蕉，土人皆呼为铁树，则知今人所用及洋舶带来之叶，皆番蕉叶，而非真正铁树叶也。濒湖于隰草部只列甘蕉蘘荷，而于虎头凤尾等蕉，概不及焉。或当时未有知其性者，今录之以补其缺。"相传需以铁屑和泥壅之，始茁壮茂盛，故称铁树。叶入药。

性味或谓甘酸微温，或谓酸寒；功能“平肝，统治一切肝气痛”。所结果实有毒。我常用铁树叶配合芍药，甘草治胃脘疼痛，颇获灵验，亦未见任何副反应。然《本草纲目拾遗》云真正之铁树乃铁连草，系另一品种，“形如屏风，状如孔雀尾分张，黑色细枝，刀砍不断，斧之乃折。胃痛之治疗，当更优于凤尾蕉叶”。

七、景天三七

景天三七别名费菜，本草书未见载录。《植物名实图考》云即土三七。近代报道本品对各种血症，如衄血、咯血、吐血、尿血、便血、妇女崩漏等，均堪奏效，并疗跌打损伤。但根据我的临床体会，其平肝清热，宁心安神之功，殊不逊于芍药、钩藤、茯神、远志。头晕得而可已，心悸得而可平，烦躁得而可定，不寐得而可眠。凡癫痫患者，在化痰制痫药中加此一味，每多桴应。盖味甘微酸之品，甘则缓，酸则敛，甘酸化阴，阴液得养，则心神有倚，风阳自戢耳。

八、红花

红花，古称红蓝花。《金匮要略·妇人杂病脉证并治》篇：“妇人六十二种风，及腹中血气刺痛，红蓝花酒主之。”然《神农本草经》未见载录，疑非仲景方。

《本草纲目》分红蓝花与番红花二种，科属不同，前者系菊科植物红花的筒状花，江南医家处方常书杜红花；后者系鸢尾科植物番红花的干燥柱头及花柱上部，相传乃张骞从西域携归，亦名泪夫蓝、撒法郎、撒馥兰，盖译音也。李时珍说：“番红花出西番回回地面及天方国，即彼地红蓝花也，元时以入食馔用。按张华《博物志》言，张骞得红蓝花种于

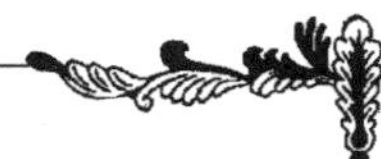

西域，则此即一种，或方域地气稍有异耳。”现临床应用之藏红花，实即番红花，性味甘平，功能活血化瘀，较杜红花尤胜。因其自印度输入西藏，藏地首先引种栽培，故《本草纲目拾遗》云“出西藏”。

尝读贾九如《药品化义》，谓本品“善通利经脉，为血中气药，能泻而又能补，各有妙义。若多用三四钱，则过于辛温，使血走散，同苏木逐瘀血，合肉桂通经闭，佐归、芎治遍身或胸腹血气刺痛，此其行导而活血也；若少用七八分，以疏肝气，以助血海，大补血虚，此其调畅而和血也；若止用二三分，入心以配心血，解散心经邪火，令血调和，此其滋养而生血也。分量多寡之义，岂浅鲜哉！”是说殊不足信。窃意血者，运行经脉，洒陈脏腑，宜调畅，忌涩滞。红花总属行血、破血之品，少则行，多则破，分量权衡，在于审察病机与瘀滞之深浅。用之得当，经脉宣利，血行得复常度，疾蠲正安，身体自臻康泰，乌可谓多泻少补乎！杨时泰《本草述钩元》云：“红花开于盛夏，其色正红，火也。其气温，其味辛甘发散为阳而归于苦，苦又火味，的为入心之药。如投之得宜，则润燥通经，活血散肿，是其功也。诸家于多用少用分破养，盖血脉欲行不欲壅，然既已行矣，而更行之，岂不反害耶？固非一物而补泻忽异也。”真知灼见，先获我心。

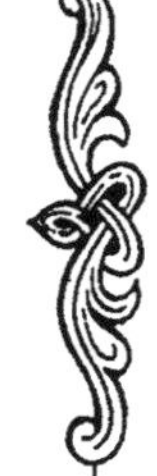

九、合欢

合欢，异名较多，颇为特殊者有二：一曰青裳，崔豹《古今注》谓：“欲蠲人之忿，则赠之以青裳，青裳合欢也，植之庭除，使人不忿，故嵇康《养生论》云，合欢蠲忿，萱草忘忧。”二曰黄昏，《千金方》黄昏汤“治咳有微热，烦满，

胸心甲错，是为肺痈者方，黄昏手掌大一块，是合欢皮也。㕮咀，以水三升，煮取一升分二服。”皮与花俱入药，功擅解郁，《神农本草经》曾明确指出：“令人欢乐无忧。”郁解则心气和，睡眠得宁，或谓“其叶至暮即合”，因而可治不寐，显属附会之谈。

合欢的另一作用，是和血化瘀，消肿止痛。单味煎汤医痈唾浊。配白芥子内服外敷疗跌仆折骨，唯剂量宜重。黄宫绣说：“然气缓力微，用之非止钱许可以奏效，故必重用久服，方有补益怡悦心志之效矣。若使急病而求治即欢悦，其能之乎。”

合欢树似梧桐，枝甚柔弱，叶如皂角，平时交结繁密，风来辄自分解，不相牵缀，亦云奇矣。

十、娑罗子

娑罗子为七叶树或天师栗之果实。七叶树与天师栗虽系同科植物，惟果实形态稍异，前者呈圆珠状，顶端扁平微突，后者如卵，顶端突起而尖。饮片以七叶树果实居多。《本草纲目》正名天师栗。自注：“按宋祁益州方物记云，天师栗惟西蜀青城山有之，他处无有也。云张天师学道于此所遗，故名。似栗而味美，惟独房若橡为异耳。今武当山所卖娑罗子，恐即此物也。”愚意娑罗之称，应是译音。《通雅》：“娑罗，外国之交让木也。”《留青日札》：“娑罗树出西番海中，予在浔州时，官圃一株甚巨，每枝生叶七片，有花穗甚长，而黄如栗花，秋后结实如栗，可食，正所谓七叶树也。”此二说似较确凿。《本草纲目拾遗》谓乃“葛祖遗方，味甘温无毒，治心胃寒痛虫痛，性温杀虫。”尝遍检《肘后方》，未有采用娑罗子之条文。仅在“治百病备急丸散膏诸要方第

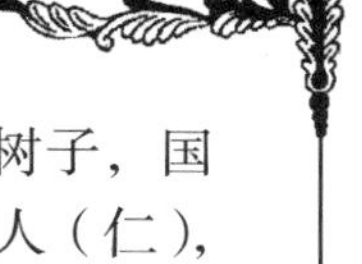

七十二”篇中载药子一物方云：“婆罗门胡名那疏树子，国人名药子，疗病，唯须细研，勿令粗，皆取其中人（仁），去皮用之。”内服可医卒得吐泻，霍乱，蛊毒，脐下绞痛，赤痢，心腹胀满，宿食不消，妇人产后腹中绞痛等症。外敷疖肿疮疽及虫蛇螫伤。心窃疑焉。岂赵氏所指葛祖遗方，即药子一物方，而药子又即娑罗子耶。偶阅周学海《读医随笔》谓：“近有以娑罗果治心胃痛甚效。其形如栗，外有粗皮，故俗或名天师栗，此物来自西域，古方少用，本草不载，惟近人赵恕轩《本草纲目拾遗》载之，亦仅言治胃痛心疾而已。嗣读《肘后方》药子一物方，所言形象。制法，主治，一一皆与娑罗果合，且言娑罗门胡名那疏树子，是字音正相近矣。其主治于心腹痛外，更治宿食不消，痈疽疖肿，毒箭，蛇螫，射工诸毒入腹，难产及恶露不止，不下，龋齿各证，外敷内服，均无不效。中国谓之药子，去外粗皮，取中仁，研细末用。《千金方》第九卷，治瘟疫，以药子二枚，研末，水服。是皆前人之所未考也。”学海盖亦留神医药，卓识适相契合。积年悬案，竟获旁证。快然若释。

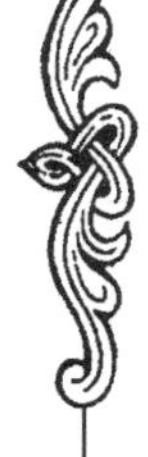

娑罗子别名开心果。功擅宽胸畅中，治胃痛最验。但煎服每苦脘腹气分撑动难受。甚至泛呕，宜从《肘后方》“细研勿令粗”之法，磨成粉末，每日一钱，分二次，冲入汤剂。量既少，力殊不逊，且无不适反应，诚调气之要药也。

十一、胖大海

胖大海，别名安南子，为梧桐科植物胖大海的种子。《本草纲目拾遗》称性味甘淡。功能清热，润肺，而利咽喉，泡茶或煎汤饮服，主治干咳失音，咽喉燥痛，牙龈疼肿，但究其性实偏凉。因此张寿颐云：“此药亦曰大发，以其一得沸

水，即裂皮发胀，几盈一瓯故也，近人用之，皆以治伤风，咳嗽，鼻塞声重等症。然其味极淡，微含甘意，温散之药，决不如此……善于开宣肺气，并能通泄皮毛，风邪外闭，不问为寒为热，并皆主之，且能开音治喑，爽嗽豁痰。赵谓治火闭之痘，盖热毒壅于肌腠，而痘出不快者，此物开发最捷，宜有速效，恕轩之说，当有征也。轻用二三枚，如火闭已甚，咳不出声或金窒音嘶者，可用至五六枚。此盖植物之果，与苗叶情性不同，故发汗而极有应验，绝无温开扰动之弊，尤其可据。”

临床体会，胖大海尚有泻下作用，医者每多忽视，亦为其性偏凉之佐证。

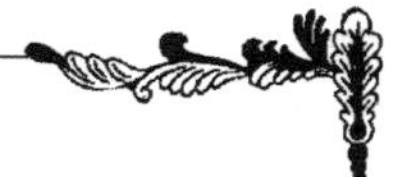

年　谱

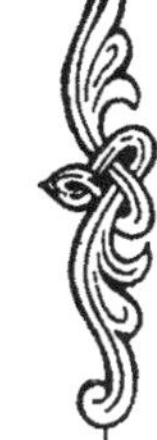

1923年6月1日（农历四月十七日）　出生于上海市南市老北门内晏海路107号（后拓开为河南南路，旧屋被拆除）一个中医世家，命名存鉴，字镜人。沪渎张氏自十四世祖君调于明末弃儒从医，聚族繁衍，子孙相继，绵延三百四十余年间，高祖玉书，曾伯祖晓云，曾祖竹云，曾叔祖蔚云、骧云，祖衡山，父益君，均继承家学，医名藉盛，尤以玉书、骧云乔梓，擅治伤寒热病且医德高尚，深受病家爱戴，传及镜人（以下简称张氏）已达第十二代。

1927～1931年　张氏的父亲托友人介绍某小学的黄老师每日来家启蒙教育，上午认识方块字，几个月后转为讲解《三字经》及《千字文》，下午根据老师布置的作业背诵及默写所学的内容，练习书法，先描摹文簿，继则临写字帖。

1932～1934 年　续聘陈琴溪老师，下榻后院书斋，全日上课。三年内修毕《幼学琼林》《大学》《中庸》《论语》《孟子》。

1935～1937 年　为了进一步提高，又延请 2 位老师，上午为徐慕郭（清代贡生）教读《尚书》《礼记》《春秋》，下午为沈墨仙（中医学家）教读《医学三字经》《本草便读》《成方便读》《濒湖脉学》《医宗金鉴》。8 月上旬，因日本帝国主义突然在上海发动侵略战争，南市居民纷纷迁入租界避难，不得已举家赁住黄陂南路（原贝勒路）2 弄 14 号，并设诊所。

1938～1940 年　上午仍由徐老师教读，念完《诗经》《易经》《古文观止》，还选学了唐宋八大家文集及诗词歌赋，下午仍由沈老师教读，学完《内经》《难经》《伤寒论》《金匮要略》《温疫论》《温病条辨》《本草求真》，浏览了《东垣十书》《丹溪心法》《景岳全书》《温热经纬》。从而奠定了深厚的古汉语文学基础和扎实的中医经典著作基本功及通晓各家学说，这种“文、史、哲与医学的统一”“博与专的统一”的治学方法，为张氏日后成名，创造了有利条件。

1941～1942 年　侍诊抄方实习，有时代父应诊。晚间严亲常灯下督课，复习《伤寒论》《金匮要略》，讲解《四诊抉微》《临证指南医案》。

1943～1944 年　张氏的大姐存蕙亦参加杨澹然中医师举办的中医专修班学中医，上午侍父门诊抄方，下午则由张氏随父出诊抄方。

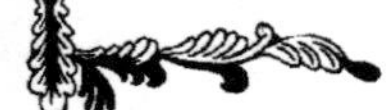

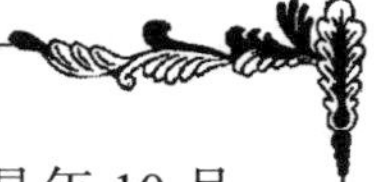

1945　张氏父因病迁回南市休养，始独立应诊，是年10月8日与张仁蓉女士结婚。同甘共苦，恩爱至今。

1946年　张氏报名参加民国政府举行三十五年度全国中医考试（抗战胜利后第一届）及格。据《华西医药杂志》报道"（南京通讯）中医考试，原定全国十一处举行，自经上海医团呈请后，增设上海、台湾各一处，共计十三处，闻此次上海、台湾二处应试人数各有一千人，全国共三千人，此次考卷之多，实为其他各科考试所未有。考试院典试委员会，三十五年度中医考试卷宗评阅完竣，及格人员仅三百六十二人。"

1947～1948年　张氏仍在黄陂南路设立私人诊所悬壶开业，逐步成为沪上中医界声名鹊起之新秀。

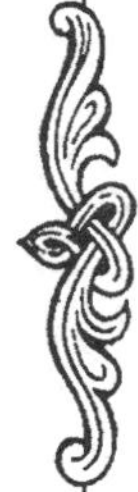

1949年　5月27日，上海宣告解放。

1950年　在嵩山区（现卢湾区）人民政府领导下，成立嵩山区医务工作者协会，张氏被推选为主任委员。同年10月全市开展大规模的天花防治，由张氏任种痘大队长。发动本区中西医务人员组成16个小队，分赴各个地段，挨家挨户接种牛痘，胜利完成任务。

1951年　1月25日，由上海医务界321人组成首批抗美援朝志愿医疗手术队赴朝，张氏代表全区开业中西医师及私立医疗机构的医务人员在跑马厅（现人民广场）集合游行，欢送并参与筹募捐献飞机大炮，支援抗美援朝。

1952年　6月23日，为了执行政务院关于国家工作人员实行公费医疗的指示，市卫生局拟定方案规划成立

市公费医院一所，公费医疗门诊部四所，以担任全市干部公费医疗任务，因而召开会议，安排落实。并邀请部分中西医代表参加，听取意见。中医界代表有陆渊雷、丁济民、张赞臣、徐仲才及张氏。分组讨论时，张氏提出干部保健是党和国家的一项重要工作，中医医疗义不容辞，应积极争取参与，大家一致同意，并得到领导支持采纳，不久即筹设了卫生局直属公费医疗中医门诊部（石门一路 251 弄 18 号），后迁至青海路 44 号，称公费第五门诊部，为建国后第一所国家办的中医医疗机构，是一个良好的起点。

7 月，市中医学会成立，选举产生了首届执行委员会，陆渊雷任理事长，丁济民、张赞臣、徐仲才及张氏任副理事长。

9 月，市卫生工作者协会成立，张氏当选为常务委员，为团结全市中西医药卫生人员，保障人民健康而努力工作。

10 月，嵩山区医务工作者协会改为上海市卫生工作者协会嵩山区分会，张氏仍任主任委员。安当医院（天主教会办的医院）吴骖院长征得嵩山区人民政府同意，聘请张氏兼任副院长。

1953 年　张氏参加中国民主同盟会。

1954 年　10 月 5 日，首次召开华东暨上海市中医代表会议，到会中医代表 120 人，其中有陆渊雷、秦伯未、章次公、程门雪、石筱山、丁济民、张赞臣、徐仲才、张氏等。西医及其他方面代表 80 人，市卫生局何秋澄副局长传达了中央关于继承发扬祖国

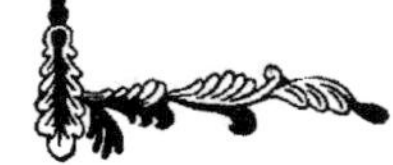

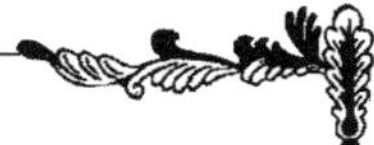

医药学，组织西医学习中医的指示精神。华东军政委员会卫生局白备伍局长和市卫生局王聿先局长就华东和上海市的中医工作分别作了报告。中共中央华东局书记谭震林和市人民政府副市长金仲华到会讲话，全体代表进行了分组讨论，一致表示拥护。这次会议是上海市中医事业兴起的重大转折点，与会的上海中医代表亦均积极献计献策，作出了重要贡献。

11 月，上海市卫生局接办安当医院（后更名为市第一结核病医院分院），同年 7 月 27 日张氏接上海市人民政府第一任市长陈毅署名的委任状，任命张氏为市卫生局医疗预防处中医科副科长，于是结束了私人诊所，当了国家机关干部，由此步入行政管理与医疗业务双肩挑的生涯。

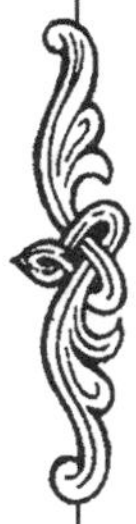

12 月 13 日，上海市中医药学术研究委员会成立，王聿先任主任委员，何秋澄、陆渊雷、苏祖斐、汤腾汉为副主任委员，石筱山、程门雪、黄铭新、曾广方、陆瘦燕、姜春华、顾伯华、张赞臣及张氏等 30 余人为委员。

1955 年　2 月，上海市卫生局设中医处，陈育鸣任处长，黄器周、刘文莹、张赞臣、张氏任副处长。

1956 年　4 月，落实党中央关于“下决心，拿大力，认真贯彻党的中医政策”的指示，规划筹建上海中医学院，举办 2~3 年学制的西医离职学习中医研究班，在河滨大楼临时校舍设立办公室，由王金城、李林、张氏负责筹备工作，旋接卫生部中医司通知北京、四川、广州、上海四个省市卫生厅（局）

中医处各派分管教学工作的人员一人赴京商讨中医学院及西医离职学习中医研究班的教学大纲及有关任务。张氏参加这一会议归来，即与章巨膺共同负责这一工作。上海中医学院62届学生和第一届西医离职学习中医研究班学员，即在河滨大楼开课。为上海市的中医事业立下开创奠基之功。

1957年　7月，中医带徒工作通过整顿，总结经验，张氏与袁云瑞技正，认真修订了《上海市中医师带徒暂行管理办法》，在固定师徒关系，临症口授的同时，改变过去“分散带”的方式，提倡“个别带，集体教”，要求各区县设立中医带徒班，由带教老师组成教研组，规定教学计划和课程，按各人所长，分工上课，以发扬中医带徒的优良传统，又保证教学质量。创中医师承教育改革的先河。

1958年　张氏任上海市中医学会第二届委员会副理事长。

1960年　8月，修订《辞海》是毛主席交给上海的一项光荣任务。医药方面的辞目统由上海第一医学院编写，中医部分归姜春华教授主持，但因条目多，任务重，人员少，编委在锦江饭店南楼召开初稿审查会议时，姜春华向市卫生局杜大公副局长求援，杜大公即指派张氏赴锦江饭店协助工作，后经商讨，认为中医药部分的编写任务，应移交上海中医学院承担。中医学院同意这一建议，即抽调有关教研组的中医教师组织编写班子，并邀请姜春华、张氏脱产参加，共襄盛举。

1961～1962年　《辞海》修订工作在浦江饭店编写，中医分科由程门雪、章巨膺、裘沛然、丁济民、姜春华、

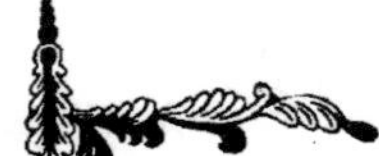

严以平、钱伯文、黄沁、张氏等十余人每天在这里上班，虽然埋头书写，十分辛苦，但遇到问题，或一字一句发现不妥的地方，总要认真细致地核对检查，斟酌推敲，当时程门雪曾给张氏一首七律诗中有“商量典籍心逾发”之句，即指此情此景。

浦江集中结束，《辞海》（试订本）陆续发排，市委决定在全国范围内开展一次大规模的征求意见活动，组成四个征求意见工作组分赴各地，举行座谈会和调查访问，听取反映。张氏参加中路工作组，由李俊民、鲁平带队，队员还有许铭、杨宽、程福秀、贾宏宇、汤志钧、赵书文、孙厚朴、王芝芬、陆鹤寿、金性尧、倪墨炎等 11 人。从 12 月 21 日出发，到 1962 年 2 月 3 日返沪计四十五天，访问了郑州、开封、兰州、西安、成都、重庆、武汉、贵阳、昆明、南宁、桂林等十一个城市。通过座谈、咨询、访问，征得许多宝贵意见，满载而归。张氏为《辞海》编纂工作，呕心沥血，尽责尽力、博得好评。

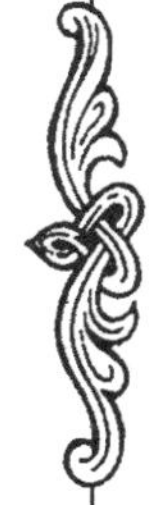

1963 年　5 月 23 日，市卫生局制定《上海市中医学徒结业鉴定暂行办法》，由杜大公、程门雪、章巨膺、陆瘦燕、张氏等 6 人组成鉴定委员会。

1964 年　2 月，张氏当选民盟上海市委员会第六届委员。

1965 年　8 月，贯彻卫生部组织巡回医疗队下农村为贫下中农服务的指示，王聿先局长带领卫生工作队到奉贤蹲点，张氏和中医学院的陆德铭、屠伯言、诸福度被分配在齐贤公社白沙大队与贫下中农三同，

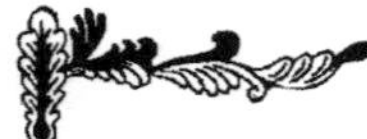

半天劳动，半天巡回医疗，历时 9 个月结束。

1972 年　张氏回市卫生局报到后，临时安排在上海市“626”新针疗法门诊部组建中医内科门诊，带教工厂工人医生及农村赤脚医生，学习中草药治病知识。

1975 年　张氏任中华全国中医学会第二届委员会常委暨副会长。

1978 年　张氏调任上海市第一人民医院中医科主任，接着逐步分设中医妇科、儿科、外科，恢复建立了有 32 张床位的中医和中西医结合病房。

1979~1983 年　张氏任《辞海》编委及分科主编。张氏任中国中医药学会副会长暨上海市中医学会第三届委员会副理事长。

1980 年　1 月，张氏当选民盟上海市委员会第七届常委、副主任委员。

1981 年　8 月，张氏调任上海市卫生局副局长仍兼上海市第一人民医院中医科主任。

10 月，上海市第一人民医院成立中医气血理论研究室，张氏兼任主任。张氏又受聘为上海市中医文献馆顾问。为团结上海市名老中医工作及开展中医文献研究，提供了不少关键性的建议。

1983 年　2 月，受国家中医药管理局委托，由上海中医学院编写《中医年鉴》，张氏任编委。

4 月，市卫生局成立上海市卫生工作丛书编委会，张氏任副主任委员。所编《上海卫生》于 1986 年 12 月出版。张氏当选为中国人民政治协商会议上海市委员会医药卫生界常务委员。

张氏因市第一人民医院医、教、研工作繁重，要

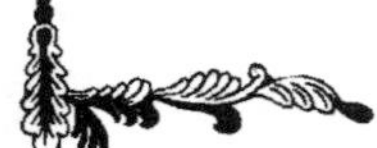

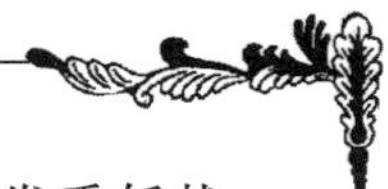

求辞去卫生局副局长职务。市政府仍颁发委任状，任命张氏为市卫生局顾问。

7月，新疆中医学院张绚邦院长邀请张氏赴乌鲁木齐讲学，课余即景赋七绝二首。题为夜访维吾尔医阿尔甫。

1. 维吾尔族有医家，款客殷勤果与瓜，新摘盈盆马奶子，晶莹累累碧无瑕。

2. 房栊灯火夜通明，民族联欢劝酒诚，哈密瓜甜馕果腹，交流医技缔亲情。

12月，张氏当选中国民主同盟第五届中央委员。

1984年　中国中医研究院编写《中医症状鉴别诊断学》，张氏任副主编。

4月，张氏当选民盟上海市委第八届常委、副主任委员。

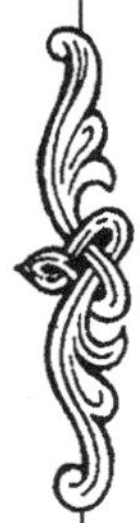

1984～1990年　张氏任中华全国中医药学会上海分会理事长。

1990年　10月，应日中友好协会全国本部暨大阪府日中友好协会的邀请，张氏率领由费兆馥、王崇行、张碧英组成的上海市中西医学交流访日团，于11月10～17日访问日本。在大阪市拜会了日中友好协会理事长雨宫礼三，汉方振兴财团井田正先生，参观了近畿大学医学部，晤见有地滋、铃木有朋教授，还赴东京都北里研究东洋医学总会研究所。喜逢所长医学、文学博士矢数道明先生，惠赠矢数道明先生喜寿纪念文集，抵神户得到中医研究会伊藤良、森雄材先生热情接待并对中医脉象研究及气功治疗高血压病进行了学术交流。

最后，访问团一行专程去京都岚山瞻仰周总理诗碑，时值深秋，看万山红遍层林尽染，令人流连忘返，浮想联翩。

张氏受聘为上海中医学院、上海市中医药研究院专家委员会顾问。

1985年　上海科学技术出版社编写《实用中医内科学》，张氏参加专家审稿组。

9月20日～10月1日，中央卫生部国际交流中心应日中中医学研究会邀请，张氏及危北海教授赴日参加第三回中医学术交流会。会上张氏作了“脾阴虚的证治探讨”报告。

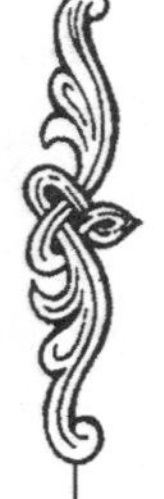

“张镜人老中医治疗慢性肾功能不全的经验”获上海市卫生局上海市中医、中西医结合科研成果二级奖。

“张镜人对慢性胃炎治疗经验的临床研究”获上海市卫生局、上海市中医中西医结合科研成果二级奖。

张氏受聘为上海第二医科大学传统医学研究中心顾问。

1986年　5月，经市职称改革工作领导小组批准，张氏于1986年5月至1989年9月被聘任为上海市卫生系统高级专业技术职务评审委员会副主任委员。

11月，日本津村顺天堂邀请张氏赴东京商讨中药科研合作及开展中医学术交流工作，张氏偕石蕴玉、张存钧、冯杜熊前往。

“张镜人对慢性胃炎治疗经验的临床研究”课题获国家中医药管理局重大成果甲级奖。

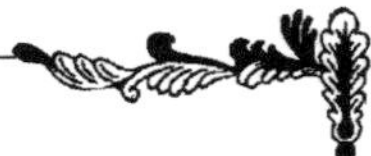

1987 年　首次中医药国际学术会议在沪召开，张氏参加大会作“中医脉学的现代研究”报告。

中国中医研究院编写《中医证候鉴别诊断学》，张氏任副主编。

7 月，“张镜人对慢性胃炎治疗经验的临床研究”课题获国家科学技术进步奖三等奖及奖状、奖章。

9 月 11 日 ~13 日，中央卫生部医疗卫生国际交流中心，应日中中医学研究会邀请，张氏偕北京西苑医院方药中教授赴东京参加中医学术讨论。

14 日—17 日，张氏由日本东洋医学研究会熊田正春会长陪赴我国驻日大使馆拜会，晚间在新大谷饭店设宴欢迎，晤钟纺药品株式会社小山国三及松田泾、安进广迪、伊藤良、森雄材先生等。

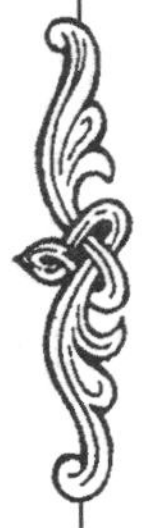

18~20 日，假座神奈川县钟纺公司教育中心召开学术讨论会，议题为“中医临床对高血压病的辨证论治”及“蝉衣与僵蚕的应用经验”，会后参加茶道。

21~22 日，参加东映太秦映画村、龙安寺石庭、镜容寺等名胜，登箱根，宿富士屋旅店花御殿，水仙室温泉试浴，洗净征尘，整装归国。

11 月，上海医科大学聘任张氏为兼职教授。

1988 年　3 月，张氏当选民盟上海市委常委、副主任委员。

10 月，张氏当选中国民主同盟第六届中央委员。

上海科学技术出版社编写《实用中医诊断学》，张氏任编委。书濒脱稿，广州中医学院邓铁涛院长邀赴南海西樵山审定。笔耕之余，得诗词各一首：

1. 题为逍遥阁灯下审稿。“静爱楼居更上层，泉

声似共雨声应，文思借得山灵助，落笔千言一夜灯。”

2. 题为夜宿西樵山邯郸别邸逍遥阁，调寄浪淘沙。“楼外水潺潺，小筑依山，荫浓绿树饯春残，叠嶂重峦藏曲径，嚣避尘寰，饮罢独凭栏，灯火阑珊，濛濛细雨怯衣单，今夜白云深处住，梦入邯郸。”

张氏任《上海卫生志》编委会顾问。

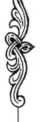

1989 年　4 月，日本友人北野正夫、本谷贞次、陈文俊、今泉宗一郎先生，敦请张氏赴金沢诊病，逗留五天，过兼六园及圆山花园，观赏樱花。复驱车至九谷光仙窑，选窑坯绘兰一枝，进窑烧成陶杯留念。

1990 年　经人事部、卫生部、国家中医管理局审定，张氏为全国首届继承名老中医专家学术经验工作指导老师。石蕴玉、张存钧为学术继承人。

张氏当选为中国人民政治协商会议第七届全国委员会委员，积极参政议政。

6 月，侨居日本的盛毓度先生系盛宣怀的裔孙，年高久病，专函求医。由亲属来沪延请，启程抵东京留园，经诊治一周，症情得以缓解，乃留方嘱长期服药调理，巩固疗效。

10 月，日中中医学研究讨论会在神户召开，张氏和石蕴玉被邀出席。张氏作“暑温与湿温的证治”及“慢性肾小球肾炎的证治”专题报告。石蕴玉作“泄浊法对慢性肾功能不全证治”的学术交流（文载日本 THE.KAMPO 1991/NO1.NO2.NO6）此外张氏还接受日中中医学研究讨论会的要求，发表了“命门与命门理论”的书面文稿。

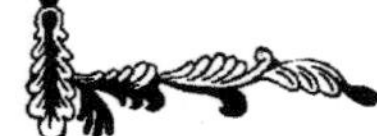

1991 年　7 月，张氏享受中华人民共和国国务院特殊津贴待遇并颁发证书。

“张镜人治疗慢性胃炎专家系统”获 1991 年上海市卫生局科技进步三等奖。

1991～1996 年　张氏任上海市中医药学会第二届委员会理事长、《上海中医药报》社长，为促进上海市中医药学术交流作出贡献。

1992 年　7 月，张氏当选民盟上海市委第十届常委、副主任委员。

上海中医学院聘请张氏为客座教授。

11 月 2 日，香港《文汇报》中华风采版，林明杰文、潘索菲图以整版篇幅介绍张氏医道、业绩、雅好，并冠以醒目标题张镜人“沪上中医第一人，堪称上海现代中医业奠基人”。内容丰富，评述恰当。

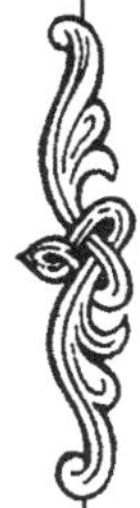

中央卫生部医疗卫生国际交流中心应日中中医学研究讨论会之邀请，张氏偕四川陆干甫先生，赴东京参加会议。由张氏主讲“慢性肝炎证治”，并结合患者诊察讨论，陆干甫主讲“脑炎后遗症”，并结合患者诊察讨论。

12 月，张氏任中国民主同盟第七届中央委员。

1993 年　8 月 5 日，上海市卫生局、上海市第一人民医院等单位为张氏行医五十年暨七十寿辰举行庆祝会，参加者 300 余人，会上放映了由上海市卫生局摄制的电视片“杏苑名医张镜人教授”，倍受崇敬。

11 月，泰国杨振东先生久病肺恙，身体虚羸，邀请张氏赴曼谷为拟膏方调治。

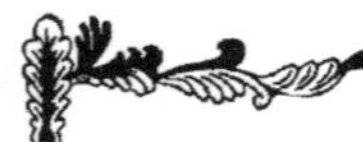

张氏当选中国人民政治协商会议第八届全国委员会委员。

日本仙头正田郎、平马植树、安井广迪先生来沪访问，召开日中中医学临床讨论会，张氏及石蕴玉、张存钧、徐国缨应邀参加。结合“紫癜性肾炎”“慢性肾小球肾炎”“病毒性心肌炎后遗症”“慢性萎缩性胃炎”病例进行研讨交流（见日本THE KAMPO 1996 NO.3，NO.4.1997. NO.1.NO.2. 特集）。

张氏经上海市人事局、卫生局、医药管理局批准为名老中医专家学术经验继承工作指导老师，张亚声为学术继承人。

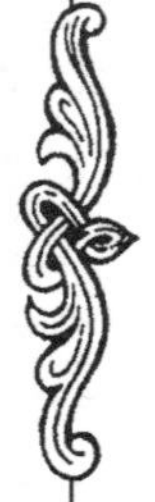

1994年　10月，张氏应泰国杨振东先生邀请赴曼谷再拟新方滋补调理。

张氏荣获上海市首届医学荣誉奖及证书。

11月，张氏主持的“中医脉象客观化的研究及分析”课题获国家中医药管理局中医药科学进步（部级）二等奖。

文汇出版社编写《中医治疗疑难杂病秘要》，张氏任主编。上海科技教育出版社编写《中医古籍选读》，张氏任主编。

北京出版社编写《临床中医内科学》，张氏参加审定组。

11月17日，国家人事部批准赵东生、谢桐、江绍基、张氏等杰出的十名高级专家，为终身教授。

1995年　8月，张氏当选为上海市科学技术协会常务委员。

11月，泰国杨振东先生二年饵服膏滋以来，体力

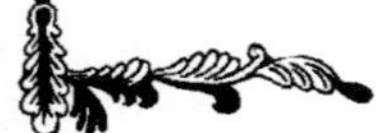

渐见康复，专函诚请张氏赴曼谷诊治。

12 月，上海市卫生局授予张氏“上海市名中医”称号。

1996 年　8 月，印度尼西亚友人张国强、陈德森先生延请张氏赴新加坡及雅加达诊病。

12 月，鉴于张氏为党和国家领导人的医疗保健工作做出了优异成绩，中央保健委员会特颁发保健奖状。

1997 年　4 月，澳大利亚钟伯能先生邀请张氏赴悉尼诊病。

中国医学百科全书中医学编委会编写《中国医学百科全书·中医学》，张氏任特邀编委。

8 月，中国中医药学会第三届理事会聘任张氏为顾问。上海市中医药学会第六届理事会聘任张氏为名誉理事长。民盟上海市委聘任张氏为十一届名誉副主任委员。

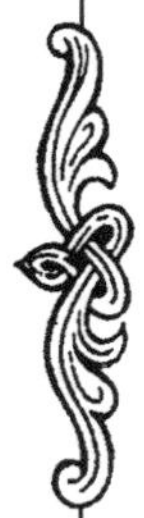

1998 年　上海中医药学会编写《上海市中医病证诊疗常规》，张氏任名誉主编。

张氏编著《中华名医治病囊秘·张镜人卷》，由文汇出版社出版。

《医林春秋·上海中医中西医结合发展史》任主审，由文汇出版社出版。

上海中医药大学聘任张氏为兼职教授。

1999 年　日中神户中医学研究会伊藤良会长邀请张氏赴大阪神户作学术报告，题为“中医临床对冠心病的辨证论治”和“系统性红斑狼疮的证治分析与治疗”。

2000 年　世纪之交，正值龙年，张氏虽已届七十八岁高龄，

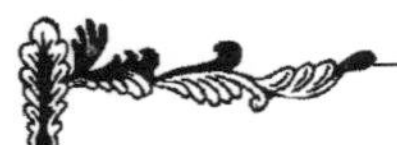

且患有青光眼疾患，目力不济，但精神尚充沛，最近还接受中国中医药出版社准备编写《中国百年百名中医临床家丛书》的要求，每天安排时间，整理自己多年积累的文稿及医案，进行撰著，甚至废寝忘食，行将脱稿，正是“桑榆未云晚，为霞尚满天”，不愧为中医学道路上一匹识途老马。我怀着敬仰的心情深深祝愿老师健康长寿，继续发挥龙马精神，为中医药事业的开拓，为中医药学术的创新，作出更大的贡献。

根据有关文献资料及张氏口述辑成。门人宋安尼。

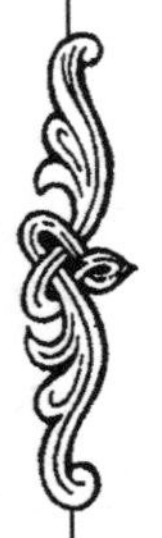

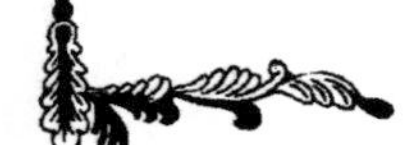

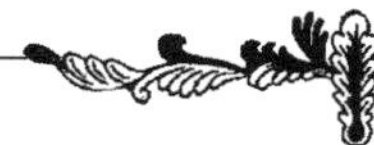

后　记

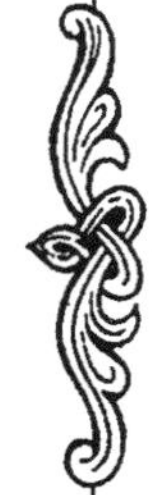

中国中医药出版社在国家中医药管理局关心支持下，组织编写《中国百年百名中医临床家丛书》，为发掘、继承、发扬名老中医学术经验，做了一件好事，受到全国中医界的赞赏，我亦觍惭入选，在上海市卫生局中医处领导的鼓励下，遂由门人石蕴玉、张存钧、沈遐君主任医师，宋安尼副主任医师，分工收集我的临床经验总结、科学研究资料，进行整理编写。

该书由医家小传、专病论治、诊余漫话、年谱四部分组成。全书主要突出临床经验特色，如专病论治中，设热病门等 9 门，列 37 个疾病证治。医案选录，前后共为 108 则，可供临床借鉴。

本书蒙张云鹏主任医师统稿订正，陈理书、邓嘉成、杨杏林副主任医师协助编辑工作，在此一并致谢。

张镜人

后记

[illegible]